谢谢 CHEERS

与最聪明的人共同进化

U0344910

HERE COMES EVERYBODY

CHEERS
湛庐

贪婪的代谢

RAVENOUS

[美] 萨姆 · 艾普尔

Sam Apple 著

孙亚南 译

浙江科学技术出版社 · 杭州

你了解癌细胞的运作机制吗?

扫码加入书架
领取阅读激励

扫码获取全部
测试题及答案,
一起了解癌症代谢
理论的复兴之路

- 在适当的条件下, 癌细胞是否可以无限增殖? (单选题)

    A. 是

    B. 否

- 癌细胞在生长过程中会更多摄入以下哪种成分? (单选题)

    A. 氧气

    B. 葡萄糖

    C. 脂肪

    D. 无机盐

- 与非癌细胞相比, 癌细胞拥有: (单选题)

    A. 更有限的寿命

    B. 更缓慢的生长速度

    C. 更少的葡萄糖吞噬量

    D. 更强的发酵作用

扫描左侧二维码查看本书更多测试题

谨以此书

献给所有帮助过我的人

Ravenous

　　每一位科学家都是时代的探索者。在这个瞬息万变的时代，科学的力量比以往任何时候都显得重要。科学的奇点系列图书不仅是对伟大科学家的生平和成就的深刻呈现，更是对人类智慧和勇气的致敬。在这些科学家的传记中，我们可以读到那些改变世界的科学家们是如何突破重重困难、追求真理和创新的故事。希望每一位读者都能从这些故事中有所收获，找到自己在科学和人生道路上的方向与勇气。

阎锡蕴
中国科学院院士
中国科学院生物物理研究所研究员、博士生导师
纳米生物学家

科学的魅力既有科学本身的吸引力和感召力，也有科学家们个人的魅力；而恰恰在科学家身上，其实更能凸显出人生的高度和厚度。一个真正伟大、杰出的科学家，不仅可以将新思想、新观念带给世界，而且能以其厚德之风和人文关怀影响世界。

尹传红

科普时报社社长

中国科普作家协会副理事长

犹太裔生物化学家瓦尔堡，专注科研，不问世事，得以在纳粹统治中幸存下来。这是一本可读性极强的科普佳作，呈现了糖、脂肪摄入与癌症纠缠不清的关系，其中交织着瓦尔堡极具个性、跌宕起伏的人生经历。这致命的甜蜜，也是世事的两面。

郑永春

科普作家

中国科学院国家天文台研究员

"火星叔叔"

萨姆·艾普尔是一位引人入胜的故事讲述者和科学解释者。这本书将改变你对癌症和预防癌症的看法。

杰森·冯

畅销书《癌症密码》作者

令人眼界大开……充满了令人惊讶且娱乐性强的故事……阅读完这本书之后，我将奥托·瓦尔堡视为癌症研究领域的某种弗洛伊德式人物。

山姆·基恩
畅销书《元素的盛宴》作者
美国科学促进会院士

奥托·瓦尔堡几十年前的科学成果对于将癌症视为代谢性疾病这一观念的革命性转变至关重要，萨姆·艾普尔这本扣人心弦的著作全面展现了瓦尔堡卓越而又奇特复杂的方方面面。对于任何对低碳水化合物、高脂肪饮食及生酮饮食背后的科学原理感兴趣的人来说，这都是一本必读之作。

加里·陶布斯
畅销书《不吃糖的理由》作者
美国著名科普作家

这本书宛如一部癌症谜案小说，其中个性鲜明的瓦尔堡扮演着坚定的侦探角色。通过了解历史中的科学斗争，你会对现代关于激素，如胰岛素，在癌症中所起到的作用有新的认识。

本杰明·比克曼
世界胰岛素研究领域的先驱
杨百翰大学生理学和发育生物学教授

这本引人入胜的书讲述了一个极度傲慢却又极具天赋的科学天才,他与恶魔阿道夫·希特勒有过碰撞,同时在癌症研究领域引发了革命性的变革。萨姆·艾普尔以其生动活泼的写作风格,清晰梳理了这些错综复杂的叙述线索,凭借其深刻见解和对悖论与荒诞性的敏锐捕捉,使得整部作品成为对科学写作领域的一项实质贡献,同时也为当代非虚构写作树立了一个典范。

菲利普·罗帕特

哥伦比亚大学教授

美国艺术与科学院院士

萨姆·艾普尔的这本书堪称人物传记的最佳典范。奥托·瓦尔堡是一个极为出色的传记主人公——一个厌恶同类却又致力于从癌症这一祸害中拯救人类的细胞生物学家。作者对瓦尔堡的生活经历及其科学遗产的理解深刻而细腻,其所传授的生物学知识读来趣味盎然,而他对希特勒与德国早期癌症研究之间关系的叙述则堪称一部杰作。

帕特里夏·奥图尔

美国畅销书作家

哥伦比亚大学艺术学院教授

这是一本了不起的书,或许会促使你重新审视自己的饮食习惯。众所周知,或者说应当被广泛知晓的是,不良的营养摄入能够扰乱新陈代谢,从而导致肥胖、糖尿病和心脏病。在这本书中,萨姆·艾普尔揭示了许多最致命的癌症其实与同样受饮食影响的疾病息息相关。

马克·海曼

美国克利夫兰功能医学诊所中心创新与战略负责人

这本书巧妙地融合了历史与科学，讲述了诺贝尔化学奖得主、具有犹太血统的生物化学家奥托·瓦尔堡如何在第三帝国时期、在他豪华的柏林郊区住所中幸存下来，以及他的癌症代谢理论为何可能是治愈我们这个时代的标志性疾病——癌症的关键。

赫尔穆特·沃尔瑟·史密斯
美国范德比尔特大学德国研究教授

这本书绝对值得一读。无论你是对历史、科学感兴趣，还是仅仅需要激励自己少吃糖，这本书都非常适合你。

妮娜·泰肖尔兹
畅销书《脂肪的真相》作者

虽然由烟草导致的癌症死亡人数持续下降，但第二大癌症诱因——肥胖症已经逐渐占据焦点。很少有人意识到肥胖对引发癌症的重要性多么显著。萨姆·艾普尔撰写了一本内容丰富、研究详尽的书。

罗伯特·温伯格
怀特黑德研究所创始成员
麻省理工学院生物学教授

这本书是一部引人入胜的著作，讲述了两个紧密相连的精彩故事：癌症代谢理论先驱奥托·瓦尔堡在 21 世纪终于被证明是正确的，以及希特勒对癌症的恐惧——既是因其母亲死于癌症，也是因其将之视为政治隐喻。

托马斯·韦伯
阿伯丁大学历史与国际关系教授

瓦尔堡如今最为人所知的研究，同时也是构成这本书核心内容的工作，是他发现癌细胞在两个非常特定的方面不同于健康细胞：它们大量消耗葡萄糖，并且倾向于放弃有氧呼吸而选择发酵……艾普尔这本书涵盖了许多内容，从希特勒对癌症的极度关注，到德国转变为工业强国如何引发了一场强调环保和种族"纯洁"的运动。艾普尔能够把这些故事讲得如此生动鲜活，充分证明了他在选取恰当细节方面的精明才智。

《纽约时报书评》

这本书讲述了奥托·瓦尔堡非凡人生的传奇故事，以及支撑他事业的远见卓识。这是一本格外有趣且文字优美的书。

《泰晤士报文学增刊》

艾普尔巧妙地将科学写作与传记相结合，呈现了奥托·瓦尔堡这位古怪、傲慢而又才华横溢的科学家的故事，他革命性地改变了癌症和光合作用研究领域……其中详尽的叙述使普通读者也能了解瓦尔堡作为个人和科学家的一面。

《图书馆杂志》

这是德国生物学家奥托·瓦尔堡的传记，他因在细胞呼吸和新陈代谢，特别是癌症等领域所做的工作而获得诺贝尔奖……对于癌症这一疾病及其最成功的对手来说，此书是图书馆的重要补充。

《科克斯书评》

科学真理往往需要等待时间的检验

马向涛

研究员、副主任医师

北京大学外科学博士

《生活之道》《细胞传》《基因传》《癌症传》译者

癌症是一大类具有古老历史的顽疾，因其象征意义被人们称为众病之王。作为一名外科医生和生命科学传记作品的译者，我对于癌症的多样性和复杂性有着切身体会。在临床实践中，我常常目睹患者直面癌症时的恐惧和无助。与此同时，科学界也在锐意进取，研发新型治疗手段，期望能够为那些历经磨难的人们带来希望。

《贪婪的代谢》不仅是一部关于癌症研究的科学著作，更是一部关于科学史跌宕演进的精彩叙事。作者通过娓娓道来瓦尔堡的生平趣事以及学术贡献，带领我们穿越至那个科学进步与历史动荡并存的时代。本书的主角瓦尔堡是一位极具个性的人物。他生性孤傲，自信满满，甚至有些桀骜不驯。然而，正是瓦尔堡这种对科学研究的坚定信念，使得他在面对质疑时依然保持了强大的定力。如今，我们再次回顾瓦尔堡提出的代谢理论，不得不佩服他的远见卓识与科学直觉。

本书的最大魅力在于，它生动刻画了科学与历史、社会和文化的冲突。瓦尔堡的理论并非孤立存在的科学发现，它诞生于20世纪上半叶那个特殊的时代。瓦尔堡既要在科学界与主流思想抗争，还要在政治漩涡中保全自己的研究。瓦尔堡的故事让我想起了许多科学家所面临的类似挑战。在面对纷繁复杂的外部压力时，科学家们往往需要在道德与职业之间做出艰难的抉择。

《贪婪的代谢》以一种近乎小说化的叙述方式，将瓦尔堡的个人经历、政治背景与科学发现紧密结合，营造出了一种充满张力的阅读体验。读者不仅能感受到科学进步的艰难历程，还能窥见科学家个人在时代洪流中的挣扎与坚守。尽管本书作者在字里行间不无遗憾地暗示：瓦尔堡是一位被时代长期遗忘的科学巨匠，其事迹甚至没有被悉达多·穆克吉的《癌症传》这部史诗提及。其实我想告诉大家的是，刚刚出版的穆克吉的《细胞传》也阐述了瓦尔堡的贡献，我相信历史不会忘记这位举足轻重的科学家。

在现代科技飞速发展的同时，我们应当认识到，癌症不仅是基因突变的结果，它还涉及复杂的代谢过程。瓦尔堡的故事提醒我们科学探索的复杂性与多样性，也揭示了科学家在面对时代和历史考验时所展现出的执着。通过结合基因编辑、细胞疗法与代谢调控，今后的癌症治疗或许能够从多维度出击，为广大患者提供日臻完善的解决方案。

总之，本书是一部具有历史意义和科学价值的著作，它通过瓦尔堡的生平和科学贡献，带领我们重新思考癌症的本质，并展望未来科学研究的无限可能。科学的发展离不开历史的积累和前辈的贡献，瓦尔堡的研究不仅为我们理解癌症提供了新视角，也为现代科学的方向提供了宝贵的启示。正如瓦尔堡所证明的那样，科学真理往往需要等待时间的检验，而我们都是光明之路上薪火相传的使者。

科学的救赎

1934 年 1 月 16 日，一名德国纳粹海关官员带着一叠文件来到威廉皇帝细胞生理研究所（Kaiser Wilhelm Institute for Cell Physiology，以下简称细胞生理研究所）门前。纳粹最近颁布的一项法令要求科研机构购买乙醇前必须获得特别许可。细胞生理研究所已经在 6 天前提交了申请，只是他们提交的申请材料并不齐全，明显缺少所长奥托·瓦尔堡（Otto Warburg）的《雅利安裔声明》。为了弥补这一疏忽，这位纳粹官员带来了一张表让他填写。[1]

细胞生理研究所等威廉皇帝学会（Kaiser Wilhelm Society）下属的科学研究所大多位于柏林西南角幽静的高雅别墅区达勒姆。达勒姆有时被称为德国的牛津，虽然有火车通往市区，但它自成一个小世界，是当时世界顶尖科学家的一大聚集地。在纳粹上台之前，如果有人从达勒姆的一端走到另一端，他几乎肯定会碰到一两位诺贝尔奖得主。瓦尔堡也刚于 3 年前获得诺贝尔奖，许多人认为他是当时最伟大的生物化学家。

纳粹海关官员特施（Tesch）站在细胞生理研究所门前时，很可能身穿公务员制服，外套是羊毛大衣，胳膊上戴着一个绘有纳粹党徽的绿色袖标。特施应该早就知道，瓦尔堡在申请乙醇购买许可证时，并非不小心忘记了提交《雅利安裔声明》，因为"瓦尔堡"可能是当时全德国最著名的犹太姓氏。虽然瓦尔堡家族最为人熟知的是总部位于汉堡的传奇银行 M. M. 瓦尔堡公司（M. M. Warburg & Co.），但其影响力不仅限于金融业，家族成员中有数位著名的学者、艺术家和慈善家。在一个早在希特勒上台之前就严格限制犹太人参与公共生活的国家，他们是名副其实的德国犹太贵族。

虽然瓦尔堡的母亲不是犹太人，但根据 1933 年纳粹的规定，只要他的祖父母和外祖父母中有一人是犹太人，他就不算雅利安裔。更何况，瓦尔堡的祖父母都是犹太人，而且他有几位堂兄弟在金融界十分出名，被纳粹视为犹太贪婪资本家的典型代表，经常成为纳粹宣传针对的目标。加之瓦尔堡还有一名身份特殊的男仆，他完全有理由同德国大多数人一样畏惧纳粹。

细胞生理研究所的一名员工开了门。这名员工可能是瓦尔堡的研究助理，他告诉特施说瓦尔堡不便见客。特施便把《雅利安裔声明》

给了他，并表明这张表需要在 48 小时内填好并交还。可特施等了
3 天，细胞生理研究所还是没有交还表格，特施只得给细胞生理研究
所打电话询问情况。瓦尔堡的秘书接起电话，然后把听筒递给了瓦尔
堡。"我以前在军队服役，当的可是军官！"瓦尔堡对着电话怒吼道，
"我不可能在这份表格上签字！"

特施早就知道瓦尔堡不是雅利安裔，但他在拨通电话的时候可能
并不知道瓦尔堡还有其他特点。虽然瓦尔堡是不是那个时代最伟大的
生物化学家这点还有待商榷，但几乎可以肯定的是，他是有史以来最
自负的生物化学家。正如瓦尔堡的一位同事所言，如果要给瓦尔堡的
自负程度打分，满分 10 分的话，他"给瓦尔堡打 20 分"。瓦尔堡就
是如此自命不凡，有一次他甚至拒绝与一群在他看来地位低于他的科
学家合影，尽管这群科学家中有许多人是诺贝尔奖得主。对这样一个
自视甚高的人来说，居然要由纳粹那些人来告诉他是否可以订购某些
化学品，这简直匪夷所思。瓦尔堡曾经对他的妹妹说："希特勒还没
来的时候，我就已经在这儿了。"[2]

瓦尔堡挂断电话，数日后依然怒气难消。他叫秘书给派遣特施来
细胞生理研究所的海关部门打电话。"瓦尔堡教授不想再见到那名来
送表格的海关官员，"秘书郑重其事地说，"如果有必要，我们会找人
将他赶出去。"

电话那头的纳粹官员惊呆了，但瓦尔堡的秘书还没有说完。当对
方询问瓦尔堡为何对政府官员如此无礼时，这位秘书回答说，特施

来细胞生理研究所时"没刮胡子",而且"身上有异味"。他解释说，特施身上有异味"可能是因为该洗澡了"，而细胞生理研究所"必须保持一尘不染"。

对注重卫生的纳粹来说，没有比这更大的羞辱了。虽然档案资料中记载这位秘书是女性，但实际上，当时训斥海关官员的人很可能是一位名叫雅各布·海斯（Jacob Heiss）的男子。海斯后来成了细胞生理研究所的行政管理人员，他一直在瓦尔堡的身边，养成了替瓦尔堡大声斥责别人的习惯。第二次世界大战后在细胞生理研究所工作的一位玻璃吹制工回忆说，海斯尖声斥责不速之客的样子跟那位秘书和纳粹通话的样子如出一辙。[3]

海关部门并没有把这通电话当回事。就在当天，特施再次来到研究所，要求瓦尔堡填写《雅利安裔声明》。一名员工将他领到一间开着门的实验室。特施站在实验室门口，面对着包括瓦尔堡在内的几名研究人员。

瓦尔堡长相英俊、体格健壮。他的头发很短，整齐地侧分后梳，脸上总是刮得干干净净。在特施二度登门的那天，瓦尔堡身上穿的可能是他喜欢的开衫或定做的英式运动外套，外面套了一件白大褂。[4]

瓦尔堡最烦的就是工作被人打断。为了避免不速之客上门，他在细胞生理研究所门口挂了一块铜牌，标明从下午6点半开始他才可以接待访客。瓦尔堡的眼皮下垂，一双蓝色的眼睛在拍照时恍若出

神，给人一种陷入沉思的感觉。但是，一位生物化学家回忆称，如果
特施此时将目光投向瓦尔堡，他十有八九会看到瓦尔堡正"气得两眼
冒火"。[5]

特施从未见过瓦尔堡，站在实验室门口也没认出他来。当瓦尔堡
走过来时，特施高抬右臂，呈 45 度向前伸直，行了一个标准的纳粹
礼。但瓦尔堡并没有回礼，而是一言不发地越过特施进入走廊。特施
惊呆了。事后，他在相关报告中写道，瓦尔堡这是"公然无视代表国
家的公务员"。

特施当即要求站在他身后走廊里的瓦尔堡报上姓名。据特施称，
瓦尔堡当时半转过头来表明了自己的身份，然后指向走廊那头的正
门。"门在那儿，"瓦尔堡说，"慢走，不送！"

瓦尔堡可能发令了好几遍，特施才终于离开。紧接着，瓦尔堡向
海关部门提出正式投诉，表明细胞生理研究所不会提交特施想要的表
格，也不再需要什么乙醇。

虽然瓦尔堡表现强硬，但他很可能十分紧张。在投诉信寄出后，
一名秘书打电话询问海关部门，如果瓦尔堡不提供《雅利安裔声明》
会有什么结果，对方回答说此事将交由细胞生理研究所的上级组织威
廉皇帝学会处理。据海关报告显示，瓦尔堡的秘书当时以"嘲笑的口
吻"说，细胞生理研究所由私人提供资金，不需要遵循威廉皇帝学会
的指示。这位秘书大概也是海斯。

纳粹海关官员们受够了这些"荒唐之言",他们把相关报告寄给了威廉皇帝学会会长马克斯·普朗克(Max Planck),他也是当时德国科学界的实际负责人。特施在报告中称瓦尔堡"严重侮辱了他"并表现出"对德国敬礼的漠视",他认为那"代表着瓦尔堡教授对当前国家的态度"。该报告称,如果瓦尔堡不道歉,相关部门可能会对他采取进一步措施。

普朗克认识到了上述威胁的严重性。1934 年 2 月 13 日,他给瓦尔堡发了一封电报:"尊敬的教授,会长请您于本月 16 日周五中午 12 点到柏林宫一叙。"没有任何资料记载两人此次会面的谈话内容。但事后,普朗克告知海关部门,他已经针对行为失当的问题跟瓦尔堡谈过了,以后将由威廉皇帝学会的行政部门申请购买乙醇,细胞生理研究所不再直接申请。

瓦尔堡似乎没有因自己的行为而受到丝毫惩罚,可他并未就此打住,反而于 5 天后给普朗克发了一封电报说,纳粹新颁布的限制条例导致研究工作难以正常推进。瓦尔堡认为有必要采取一些措施,所以提了一个建议:他想让普朗克联系德国财政部,要求财政部调整现有的种族法令。瓦尔堡甚至为修订法令提出了具体的措辞建议,以便让所有人都清楚应该对细胞生理研究所的非雅利安裔所长"和雅利安裔所长一视同仁"。也就是说,1934 年,就在希特勒已经开始把一些德国人送进集中营的时候,犹太裔德国人瓦尔堡却希望根据他的个人需求改写纳粹律法。

复兴的瓦尔堡效应

本书试图揭开两个相互关联的谜团。第一个是瓦尔堡的生活与科研工作之谜。与纳粹海关部门的冲突只是瓦尔堡与纳粹之间发生的众多冲突之一。然而，值得注意的是，瓦尔堡在这些冲突中一次又一次获胜。当纳粹昂首阔步地在欧洲各地围捕残杀犹太人时，瓦尔堡却可以照常在摆满古董的雅致寓所里生活，每天早上起床后去骑马。他在波罗的海一座海风吹拂的小岛上有一处私人别墅，每到夏天便去那里过暑假。当盟军的轰炸使达勒姆变得极其危险时，纳粹将瓦尔堡的研究所搬迁到一个乡村庄园，那里曾经是德国皇帝威廉二世最喜欢的狩猎地点。

20 世纪 30 年代，纳粹眼中的瓦尔堡是一个相当棘手的人物。他是诺贝尔奖得主，他的细胞生理研究所由洛克菲勒基金会资助。如果他受到迫害，其他国家肯定不会坐视不管。但一旦战争开始，国际舆论就无关紧要了。1941 年春，德国教育部科学办公室（Science Office of the Reich Ministry of Education）将瓦尔堡逐出了细胞生理研究所。看样子，瓦尔堡的末日似乎到了。[6]

为了保住自己的事业，或许还有自己的生命，瓦尔堡孤注一掷地召集了最有影响力的一群同事为自己辩护。他们为拯救瓦尔堡不懈努力，最终促成了 1941 年 6 月 21 日会议的召开，开会地点在纳粹政府位于柏林的新德国总理府。瓦尔堡在那次会议上了解到，只要他专注于癌症研究，他就可以继续留在细胞生理研究所工作。虽然希特勒和海因里希·希姆莱（Heinrich Himmler）都没有出席会议，但他们很可能知道瓦尔堡当时在总理府。希姆莱的记事簿显示，他在当天下午就开会讨论了对瓦尔堡命运的安排。[7]

纳粹领导人在战争期间依然关注瓦尔堡，这本身就令人费解。但1941年6月21日不仅仅是双方冲突期间的一天，就在瓦尔堡离开总理府几个小时后，德国就入侵了苏联。这是历史上规模最大的军事侵略行动，也是希特勒政治生涯中最关键的时刻。在那一刻，瓦尔堡应该是纳粹最不可能考虑到的人。

虽然纳粹经常被庸医吸引，但他们对瓦尔堡的关注却源自当时最受尊敬的科学领域。在20世纪早期，瓦尔堡发明了几种测量细胞代谢活动的方法。他使用这些新方法研究癌细胞，并得到了令他惊讶的发现：**癌细胞并非像其他细胞那样正常摄入葡萄糖，而是采用大量吞噬的方式，其葡萄糖摄入量是同一组织中健康细胞的 10 倍之多。**癌细胞像遭遇海难的水手一样狼吞虎咽，十分贪婪。

然而，那还不是瓦尔堡发现的最奇怪的现象。最奇怪的是，癌细胞并非像健康细胞那样用氧气燃烧掉几乎所有的葡萄糖，而是将葡萄糖分子切成两半，然后直接吐到细胞外面。瓦尔堡意识到，癌细胞就像酵母、细菌等微生物一样，会使葡萄糖发酵，其代谢糖的过程与制作啤酒、葡萄酒、面包等许多常见食物的细胞生理过程相同。

瓦尔堡知道人类细胞可以使葡萄糖发酵。发酵不需要氧气，它的作用应该像备用发电机一样，只有在氧气不足的情况下才会启动，以维持"细胞发电站"线粒体的能量生产。但是，即使癌细胞拥有再多的氧气，它们也会启动备用发电机，这看似毫无道理。每过 10 年，瓦尔堡就越发相信他发现的癌细胞依赖于发酵的现象是理解癌症这种疾病的关键。"从生理物理学和生理化学的角度来看，"瓦尔堡说，"正常细胞和癌细胞之间的差异是如此之大，人们几乎想象不出比这更大的差异了。"[8]

瓦尔堡最终对该现象做出了解释。通过氧气燃烧葡萄糖是一种更有效的产能方式。如果癌细胞在发电站有充足氧气的情况下仍然启动备用发电机，那只能是因为发电站受到了某种程度的破坏。

瓦尔堡只有很少的证据可以证明该假设，但这无关紧要。在那个时候，每当他提出一个观点，同时代的其他科学家都会高度重视。人们大都认为瓦尔堡是一个天才，在他的研究领域中是一位独一无二的人物。"就像天神下凡一样。"后来的诺贝尔奖得主阿瑟·科恩伯格（Arthur Kornberg）在瓦尔堡以访问科学家的身份来到他的细胞生理研究所工作时如此写道。[9]

瓦尔堡的影响力远远超出了科学界，他是美国海洋生物学家蕾切尔·卡森（Rachel Carson）在《寂静的春天》（Silent Spring）一书中提到的首位癌症研究科学家，而这本畅销书经常被视为当今环保运动的奠基型著作。在卡森的叙述中，正如瓦尔堡所言，人工化学品很可能会干扰细胞对氧气的使用并迫使其将葡萄糖发酵，从而导致癌症的产生。

  癌细胞通常会吸收大量的葡萄糖，并将其中大部分葡萄糖发酵，这一点在瓦尔堡提出之后的几十年里得到了其他研究人员的证实。然而，在 20 世纪 50 年代，一些科学家推翻了瓦尔堡对这一现象的解释。瓦尔堡坚持认为细胞呼吸受损是癌症形成的真正原因，但这些科学家并没有发现癌细胞有呼吸受损的迹象。瓦尔堡一如既往地高声捍卫自己的立场。然而，正当他们在科学期刊上斗得如火如荼之时，一场更大规模的癌症形成理论之战已经接近落幕。1953 年，美国生物学家詹姆斯·沃森（James Watson）[①] 和英国生物学家弗朗西斯·克里克（Francis Crick）依靠英国科学家罗萨琳德·富兰克林（Rosalind Franklin）的研究成果破译了脱氧核糖核酸（DNA）的结构，开启了分子生物学的新时代。其他研究人员很快开始寻找导致癌症的特定基因，即所谓的致癌基因，并在 20 世纪 70 年代中期逐渐取得了不少进展。

  尽管专注于 DNA 的分子生物学家对瓦尔堡研究的细胞代谢反应有所了解，但到了 20 世纪的最后几十年，瓦尔堡的研究工作已不再引起人们的兴趣。负责细胞摄取营养的代谢蛋白（metabolic protein）后来被称为"管家酶"（housekeeping enzyme），这是一种必需蛋白质，它在有需要时会向生长细胞输送燃料，但与癌症的深层奥秘无关。瓦尔堡坚持认为应该将癌症看作一个能量问题，这在当时听起来就像说通过研究计算机的电源才能更好地了解计算机一样荒谬。

---

① 诺贝尔奖获得者詹姆斯·沃森里程碑式著作、世界级科普经典名著《双螺旋》（插图注释本）已由湛庐引进、浙江教育出版社出版。——编者注

美国波士顿学院生物学家托马斯·塞弗里德（Thomas Seyfried）将这种争先恐后地背弃癌症代谢论的现象称为"蜂拥而逃"。他说："瓦尔堡就像烫手山芋一样被抛弃了。"美国有一本 800 多页的癌症教科书广受欢迎，但这本书并没有在 2006 年的初版中提到瓦尔堡曾经名噪一时的发现。印度裔美国科学家悉达多·穆克吉（Siddhartha Mukherjee）于 2010 年出版的癌症史杰作《癌症传》（The Emperor of All Maladies）荣获普利策奖，其中也没有出现瓦尔堡的名字。[10]

如果瓦尔堡的故事就这样结束，如今人们也就不太可能为他著书立传了。在 20 世纪的最后几年，发生了一件完全出乎意料的事：癌症科学研究逐渐回到原点。一小群寻找致癌基因的研究人员因他们自己的实验进展被重新引向了瓦尔堡以及关于癌细胞如何通过摄取营养来促进自身生长的科学研究。他们发现，若干促使细胞无节制分裂的基因突变也会促使细胞无节制地摄取营养。

人们对致癌基因的理解发生了转变。这并不是什么细微的变化；它改变了人们对癌症及其成因的认知。**我们有充分的理由认为，细胞无节制地摄取营养是引起癌症的最根本原因。**如果一个细胞能够自我分裂，却不能自己摄取营养，那么它更有可能死亡，而不是引发危及生命的癌症。正如世界著名的斯隆－凯特林癌症中心（Memorial Sloan Kettering Cancer Center）的主席兼首席执行官克雷格·汤普森（Craig Thompson）所说，若细胞在获得营养供应之前就试图生长，就会给它自己带来"灾难"。[11]

　　瓦尔堡提出的癌症代谢理论重新受到人们的关注，并于 **2010 年全面复兴**。人们举办了相关科学会议，研发了新的药物来抑制癌细胞吸收生长所需的营养物质，发表了成千上万篇关于该课题的期刊文章。现在，**细胞在有氧条件下进行糖酵解的现象被称为有氧糖酵解（aerobic glycolysis），或"瓦尔堡效应"（Warburg effect）**。据估计，在至少 70% 的癌症中会出现这种情况。近几十年来，正电子发射断层成像（PET）技术已经成为最重要的癌症分期和诊断手段之一。它通过显示体内细胞消耗过多葡萄糖的部位来确定癌症的位置。癌细胞消耗的葡萄糖越多，患者的预后可能就越差。

　　在为本书搜集材料的过程中，笔者采访了数十位负责复兴癌症代谢研究的科学家，其中有些人现在是美国顶级癌症医院的领导。他们中的大多数人并不赞同瓦尔堡关于癌细胞摄取营养的方式与其他细胞迥然不同的解释，但他们越来越认同瓦尔堡一直坚持的一个观点：**细胞摄取和利用营养方式的变化不仅仅是癌症发展过程中的一环。无节制地摄取营养是癌症这种疾病的根源，它唤醒了细胞生长的可能性并推动了此后的癌变过程。**

　　这些科学家认为，癌症是一种基因疾病，但基因的转化不能脱离代谢的转化来单独理解。正如塞弗里德在谈及瓦尔堡理论的再度流行时所言："我们发现这家伙还真说对了。"[12]

跨越三个世纪的癌症科学研究

因此，本书试图揭开的第二个谜团就是瓦尔堡及其癌细胞研究之谜。然而，在这个谜团中还有另一团疑云——为什么从 19 世纪开始，癌症在西方世界变得越来越常见？癌症是一种古老的疾病，在动物界中随处可见。但直到 19 世纪下半叶，它才变得特别常见。在接下来的 100 年里，许多国家的癌症发病率以惊人的速度逐年增长。1899 年，一位英国公共卫生官员称，"几乎每位医生"都会反复被问到同一个问题："为什么癌症患者增加了这么多？"[13]

尽管当时的癌症研究权威对不断上升的癌症死亡人数感到震惊，但他们很难想象癌症会在如今夺去那么多人的生命。1915 年，美国癌症统计学家弗雷德里克·霍夫曼（Frederick Hoffman）发出警告：在未来，每年将有多达 10 万美国人死于癌症。如今，每年约有 60 万美国人死于癌症，这远远超过了人口增长的数量。癌症是当代的典型疾病。再独出心裁的治疗方案也无法攻克癌症，这种疾病已成为医学进步极限的象征。[14]

癌症与老龄化密切相关，癌症发病率增加的部分原因仅用人口寿命的延长就可以解释，更新颖、更精确的癌症诊断方法和更严格的记录管理也是癌症发病率增加的部分原因。然而，大量证据表明，事情并没有这么简单。在 19 世纪和 20 世纪之交，癌症发病率在许多国家呈上升趋势，而在某些国家却几乎找不到癌症的踪影。这一时期的医学文献中充满了这样的描述：西方医生移居到欠发达地区后，震惊地发现当地很少有人身患癌症，而这些土著居民的寿命通常与欧洲人和美国人的寿命一样长。西方医生之所以对当地癌症患者的稀少感到震惊，正是因为他们经常在年龄相仿的本国人身上发现恶性肿瘤。

在这些医生中，有些人还注意到一个现象：一旦土著居民开始转向更现代的西方生活方式，癌症很快就会随之而来。癌症似乎与现代化密切相关。在 19 世纪的种族主义术语中，它被称为"文明病"。在第二次世界大战结束后的几十年里，人们仍然在使用这个表达。在那个时期，人们普遍认为，70% 以上的癌症都是由人类所处环境中的某些因素引起的，即遗传性或随机性基因突变、运气不好等因素之外的某些因素。

现代生活方式缘何使癌症变得更加常见？这在近 200 年来一直是医学界比较重要的研究课题之一。癌症是一种病程较长、需要多年才会形成的疾病，几乎无法通过可能明确显示因果关系的对照实验加以研究。因此，该课题成了一个让人抓狂的难题。但在 20 世纪 90 年代末，一条重要的新线索出现了。就在分子生物学家重新开始关注瓦尔堡在癌细胞摄取营养异常方面所做研究的同时，另一组研究人员也得到了一个惊人的发现——许多癌症与超重密切相关。

超重常被称为"营养过剩"，至少从 19 世纪人们就开始怀疑这种状况会导致癌症，但直到 20 世纪晚期肥胖在美国开始流行时，人们才弄清了这一事实。虽然很难找出特定食物和癌症之间的明确联系，但肥胖和癌症之间的联系却是清晰可见的。目前，至少有 13 种癌症与体脂过高密切相关，其中包括许多最常见、最致命的癌症，比如胰腺癌、甲状腺癌、卵巢癌、子宫癌、结肠癌、绝经后妇女的乳腺癌。有较少证据表明肥胖也与前列腺癌等其他癌症之间存在相关性，每9名美国男性中就有1人患有前列腺癌。[15]

肥胖是人体细胞摄入过多营养的结果，而瓦尔堡发现癌细胞会过度吸收营养，这两种现象之间必然存在着某种不可忽视的联系。然而，由于癌症发病率的研究人员与癌细胞代谢的研究人员处于不同的医学领域，这两个领域之间的重叠之处常常遭到忽视。

将饮食、肥胖和癌症联系起来仍然是一项有争议的事业。备受尊敬的研究人员几乎在癌症研究的每个方面都存在观点上的分歧。本书试图从头开始探索癌症研究，以瓦尔堡的生平为框架，展开跨越三个世纪的叙事，其中还包括一段奇闻——癌症发病率的上升对希特勒的生活和思想的影响。本书在最后几章中探讨了一个关于癌症和饮食的特殊假设，该假设越来越被主流癌症权威人士所接受，同时，它也可以在很大程度上解释为什么癌症成为现代常见疾病。

尽管癌症在19世纪和20世纪通常被称为"文明病"，但这个词在纳粹德国引起了特殊的反响。一个国家的工业发展必然伴随着癌症发病率的增加，这与纳粹认为现代化生活极度腐败的观点完全吻合。这个词也体现了此事中最深层次的讽刺性。

尽管从19世纪开始，癌症在现代工业社会中确实变得越来越常

见，但现代最严重的瘟疫是一种意识形态上的疾病，而非身体上的疾病。真正的"文明病"是纳粹主义本身。

瓦尔堡是纳粹病的受害者，但他并不属于比较有同情心的人。虽然本书在一定程度上讲述了瓦尔堡在科学上的救赎，但其宗旨并非证明瓦尔堡毫无过错。瓦尔堡在许多科学争论中站错了队。我们可以将他的传记看作一个故事——某个极有远见的人提出了他对于癌症的观点，却被人们长期忽视了；也可以将这个传记看作一则寓言，它旨在提醒人们注意确定无疑的态度的危害。

本书在某种程度上支持瓦尔堡的癌症代谢观点，所以他可能会欣赏书中的某些论点，但也会有很多内容让他感到不快。

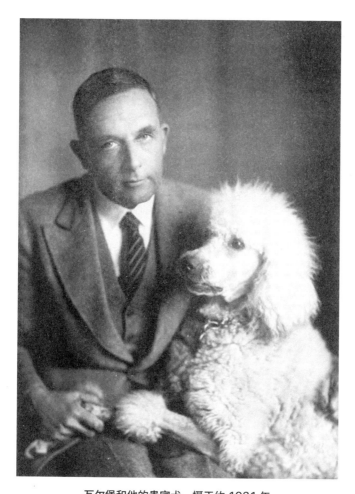

瓦尔堡和他的贵宾犬，摄于约 1931 年

图片来源：马克斯－普朗克学会档案馆，AMPG, VI. Abt, Rep. 1, Otto Warburg, Nr. IV/14。

第四部分
甜蜜的，致命的（21世纪）

第一部分

新时代的
文明病

（19世纪晚期—1918年）

浮士德：

成为一名行医术士吧，浮士德，集金炼药吧。

炼出灵丹妙药，从而永垂不朽吧……

医术的终极目标是人类的身体健康。

怎么，浮士德，难道你还没有达到这个目标吗？

难道你的寻常话语还不像句句箴言吗？

难道你开出的药方还不像座座丰碑吗？

难道肆虐全城的瘟疫之灾没有因你而祛除吗？

难道不计其数的疑难之症没有因你而缓解吗？

但是浮士德啊，你终究还是一个凡人。①

---

① 节选自英国剧作家克里斯托弗·马洛（Christopher Marlowe）所著《浮士德博士的悲剧》（*Doctor Faustus*），后同。

Ravenous

第 1 章

最神奇的化学实验室

贪婪的代谢

Ravenous

虽然不可思议，但现代癌症研究的确是从海胆实验开始的。20 世纪初，德国科学家西奥多·博韦里（Theodor Boveri）试图通过研究海胆卵来解答生物学中的一个核心问题：生物的生长指令是如何一代一代传递下去的？很明显，海胆受精卵知道如何从一个单细胞发育成一个可以沿着海底缓慢移动的多刺圆形生物。然而，尽管博韦里和他的同事们花费了无数时间进行研究，生物的生长指令还是无处可寻。

博韦里为人善良内敛、认真细致，他在德国维尔茨堡大学的研究台总是整洁如新。一名学生回忆说，讲课的时候，博韦里总是一动不动地站在黑板前，"双眼注视着"课堂上的学生并轻声讲解。[1] 工作的时候，他大部分时间伏在实验台前通过光学显微镜进行观察，其余的时间则用来描画他观察到的细胞。即便后来可以通过摄影技术实现细胞成像，爱好画画的博韦里也还是更喜欢亲手绘制细胞图。

这一绘制过程并不仅仅是对细胞形态的重现。博韦里曾经的学生弗里茨·巴尔策（Fritz Baltzer）在为他这位老师而作的个人传记中写道，博韦里在画图时，其实也是在"与大自然进行一场不受外界干扰的私密对话"。对博韦里来说，画图也是一种观察方式，而他这种观察方式鲜有人能够做到。"人们有这样一种感觉，"巴尔策写道，"博韦里在几分钟内观察到的东西比学生们在几个小时或几天内观察到的还要多。"[2]

虽然博韦里在维尔茨堡生活和教学，但最让他开心的事还是定期到那不勒斯动物研究所（Naples Zoological Station）去做研究。该动物研究所于 1873 年在德国富豪生物学家安东·多恩（Anton Dohrn）的资助下成立，是欧洲顶级发育生物学家所在的主要研究机构。正如博韦里所述，这座建筑是一栋"美丽的白色大厦"，两侧种着"长满深绿色叶子的橡树"。博韦里站在红色拱顶下的二楼走廊上可以看到平静的那不勒斯湾。而在那不勒斯湾的水面下，隐藏着货真价实的宝贝：一种简单的海洋生物，也是那个时代生理学家和发育生物学家的首选实验对象。[3]

19 世纪 80 年代，博韦里在研究染色体，即不久前在细胞核中发现的细丝。当时的科学家认为，染色体在每个细胞中都是重新生成的。博韦里在仔细观察和反复绘图后发现，这个观点是错误的。细胞通过分裂进行增殖：一分为二，二分为四，四分为八，以此类推。在细胞开始分裂之前，每条染色体都会进行自我复制，各自形成两条中心相连的姐妹染色单体。当一个细胞开始分裂成两个新细胞时，一场无声的戏剧便随之上演：姐妹染色单体被从中心拉开，由两端向内折叠，看起来就像它们还没有完全准备好独自开始新生活，所以要伸手拉住对方似的。

染色体通过复制从亲代细胞传递给子代细胞，这对博韦里来说是一个关键的线索，但这本身并不能证明什么。博韦里仍然需要找到一种方法来测试染色体是否影响海胆发育。1901 年，他在那不勒斯工作时找到了这种方法。这要归功于一项实验创新，该创新使他能够得到染色体缺失的海胆卵。

有些染色体异常的海胆胚胎会发育成空心的球状体；有些则会发育出半成形的器官，然后自我衰竭。博韦里就这样把发育生物学变成了一个怪诞剧场，但是他从中得出了清晰的结果：**每条染色体都携带着新生命繁殖指令的不同部分。如果染色体存在异常，就无法发育出身体完整、机能正常的海胆，正如人类无法根据缺少关键部分的蓝图建造出完整的大楼一样。**

博韦里在 1902 年发表了一篇论文，对自己的研究结果进行了总结。即使他止步于此，这篇论文仍然会成为生物学历史上最重要的论文之一。人们现在知道，染色体是由呈螺旋形紧密盘绕的 DNA 链组成的，这些 DNA 携带着构建有机体所需的指令。正是由于博韦里所做的损坏海胆胚胎实验，人们才得以在 20 世纪做出那些伟大的遗传学发现。

尽管博韦里的研究重点是有机体如何正常发育，但他还是忍不住在论文结尾加上了另一个观察结果：有些染色体数目异常的海胆胚胎会长出"瘤样"增生。由于当时人们已经知道癌细胞通常存在染色体异常的现象，博韦里不禁暗自思忖，在探究染色体如何影响生物发育的过程中，他是不是也发现了染色体影响癌症形成的方式呢？博韦里推断，也许癌症是在正常发育的指令出现混乱时产生的。[4]

博韦里提出的癌症假说在他生前并没有得到多少关注。但到了20世纪末，他却因该假说而备受赞誉，是他最先发现了癌症的病因是信息错误，即 DNA 因损伤而向细胞提供了错误指令。

随时准备为真理而献身

其实，还有一位科学家差不多与博韦里同时在那不勒斯动物研究所对海胆卵的发育进行研究，他就是瓦尔堡。当时的瓦尔堡还是一名医科学生，却已经表明了自己想要治愈癌症的愿望。由于卵子和肿瘤一样，都是通过一次又一次的分裂进行发育，所以卵子自然就成了瓦尔堡早期研究的实验对象。[5]

除都对海胆的发育及其可能揭示的癌症成因感兴趣之外，瓦尔堡和博韦里几乎没有什么共同点。瓦尔堡不需要像博韦里那样"观察"。作为一名化学家，他对那个看不见的世界了如指掌，只靠测量和计算就能推断出结果。因此，虽然瓦尔堡也在那不勒斯研究海胆卵，也想通过海胆卵实验探究癌症的形成原因，但他研究的课题与博韦里截然不同。博韦里想要了解染色体的变化如何为癌细胞提供生长指令，瓦尔堡则想要了解呼吸方式的改变如何为癌细胞提供生长所需的能量。如果将细胞癌变比作建筑工程出了差错，那么，博韦里关注的是蓝图出了什么问题，而瓦尔堡关注的则是为施工设备提供电力的发电站出了什么问题。

瓦尔堡和博韦里不仅在科学研究方面存在差异，在为人处世方面也迥然不同。博韦里总是疑虑重重。他在 1902 年发表的论文中提出了癌症的成因可以通过染色体来解释的观点，但由于担心人们不会接受，他等了 10 多年才进一步阐述该观点。而瓦尔堡在他的整个职业生涯中都在与其他研究人员争执不休，他好像天生就不会自我怀疑似的，有很多例子可以证明这一点。瓦尔堡是一名狂热的马术爱好者，经常在早晨骑马。有一次，他从马上摔了下来，导致骨盆骨折，结果他却把这一切都怪罪到马的头上。一名与瓦尔堡密切合作过 8 年的玻璃吹制工曾回忆说，在他的印象里，瓦尔堡从未承认过自己在某件事上犯了错。[6]

博韦里曾把自己比作一盏"不再发光"但"依然装饰着房间"的吊灯。瓦尔堡则认为每个房间都会因自己的踏入而蓬荜生辉，而且那些房间为了他的到来理应布置得很好。他收藏英国古董家具和地毯，持有的银器来自欧洲最古老的贵族世家之一。瓦尔堡在医学院读书的时候，妹妹曾经给他寄过一个时钟。他写信对妹妹表示感谢，但同时也坦言自己不喜欢那个时钟。"它虚有其表，"瓦尔堡写道，"想让人把它当成青铜钟摆在大理石底座上。"并说它其实不过是"木头外面涂了一层金漆，就跟柏林公寓似的"。[7]

瓦尔堡是出了名的傲慢，最能说明这点的事例莫过于他在得知自己获得 1931 年诺贝尔奖后的反应："早该如此。"早在 8 年前，他就坚信自己会获得诺贝尔奖，还特地到伦敦为参加颁奖典礼定做了一套西装。那并不是瓦尔堡的妄想，他完全有理由认为自己迟早会获得诺贝尔奖。周围的人从小就给他灌输长大要拿诺贝尔奖的思想。瓦尔堡曾说过："他们总说我长大应该当科学家，因此我对人类的其他职业深感同情。"[8]

瓦尔堡的父亲埃米尔·瓦尔堡（Emil Warburg）在 1929 年获得诺贝尔奖提名，是同代人中最杰出的物理学家之一。瓦尔堡的母亲伊丽莎白·瓦尔堡（Elisabeth Warburg）负责料理家务，照顾瓦尔堡和他的三个姐妹。1895 年，埃米尔被任命为柏林大学的物理学教授，从而跻身德国科学界顶峰。在那个时代，有犹太血统的人很少能达到这样的高度。他们一家从弗赖堡搬到了柏林。瓦尔堡童年时的家成了一群德国非凡科学家的聚集地，其中包括马克斯·普朗克、弗里茨·哈伯（Fritz Haber）、沃尔瑟·能斯特（Walther Nernst）和阿尔伯特·爱因斯坦。

既然有这样一位父亲，瓦尔堡对自己的科学研究产生近乎病态的献身精神也就不足为奇了。据荣获诺贝尔奖的德国物理学家詹姆斯·弗兰克（James Franck）称，埃米尔在向他的学生提出建议时总是直言不讳：如果你们无意奉献出自己的"全身心"，最好不要"染指科学"。[9]

在埃米尔的指导下做研究时，弗兰克和他的同学们很少休息。埃米尔有时会在午夜到学校的实验室里来和他们讨论实验，就好像半夜讨论气体定律的细节再正常不过似的。那些没有为他的突然到来做好准备的学生就要自求多福了。弗兰克回忆说，埃米尔会针对某个学生的研究提几个问题，如果那个学生回答不上来，埃米尔有时会一言不发地走开，好让那个"不幸的罪人充分地"体会到"他有多无知"。[10]

瓦尔堡很可能比他父亲还要热爱科学。生物化学家戴维·纳赫曼松（David Nachmansohn）称瓦尔堡对工作的热情堪比"某些历史人物的宗教热情，这些人几乎毕生都致力于信仰上帝"。瓦尔堡常说科学家应该**"随时准备为真理而献身"**，他希望实验室里的每一个人都能和他一起"殉道"。[11]

不过，做一个只为科学而活的人是一回事，做这种人的孩子又是另一回事。瓦尔堡的妹妹洛特·瓦尔堡（Lotte Warburg）有写日记的习惯，其中很大一部分内容的主题是埃米尔把工作看得比家人重要。洛特在她的日记中称埃米尔"客观到麻木的地步"。他可以对学生"无私、亲切"，但一涉及家人，他就"没有爱心"了。洛特还在日记中说，父亲本应该和母亲同床共枕，可是他却经常不着家，还不如不结婚。她这样写道，埃米尔的思想过着独立的生活，这"迫使他放弃了自己的生活"。[12]

为了不打扰埃米尔思考，瓦尔堡家遵守着严厉的家规。这并非只是家人们心照不宣的规定，而是埃米尔亲手写下来的。其中包括：坐在椅子上的时候不准让椅子前腿离地，不准把手肘放在桌子上。平心而论，他的儿子可能确实需要一些严厉的管教。我们对瓦尔堡的童年知之甚少，不过，在他 12 岁那年，他就读的柏林精英高级中学给他的父母寄来一封信。信上说瓦尔堡"多才多艺，成绩很好"，同时还说他也有表现不好的地方。其中写道："瓦尔堡同学有过多次严重不良行为，而且还怂恿别的同学一起参与。"[13]

我们并不清楚瓦尔堡是否因父亲太过严厉或父亲在家庭生活中缺席而感到失望。但可以肯定的是，瓦尔堡把父亲视为竞争对手。埃米尔是一名钢琴家，有时会和爱因斯坦一起演奏室内乐。而瓦尔堡曾经是一名出色的小提琴手，后来看到自己的音乐造诣永远都赶不上埃米尔，他就不再拉小提琴了。瓦尔堡之所以把父亲视为竞争对手，可能是出于怨恨。埃米尔是出了名的节俭，他看不惯儿子的奢侈作风，并且他似乎一直都没有改掉批评儿子的习惯。1912 年，瓦尔堡当时 29 岁，已经成为同代人中最有前途的科学家之一，他与埃米尔有过这样一次通信。埃米尔在信中表示对瓦尔堡的工作很感兴趣，同时又忍不住指出，他发现儿子的字迹"越来越难认了"。[14]

不过，瓦尔堡对科学的态度和对反复、细致测量的坚持都是在践行父亲的理念。他父亲曾经写道，学会精确测量可以培养"一种严肃认真、有男子气概的科学品格"。[15]

如果说瓦尔堡偏离了童年时设定的发展道路，那就是他超越了纯物理和纯化学的范畴，进入了有机物研究领域。埃米尔发现了理解宇宙法则的新方式，但他优秀的儿子并不满足于此。

瓦尔堡在德国弗赖堡大学研究了两年化学，于 1903 年搬回柏林，师从他父亲圈子里的杰出人物埃米尔·费歇尔（Emil Fischer）研修有机化学。费歇尔是当时世界上最杰出的有机化学家。他身材挺拔，为人严厉，平时戴着黑色礼帽和夹鼻眼镜，总是笔直地站在实验室里。一旦学生开始聊私事，费歇尔就立刻把话题转回到科学上。瓦尔堡回忆说，有一次他已经做了无数遍分子结晶实验，可费歇尔就是不满意并命令他："接着做，再做 25 遍。"[16]

1902 年，费歇尔已因在糖类和嘌呤化学结构方面取得的研究成果荣获诺贝尔奖。当瓦尔堡加入他的实验室时，他正在研究蛋白质。当时的大多数研究人员认为，蛋白质不过是由小分子组成的无结构团块，费歇尔却不这么想。他发现，蛋白质是由简单分子氨基酸构成的，并不是其他研究人员所说的无定形团块。蛋白质是结构复杂的微型机器，每一个蛋白质分子都有其独特的形状，在细胞内执行其特有的任务。

破译蛋白质的结构和功能本身就是一项艰巨的任务，但费歇尔不仅想要了解蛋白质的工作原理，而且希望有朝一日能够从零开始合成蛋白质，他知道这是一个宏大的目标。到 1903 年，他已经完成了第一步——合成氨基酸短链。瓦尔堡就这一合成过程写下了他的学位论文。如果瓦尔堡余生都致力于研究有机分子的结构，他仍然会成为同代人中最重要的科学家之一。但在获得学位后，瓦尔堡意识到自己不想止步于有机化学。

瓦尔堡并非觉得在费歇尔的指导下做研究太过枯燥，反而从科学中感到了革命性的力量。用费歇尔的话说，**科学正逐渐成为"真正具有无限可能性的国度"**。如果可以在实验室里合成一条氨基酸链，科学家何时可以合成一个完整的蛋白质分子呢？何时能像费歇尔所说，"诱使"有机分子听命于科学家，从而使细胞本身成为"最神奇的化学实验室"呢？[17]

20 世纪早期，费歇尔预测到科学家在未来将彻底改变"生物界"，尽管这个预测中"有一半只不过是梦想"，但实际上，瓦尔堡不用做梦就能望见那样的未来。1906 年，就在瓦尔堡即将修完有机化学的时候，德裔美国生理学家雅克·洛布（Jacques Loeb）发表了两本颇受欢迎的德语专著，使费歇尔的宏伟愿景显得几乎微不足道。[18]

虽然洛布如今基本上被人们遗忘了，但他在 20 世纪的头几十年里可能是美国最著名的科学家。当时，洛布的名字经常出现在报刊上，他是美国作家辛克莱·刘易斯（Sinclair Lewis）所著小说《阿罗史密斯》（*Arrowsmith*）中马克斯·戈特利布（Max Gottlieb）的原型。洛布也在动物研究所工作过，对生活在那不勒斯湾浅水区的海洋生物进行了一系列怪异的实验。在一项实验中，他尝试令栖息在海底的一种植形动物筒螅倒置生长，结果发现可以"使其本应长脚的部位随心所欲地长出头来"。洛布甚至切下筒螅的一部分并使其悬浮在水族箱中，从而培育出了双头筒螅。在另一项实验中，洛布将一只海星的

"手臂"固定在小软木块上，使其悬浮在水中。在正常情况下，如果我们把海星倒置，它会自己翻回去。但是，实验里这只悬浮着的海星没有可以定位的水面，无法再分辨上下，只能一次又一次地翻转，恰如那个时代生物学令人眼花缭乱的状态。[19]

洛布确信他的犹太人出身将剥夺他被高校聘任的机会，于是在1891年离开了德国。他最初在苏黎世定居，找到了一份眼科医生的工作，可他做得并不顺利。有哲学头脑的洛布非常不适合照顾患者。一天晚上，在城郊一座树木繁茂的小山上散步时，他向自己的美国妻子安妮·洛布（Anne Loeb）坦白说他很痛苦。他心里有太多的重要课题想探索，却只能成天往人们的眼睛里抹黄色的药膏。此时，安妮很可能已经接受了她丈夫对科学研究的痴迷。前一年，两人是在那不勒斯度蜜月的，以便洛布可以立即回到动物研究所工作。后来，洛布一家移民到美国，洛布在美国的布林莫尔学院找到了一份工作。仅过了不到10年的时间，他就完成了令他闻名世界的实验。[20]

洛布的实验对象也是海胆。他先是把海胆卵放在一罐混合了矿物质的水里，然后再把它放回海水中，结果发现了十分奇怪的事——这颗海胆卵就像已经受精了一样开始生长和发育。虽然这是一个很简单的实验，但在具有远见卓识的洛布看来，该实验在将来会被视为一项具有深远意义的重大研究的开端。1899年11月19日，《芝加哥星期日论坛报》（*Chicago Sunday Tribune*）公布了洛布的发现，并附上了一幅海胆的细节图，上方的标题十分醒目：《科学接近生命的奥秘》。洛布告诉另一家报社说，他已经预见到有一天，科学家可能会在试管中混合化学物质,最终得到一种"能够生存、移动和自我繁殖"的"物质"。[21]

洛布年轻的时候曾认为,科学家不必了解生命的所有机制,只要能够成功地设计出满足人类需求的生命有机体即可。他秉持的这个观点来当时致力于通过改良作物来确保德国粮食供应的德国植物生理学家。尽管洛布提出了很多实用主义主张,但他同时也渴望获得更深层次的知识。每取得一项新发现,他都会感到自己需要再寻找一种科学解释。洛布最终说,他真正想做的是通过"电子、原子或分子的运动"来解释所有的"生命现象"。[22]

在洛布声名鼎盛时,《纽约时报》将他比作哥白尼,称他"无疑是我们所知的最伟大的实验天才之一"。这可能是因为洛布说话时带着浓重的德国口音,而且长得像一个古怪的天才;也可能是因为他在进行那些似乎原本只存在于科幻小说的实验。"我想把它研究透彻,"洛布在谈及他的研究计划时曾这样说,"我想把生命握在手中摆弄……在实验室里像操控其他化学反应一样操控生命。启动它、停止它、改变它,在各种条件下研究它,还能随心所欲地命令它!"[23]

洛布的批评者当中包括许多德国顶尖生物学家。对他们来说,洛布试图从化学反应层面上理解生命的做法似乎天真得无可救药。他们认为,对特定细胞功能的了解再透彻,也无法由此达到对有机体整体的全面了解。1905 年,有人在《纽约时报》上发表了一篇语带轻蔑的文章，对洛布所做的研究进行抨击并对其意义提出质疑，同时暗示生物学界应该将洛布视为"一个想象力丰富的人"，而不是一位完美无缺的"自然现象研究者"。但对于洛布的崇拜者，他那些大胆的未来主义主张却具有不可抗拒的吸引力。马克·吐温更是针对这种抨击发表了一篇文章，为洛布进行辩护。[24]

洛布让人觉得科学似乎很快就会完全掌控生命，而那个时代的科学家中，很少有人比年轻的瓦尔堡更加渴望掌控一切，他已经把自己视为神一般的存在。然而，如果瓦尔堡要把生命掌握在自己手中，他首先必须了解生命是如何运作的。1906 年，瓦尔堡从费歇尔的柏林实验室转到德国海德堡大学研修医学。两年后，他在休学期间来到那不勒斯动物研究所，测量了海胆卵的呼吸频率。然后，他发表了相关论文，还将论文寄给了当时已经对该课题有兴趣的洛布。洛布对瓦尔堡表示感谢并邀请他前往美国。直到 1924 年洛布突然去世为止，两人一直保持着书信往来。虽然是 24 岁的瓦尔堡主动和洛布通信的，但洛布却对瓦尔堡十分欣赏，他一次又一次地称赞瓦尔堡"令人惊叹"的研究成果。有一次，洛布指出了瓦尔堡的研究中存在一个错误，却又担心瓦尔堡因此生气，所以一再对瓦尔堡表示歉意。[25]

洛布之所以如此尊重瓦尔堡，可能是因为他害怕批评，并且他把瓦尔堡当作盟友。尽管洛布已功成名就，但在他看来，当别人抨击他的科学研究时，就是在侮辱他个人。安妮曾回忆说，她的丈夫在婚后的头几个月里一直沿着那不勒斯湾踱步，因为他感到沮丧，觉得有些批评是不公平的。最让洛布烦恼的是德国生理学家未能欣赏他从生理化学层面研究生命的做法，而最让他高兴的是瓦尔堡成了他的支持者。瓦尔堡是世界级物理学家之子，而且曾师从当时世界上最杰出的有机化学家。还有谁比瓦尔堡更能证明洛布研究生物学的方法的优越性呢？就算洛布冒险在试管中为自己的科学研究创造一个新的拥护者，也很难创造出比瓦尔堡更合适的人。[26]

尽管这段师生关系对洛布的意义可能大于对瓦尔堡的意义，但洛布对瓦尔堡的职业生涯产生了巨大的影响。**瓦尔堡在生命的最后阶段表示，他的研究目标自始至终都是"探明生命有机体内的各种生理过程在多大程度上可以从物理和化学的角度进行解析"。**因此，虽然瓦尔堡对海胆卵的早期研究通常被称为了解癌症的首次尝试，但他也在探索洛布多年前提出的问题，而这些问题指向了更深层的奥秘。[27]

正如洛布在他最有名的著作《机械论的生命观》（*The Mechanistic Conception of Life*）的前言中所明确指出的，他对海胆卵如何开始呼吸很感兴趣，因为他认为这方面的研究可以解开生物学中最大的谜团——生命本身是如何开始的。洛布一直在寻找生命的开关。瓦尔堡最早在那不勒斯对海胆卵的研究就是为了帮助自己找到这个开关。

科学界名副其实的"浮士德"

在之后的几年中，瓦尔堡和博韦里一样，将以在那不勒斯动物研究所研究海胆卵时得到的发现为基础，对癌症有一个全新的认识。**博韦里将成为"癌症基因论之父"，而瓦尔堡则将成为"癌症代谢论**

之父"。从某种意义上说，现代癌症科学本身就是从海胆卵中孵化而出的。

但在 20 世纪的第一个 10 年结束时，距离瓦尔堡在癌症方面取得突破还有 10 多年的时间。与此同时，他还有其他重大的科学问题要解决。费歇尔和洛布曾告诉瓦尔堡，科学可以揭示生命的每一个秘密，而瓦尔堡想知道所有的秘密。他不仅计划弄清楚一个细胞在呼吸时需要多少氧气，还计划弄清楚细胞内隐藏的哪些分子使呼吸成为可能。这是一个非常雄心勃勃的目标，而瓦尔堡在向着这个目标努力的同时，还将揭开光合作用的奥秘。

记者们有时称洛布为"现代浮士德"，他一心要把科学推向曾经难以想象的领域。虽然洛布在科研方面狂妄自大，但他为人十分谦逊。如果说在 20 世纪的头 10 年里有谁是名副其实的浮士德，那么此人不是洛布，而是他的学生瓦尔堡。

瓦尔堡甚至和浮士德的原型走了相同的学术道路。人们认为浮士德的原型是 16 世纪的德国医生兼炼金术士黑尔姆施塔特的格奥尔格（Georgius of Helmstadt）。此人自称浮士德博士，和瓦尔堡一样，他也曾于海德堡大学进行研修。据说格奥尔格于 16 世纪中期死于非命。到 16 世纪末，他的传奇故事已经成为一本非常受欢迎的故事书的主题。英国剧作家克里斯托弗·马洛也从中获得灵感，创作了诗剧《浮士德博士的悲剧》，这是第一部基于该故事的优秀文学作品。

　　浮士德传说的经典版本是这样的：一位才华横溢的学者渴望对世界有更深的了解，于是他与魔鬼达成了一项交易，用自己的灵魂换取更强大的科学力量。在二十几岁的时候，瓦尔堡对知识和权力的渴求已经达到了贪婪的程度。他与魔鬼的交易还在后头。

Ravenous

第 2 章

勇于攻克重大未解难题

在海德堡大学医学院研修时，瓦尔堡不仅想要弄清细胞如何使用氧气，还希望找到一个妻子。正如瓦尔堡欣然指出的，他在这方面有很多选择。"我一看就知道她想嫁给我。"瓦尔堡在给妹妹洛特的信中提到了一名年轻女子。这名女子曾经向瓦尔堡请教"歇斯底里"的成因，而他是这样回答的："巨大的激情总是歇斯底里的。"如果这位女士当时真的有意嫁给他，那么她在听到他的回答后可能就改变主意了。[1]

女人会爱上瓦尔堡的原因并不难理解。年轻时的瓦尔堡英俊潇洒，长着一双蓝眼睛，虽然有时候会目露凶光，但大多时候眼神慵懒迷离。瓦尔堡的穿着总是无可挑剔。他自称亲英派，说喜欢英国人是因为英国人会包容像他这样的"怪胎"。他每年去英国两次，定做西装和骑马用的手套。一位同事在细胞生理研究所与瓦尔堡初次见面时，注意到瓦尔堡穿着灰色粗花呢长裤和雅致的马甲，他说瓦尔堡"像一位英国学院的贵族"。[2]

尽管瓦尔堡自视甚高，但他的确很有魅力。他的堂弟埃里克·瓦尔堡（Eric Warburg）说他"蔑视大多数人类同胞，但很有幽默感"。有一次，一位记者问瓦尔堡他是否真如人们所说，科研能力很强，但人品不好。瓦尔堡说，他很高兴有人这么说，总好过反过来。还有一次，一位记者突然来到细胞生理研究所，想要就他的癌症研究情况进行采访。瓦尔堡亲自开了门，对没认出他来的记者说瓦尔堡已经死了。[3]

·

诺贝尔奖得主汉斯·克雷布斯（Hans Krebs）年轻时曾在细胞生理研究所工作，他一生都是瓦尔堡的朋友和崇拜者，对瓦尔堡的了解程度几乎不亚于任何人。然而，就连克雷布斯也很难理解为什么瓦尔堡上一刻还在大发雷霆，下一刻就能做到心平气和。克雷布斯的妻子是英国人，瓦尔堡曾经寄给她一封贴心的问候信和一份礼物，在信中用英语称呼她为"克雷布斯夫人"。克雷布斯在回忆起此事的时候说，瓦尔堡对女性特别和善体贴。瓦尔堡有许多女性朋友。他在生命的最后时期选择了一位女性来接替他在细胞生理研究所的工作，这位女士就是芝加哥大学的生物化学家比伊特·文内斯兰（Birgit Vennesland）。[4]

但瓦尔堡经常发火，就连女性也难免遭受他的怒火。文内斯兰曾经应瓦尔堡的要求翻译过一份德语文件，内容是关于他对光合作用所需光子数目的长期争论。虽然原文中将这场争论称为"论战"，但文内斯兰使用了"讨论"一词。瓦尔堡看了译文后很高兴，夸奖了文内斯兰。"他从不吝惜赞美，我感觉很好。"文内斯兰如此回忆道。

这种良好的感觉是短暂的。文内斯兰发现瓦尔堡还有另一面，那一面"扮演着审查者的角色",被她称作"瓦尔堡二号"。瓦尔堡的另一面"非常暴躁"。瓦尔堡又看了一遍译稿。不同的是,这次看稿的人换成了"瓦尔堡二号"。"瓦尔堡二号"发现文内斯兰把"论战"翻译成了"讨论",喊道:"我是不会用这份译稿的。"[5]

瓦尔堡在海德堡大学进行研修的岁月里,追求他的年轻女子似乎都知道了"瓦尔堡二号"的存在。一名法律系学生曾经在信中对瓦尔堡坦白说,她曾对瓦尔堡又爱又恨。但现在这个写信的她"乞求他的爱",乞求他不要再"鄙视"她。至于她是否收到过瓦尔堡不再鄙视她的回应,我们不得而知。当不得不严肃对待结婚的话题时,瓦尔堡告诉她,他的经济条件不好,无法结婚。虽然瓦尔堡偶尔会与父亲发生经济纠纷,但这显然只是一个借口。还有一次,瓦尔堡告诉洛特,他不打算结婚生子,因为他的科研工作太忙,没有足够的时间来妥善照顾妻儿。

瓦尔堡至少遇到过一名他真心喜欢的年轻女子。在与这名女子交往了四周之后,他写信向她求婚。这名身份未知的女子为此纠结了三天,最终回信拒绝了瓦尔堡。她在信中写道,她担心自己"没有能力"让他幸福。这种直觉几乎可以肯定是正确的。[6]

在求婚遭拒后不久,瓦尔堡写信给洛特说他已经放下了。这是典型的瓦尔堡式骄傲,但至少他在生命中的这一时期也有脆弱的一面。瓦尔堡似乎在 1912 年写给他的同学、后来的诺贝尔奖得主奥托·迈耶霍夫(Otto Meyerhof)的信中提到,他因工作和情感问题而疲惫不堪。这封信并没有保存下来，但迈耶霍夫在回信中给他推荐了一位专门治疗强迫性思维和轻度歇斯底里的心理治疗师。他还建议瓦尔堡尝试练体操。[7]

大约也是在这个时候，瓦尔堡的一位医学教授建议他给学生们讲授他的研究成果，这是成为德国大学教授的必经之路。虽然瓦尔堡后来做了很多公开演讲，但他年轻的时候一想到要开讲座就受不了。在瓦尔堡本人对这件事的讲述中，他那些莫名其妙的拒绝不禁让人想起总是说"不要"的抄写员巴特尔比[①]：

> 我年轻的时候，教授说："是时候了，你得做几场讲座。"
>
> 我说："不要。"
>
> 他说："你必须做。"
>
> 我说："不要。"
>
> 他说："做吧，不用很多，几场就行，很简单的。"
>
> 我说："不要。"

瓦尔堡笑着向他的同事讲述了这件事。他说，医学院最终召开了一次会议，经过讨论得出了结论：瓦尔堡是偏执狂，他们对此无能为力。[8]

克雷布斯在瓦尔堡的小传中写道，瓦尔堡对科学的依恋是"他成

[①] 巴特尔比是美国作家赫尔曼·麦尔维尔短篇小说《书记员巴特尔比》中的主角，他从头到尾基本上只说一句话："不要"。——编者注

年后的主要情感，几乎压倒了其他所有情感"。但这种压制总会有失效的时候。"他选择戴上面具，以坚定不移、不屈不挠、不为所动的形象示人，"洛特在日记中写道，"但我坚信，面具下一定藏有他的另一面。"[9]

瓦尔堡在与一位同事交谈时无意中说出的话充分揭示了他的内心世界。当时，这位同事告诉他，他们共同认识的一个人遇到了情感问题。瓦尔堡的建议是："告诉他除科学以外什么都不要想，什么都不要想，只想着科学。"但那个人甚至都不是科学家。[10]

痴迷于对癌症的研究

瓦尔堡将科学视为一切，他甚至将科学视为解决情感困扰的方法。这在一定程度上缘于他的父亲是一位著名的物理学家，同时也缘于19世纪末的德国环境。瓦尔堡成长于德国科学征服世界的时期。他本来就比任何人都热爱科学，更别说当时德国全国上下都信仰科学。

在19世纪早期，许多后来构成德意志帝国的讲德语的邦国都是贫穷的、不发达的小国。当英国和法国迅速进入工业时代时，德意志各邦国还停留在工业化以前的时代。然后，几乎在一夜之间，一切都改变了。德国人意识到自己已经落后，开始奋起直追。德意志各邦国直到1871年才实现统一。它们虽然没有英国和法国那样的自然资源或掠夺性的殖民政权，但别的资源，那就是不断增长的、受过良好教育的国民，他们相信科学的变革性力量。德国在19世纪初还以"诗人和思想家之乡"而闻名，后来则成为钢铁生产和合成染料制造之乡。到1900年，德国已成为欧洲最大的经济体，其变化之快可谓令人眼花缭乱。当马克·吐温在1892年访问柏林时，他以为会看到"一个沼泽中的肮脏城市"，但映入眼帘的却是一座闪亮的崭新大都市，看起来"就像是上周才建成似的"。[11]

在工业化进程中，德国也转型为世界领先的科研强国。从1901年到1914年第一次世界大战爆发为止，在颁发给科学家的诺贝尔奖中，有1/3落入德国科学家的囊中。费歇尔革新了有机化学；普朗克无意中发现了能量的量子本质；德国细菌学家发现了引起一种又一种致命传染病的微生物……德国在科学界的主导地位如此明显，也让德语成为许多科学领域的通用语。

在瓦尔堡的故事中，更令人惊讶的部分也许不是他对科学的痴迷，而是他对癌症的痴迷。作为瓦尔堡的另外两个研究方向，光合作用和呼吸作用是更加显而易见的选择。在研究细胞如何呼吸和植物如何利用太阳能的方面，瓦尔堡一直停留在基础科学领域，而癌症把瓦尔堡带进了一个充满患者和疾病的世界。呼吸作用和光合作用的研究主要依靠测量和计算，而癌症研究十分复杂，因为涉及人类。

有一次，瓦尔堡研究癌症的决心有所动摇，于是他向能斯特请教是应该专注于光合作用研究还是癌症研究。能斯特是诺贝尔奖得主，瓦尔堡年轻时曾短暂地做过他的学生。"专注于癌症研究，"能斯特说，

"光合作用研究现在进展顺利。"[12]

考虑到瓦尔堡的科学家偏好，他专注于癌症研究的做法可能显得格格不入，但在现代德国的背景下是合理的。虽然当时德国在科学和技术的领域取得了惊人的成就，但癌症是德国无法攻克的难题之一。德国在19世纪晚期不断投入更多的资源用于癌症研究，可还是有越来越多的德国人死于癌症。1881年，每10万柏林居民中有65人死于癌症。到1901年，这项数据从65增至115。10年后，每10万柏林居民中的死亡人数增至138。慕尼黑、汉堡、斯图加特等地区的癌症死亡人数也呈现同样的增长模式。总体上，从1876年到1910年，德国的癌症死亡率增长了287%。癌症在默默地嘲笑着德国科学的非凡进步——至少当时许多德国医学专家都是这么认为的。[13]

还有些人则难以相信癌症发病率的上升。一种观点是，虽然癌症死亡人数确实上升了，但这并不是因为德国掌握了科学和医学却对癌症无能为力，而是科学进步的必然结果：防治传染病的成功使人们的寿命得以延长，加之癌症与老龄化密切相关，人口寿命的延长不可避免地意味着癌症发病率的增加。而记录水平的提高和癌症诊断技术的精进也使人们更容易发现和统计新增癌症患者。

即使在今天，这样的论点听起来也像是对癌症死亡人数不断增加的简明解释。然而，如果我们仔细研究这些根据，就会发现上述怀疑不太站得住脚。关于欧洲癌症死亡人数上升的报告最早可以追溯到19世纪40年代，那时人均预期寿命还没有开始飙升。尽管预期寿命在 19 世纪下半叶确实开始迅速增长，但这些数字可能具有误导性。预期寿命的显著延长并非因为德国首次拥有了大量老年人口，而主要由于另一个因素——活过童年时期的儿童大大增加了。老龄人口本身在欧洲并不鲜见，几个世纪以来一直如此。在 1816 年到 1849 年，德意志各邦国的人均预期寿命是 31 岁，但活到 20 岁的人就有望活到 55 岁，而且许多人活得还要更长。[14]

德国 65 岁及以上的人口占总人口的比例确实从 1871 年的 4.6% 上升到了 1925 年的 5.8%，但当时的癌症专家认为，如果一个群体中的老年人较多，那么将某一年的癌症死亡人数与另一年的癌症死亡人数进行比较是有误导性的。为了解决这个问题，他们对统计进行了调整。然而，他们得出的"年龄校正后的癌症发病率"或"癌症标化发病率"并没有让多出来的癌症死亡人数消失。[15]

那些怀疑癌症发病率没有上升的人可以提出一种更有说服力的论点：也许真正死于癌症的人数并没有增加，而是归因于癌症的死亡人数增加了。更仔细的医学检查和对癌症死亡的更好的追踪很可能是癌症患病率不断增长的原因之一。但这种论点也有不足之处。几个世纪以来，息肉、纤维瘤、肺结核引起的病变等各种赘生物都曾被视为癌症。19 世纪晚期，随着对癌症的显微镜分析越来越普遍，人们认识到了这些疾病的本质。这意味着诊断技术的精进既可以提高癌症发病率，也可以降低癌症发病率。

此外，有争议的癌症统计数据衡量的是死于癌症的人数，而不是被诊断出癌症的人数。那个时代的医生在癌症的早期阶段很难发现癌症的存在，但发现致命的晚期癌症就没那么困难了。正如一位愤慨的癌症专家在 1915 年所说，如果说癌症发病率增加是因为德国的医生之前未能在患者死亡时诊断出癌症，那就"相当于是在指控"那群受过严格训练的医生"严重失职"。[16]

对怀疑者最有力的回答要在几十年后才能给出。如果德国癌症发病率的上升仅仅是人口老龄化、诊断技术精进、记录水平提高的结果，那么随着预期寿命的增长趋于平稳，医生水平和医院的操作方式变得更加统一，癌症发病率急剧上升的速度应该会放缓。但事实并非如此，癌症死亡率反而越来越高。1932 年，有 8.7 万名德国人死于癌症，癌症成为德国居民第二大死因。[17]

在欧洲其他地区和美国，癌症发病率也在上升，但没有哪个国家能像德国那样专注而又坚定地应对新出现的癌症危机。19 世纪末，德国研究人员发起了最早的抗癌战争，率先发现了一种又一种致癌物，从日光照射到工业化学品，再到二手烟。1900 年，德国成立了世界上第一个由国家资助的癌症研究机构，成为第一个试图登记所有癌症病例而非只登记癌症死亡病例的国家。[18]

瓦尔堡曾经说过，一名科学家"必须有勇气去攻克他那个时代的重大未解难题"。 他的榜样是法国微生物学家路易斯·巴斯德（Louis Pasteur）。瓦尔堡在有了自己的研究所后，托人画了一幅巴斯德的油画肖像挂在书房里正对他每天伏案写作时的座位。最终，瓦尔堡转向了癌症研究，因为癌症是他那个时代的典型疾病，癌症研究是他向榜样巴斯德看齐的最直接途径。在瓦尔堡年轻的时候，科学可能帮他控制住了心理的动荡，但他对科研始终都是狂热的。对瓦尔堡来说，癌症研究是一条通往荣耀的道路。[19]

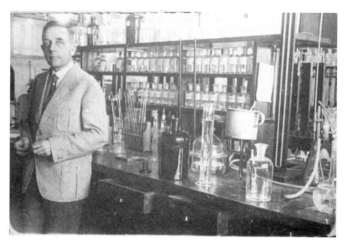

实验室中的瓦尔堡，摄于约 1931 年

图片来源：德国联邦档案馆，格奥尔格·帕尔（Georg Pahl）拍摄。

通往荣耀的道路就藏在癌细胞里

德国癌症发病率的上升也是霍夫曼成为癌症统计学家的原因。霍夫曼是一个身材纤瘦、精力充沛的德国人，于 1884 年移居美国。在做了一系列零工之后，霍夫曼在保德信保险公司（Prudential Insurance Company）找到了一份精算师的工作。在那里，他注意到公司档案中有些奇怪的记录："恶性肿瘤"一词越来越多地出现在新近去世的投保人的医疗报告中。霍夫曼可能已经意识到癌症发病率在上升，于是决定对此进行研究并撰写一份报告。[20]

霍夫曼在 1915 年完成的癌症报告已然成了一本 800 多页的书，里面满是列有世界各地癌症死亡统计数据的表格。这本名为《全球癌症死亡率》（*The Mortality from Cancer throughout the World*）的书被认为是当时有史以来对单一疾病最全面的统计。霍夫曼根据他收集的大量科学数据得出了一个他认为不可避免的结论：德国癌症的情况并不是德国独有的。癌症死亡在世界各地变得越来越常见，"几乎呈逐年"增加趋势。霍夫曼写道，癌症"在整个文明世界正以多少有些令人担忧的速度增长"。[21]

这种说法引起了轰动，重新点燃了关于癌症发病率上升的争论。有人认为癌症发病率确实上升了，也有人认为这不过是统计上的假象。霍夫曼指出癌症发病率正在所谓的"文明"工业社会中逐渐上升，但这远非他提出的最具煽动性的论点。霍夫曼发现，很多地方的癌症发病率在上升，而更令人惊讶的是，有很多地方的癌症发病率几乎为零。在霍夫曼研究的土著人口中，患癌现象是非常罕见甚至闻所未闻的。

1896 年，霍夫曼因出版了一本带有严重种族主义色彩的专著而为人熟知。他在这本专著中总结说，"美国黑人"面临的健康问题，如肺结核的高发率，是由于他们"体质弱"。尽管他在多年后公开推翻了这一观点，但他还是不认为非白人群体的体质有多么强壮。他之所以认为土著人口中不存在癌症，是因为半个多世纪以来关于这类现象的报告一直在不断增加。[22]

第一个发表这种报告的人可能是曾在拿破仑的军队中服役的法国医生斯塔尼斯拉斯·坦舒（Stanislas Tanchou）。当时，坦舒正在通过研究欧洲的死亡登记数据寻找癌症的发病趋势。他了解到，有些新数据似乎完全不符合趋势。法国殖民时期的医生在北非几乎找不到这种疾病的踪迹。一位医生在"阿拉伯人居住地"建了一家医院，治疗了上万名患者，但并没有在其中发现"真正的癌症"。基于这些报告和他自己的研究，坦舒得出了一个结论并于 1843 年提交给法国科学院。他说，和"精神错乱"这种疾病一样，癌症的发病率"似乎随着文明的进步而增加"。[23]

如果坦舒是唯一注意到癌症在某些族群中比在另一些族群中更为常见的人，那么他的名字可能就会湮没在历史的长河中了。但事实并非如此。在接下来的几十年里，从巴西到斐济，再到婆罗洲，来自世界各地的边疆医生和传教医生报告了同样的发现：在那些没有采用西方生活方式的地方，癌症患者要么很少，要么根本不存在。[24]

这些报告通常是由在非西方国家工作数年甚至数十年的医生编写。外科医生 F. P. 富歇（F. P. Fouché）在 6 年半时间内在南非治疗了约 1.4 万班图人。1923 年，他指出自己没有在这些班图人中诊断出任何癌症，而奇怪的是，癌症在南非的"白人或欧洲人中却很常见"。[25]

贪婪的代谢

Ravenous

这种现象被反复观察到。1908 年，著名的体质人类学家阿莱什·赫尔德利奇卡（Aleš Hrdlička）撰写了一份关于美国西南部和墨西哥北部印第安人的史密森尼学会报告，该报告长达 460 页。赫尔德利奇卡拥有医学学位。他向住院医师咨询，听那些医师说了"几种肿瘤"，还识别了一些"纤维瘤"，但他没有看到"一个明确的"癌症"病例"。赫尔德利奇卡还检查了印第安人的遗骸，但未能"在印第安人的骸骨上"发现"明确的恶性肿瘤迹象"。赫尔德利奇卡写道，即便癌症真的存在于这个族群中，那"肯定也是极其罕见的"。6 年后，霍夫曼对印第安人事务局的医生进行了调查，结果发现，在来自不同部落的 6.3 万名印第安人中，只有两份癌症死亡报告。[26]

还有数据表明北极地区几乎不存在癌症。有一名捕鲸船船长乔治·B. 莱维特（George B. Leavitt），他同时也是受人尊敬的业余外科医生。1884 年，他当医生的兄弟请他在途经阿拉斯加北部地区、加拿大和西伯利亚地区时遇到的因纽特人中寻找癌症患者。这位船长知道如何识别癌症，有时还会为他的船员进行诊断。据估计，在 15 年的时间里，他每年都会遇到 5 万名"土著人"，但是他并没有在这些人中发现癌症的迹象。莱维特并非没有机会对因纽特人进行检查。恰恰相反，正如他对毕业于哈佛大学的人类学家和探险家维尔希奥米尔·斯蒂芬森（Vilhjalmur Stefansson）所说，因纽特人实际上喜欢看医生。斯蒂芬森在 1960 年写了一整本关于非西方人口中没有癌症患者的书。

莱维特最终放弃了在这些族群中寻找癌症患者的研究，他确信自己永远不会在当地的因纽特人身上发现恶性肿瘤。但他不是最后一个

在这些族群中寻找癌症患者的人。在加拿大北部的因纽特人中工作了
11 年的塞缪尔·赫顿（Samuel Hutton）医生写道，他"从未见过或
听说过一个因纽特人患有恶性肿瘤的病例"。直到 1952 年，仍然没有
关于遵循传统生活方式的因纽特人中发现癌症病例报告。[27]

在注意到非西方人口中没有癌症患者的医生中，最著名的大概是
诺贝尔和平奖得主阿尔伯特·施魏泽（Albert Schweitzer），他与瓦尔
堡同时在德国研修医学，后来移居加蓬。加蓬人很欢迎这位德国医生
的到来，他们排着队去找施魏泽。据施魏泽估计，在他来到这个国家
的头 9 个月里，他检查了 2 000 名患者。"我在 1913 年抵达加蓬。令
我惊讶的是，我竟然没有在此地发现癌症病例。"施魏泽后来写道，
"当然，我不能肯定这个国家根本没有癌症患者。我只能说，即便这
里有癌症病例，那肯定也是相当罕见的。"[28]

芝加哥著名外科医生尼古拉斯·森（Nicholas Senn）曾担任美国
医学会会长。他是一位罕见的医学专家，因为他能够证明地球上两个
截然不同的地区中都没有癌症患者。1905 年，森跟随罗伯特·皮里
（Robert Peary）带领的著名极地探险队前往北极地区。次年，他走遍
了非洲。在密切观察了这两个地区的人口健康状况后，森开始确信癌
症就是一种文明病。[29]

这样的报告越来越多，但许多西方医生也越来越难以认同。最常
见的反对意见是，土著人口全部在 30 多岁时死亡，没有活到诊断出
癌症的典型年龄。这点很容易反驳。赫尔德利奇卡在他撰写的史密森

尼学会报告中指出，现有调查从未在印第安人中发现过癌症患者，并且参与调查的印第安人与当地白人一样长寿，而后者经常得癌症。

爱尔兰内科医生兼营养研究员罗伯特·麦卡里森爵士（Sir Robert McCarrison）在 20 世纪的头几年加入了英国的印度军医所（Indian Medical Service）。他做证说，"在喜马拉雅山脉的一个偏远地区，在那些远离文明社会的孤立种族中"，他在 9 年的时间里做了 3 600 多场手术，并没有发现任何癌症患者。麦卡里森在职业生涯的最后阶段于牛津大学担任医学研究生教育主任。据他说，当地人之所以不会患癌并不是因为他们容易早逝。"这些种族中有些人体格健壮，直到晚年还保留着年轻人的特征。他们通常具有很强的生育能力，寿命也很长，而且神经系统非常稳定。"[30]

麦卡里森可能把他治疗的土著人口浪漫化了，但他的说法与当代研究结果一致。2018 年，人们对 12 个以狩猎采集和自给农业为生的族群进行了研究，发现其中活到成年的人通常能活到六七十岁以上。研究人员现在认为，至少从 3 万年以前开始，人类就已经能活到 50 岁以上了。最有力的证据表明，在 19 世纪以前，癌症是一种非常罕见的疾病。2018 年，一项对 1 500 ～ 3 000 年前埋葬的 1 087 具古埃及人骨骼的研究发现，只有 6 具尸体在生前患有癌症。还有人对一处于 1729—1857 年使用的伦敦地下墓穴中的遗骸进行了研究，发现 623 人中只有一名癌症患者。[31]

在古代的书面资料中，几乎完全没有关于癌症的记载。据信，一份距今约 4 500 年的埃及纸莎草文稿中提及了一种疾病，有人认为它描述的就是乳腺癌，但据我们所知，在此后的 2 000 年里再未出现过有关癌症的记载。穆克吉在《癌症传》一书中写道："其他疾病在全球肆虐，在传说和文献中留下了神秘的足迹。"相比之下，癌症"在古代医学史上几乎不见踪迹"。[32]

所有的证据都指向一个方向：尽管癌症是一种古老的疾病，在动物界中随处可见，但直到 19 世纪，癌症在人类中才变得常见起来。如今，我们知道美国男性的癌症发病率是 1/2，美国女性的癌症发病率是 1/3。**寿命延长也许是癌症发病率上升的部分原因，但更有力的原因不是寿命变长，而是生活方式的改变。**

一个多世纪前，在非工业化地区工作的医生在诊治当地土著时发现，没有人是癌症患者。他们还发现，一旦当地人口开始采用偏西方的生活方式，癌症就会逐渐出现。施魏泽在非洲生活了半个世纪。在此期间，有些当地人确实得了癌症。在施魏泽看来，当地人之所以患上这种疾病，是因为他们的"生活方式越来越像白人"。尼古拉斯·森发表了同样的看法。他说："纯正的土著人永远不会得癌症，只有逐渐与白人相互融合时，他们才容易患上癌症。"[33]

但到底是西方生活方式中的哪个因素引起了癌症发病率的激增呢？英国癌症权威人士查尔斯·鲍威尔·怀特（Charles Powell White）在 1908 年指出，癌症发病率上升有可能"并不是由文明社会中的某一种因素"造成的，而是"整个文明社会的问题"。癌症很可能是由"非天然食品、饮食过量、不健康的环境、需要在室内久坐的职业以及与文明生活分不开的精神焦虑和担忧"综合造成的。[34]

怀特认为癌症基本上与现代西方生活密不可分。根据他所获得的证据来看，这样的结论是合理的。但在 1908 年，科学家们对癌细胞本身知之甚少，因此无法对癌症的成因做出有说服力的解释。就在那一年，瓦尔堡研究了海胆卵的呼吸，迈出了厘清这种混乱状态的第一步。他将找到一种可以用来解释所有癌症成因的核心机制，就像巴斯德把所有传染病都解释为微生物问题一样。虽然此时的瓦尔堡还没有找到答案，但他知道，他的荣耀之路就藏在癌细胞里。

寻求对生活的掌控

与德国接壤的奥地利和其他西方国家一样，国内癌症死亡人数也在不断增加。1907 年，正当瓦尔堡着手研究这种疾病时，在奥地利的林茨，有一位妇女感到胸口一阵剧痛。这位名叫克拉拉·希特勒（Klara Hitler）的妇女叫来了他们家的犹太医生爱德华·布洛克（Eduard Bloch），后者立刻看出她得了乳腺癌。在布洛克的印象中，克拉拉是一个"谦虚、和善的女人"，"棕色的头发梳成整齐的辫子，鹅蛋脸，灰蓝色的眼睛美丽灵动，就像会说话一样"。布洛克怕克拉拉难过，于是便把这个消息告诉了她的孩子们。[35]

在布洛克宣布这个消息时，其中一个名叫阿道夫的孩子才只有17 岁。在布洛克的印象中，他是一个长相瘦弱、性格内向的男孩。阿道夫·希特勒学习成绩很差，两年前就辍学了。他没有出去工作，但也一直不愿意帮助守寡的母亲做家务。如果说希特勒有什么志向的话，那就是成为一名伟大的艺术家。他通宵达旦地画房屋和桥梁的素描。

希特勒在十几岁的时候就已经有了他未来的影子。他动不动就发脾气，动不动就把自己的失败归咎于别人。希特勒当时唯一的密友奥古斯特·库比席克（August Kubizek）回忆说，希特勒会"像喷发的火山一样"，"就好像有什么异世的古怪东西从他的身体里喷涌而出。"[36]

当布洛克告诉希特勒他母亲得了癌症时，希特勒当众哭了起来，他那张"蜡黄的长脸"痛苦地扭曲着。多年后，布洛克回忆道："在将近40年的行医生涯中，我从未见过一个年轻人如此痛苦和悲伤。"[37]虽然无论即将夺走母亲生命的是什么，对于希特勒都会是一个沉重的打击，但在当时，癌症是一种尤为可怕的疾病。这种疾病常常要到晚期才能诊断出来，因此患者经常伴有感染和皮肉溃烂，克拉拉的情况就是如此。1908年出版了一本德文书，内容是如何照顾无法治愈的癌症患者。这本书警告说，接触"难闻的分泌物令人作呕，对周围的人也有危险"。被诊断出癌症是一件非常羞耻的事，是一个不能告诉邻居的秘密。[38]

克拉拉接受了双侧乳房切除术。在接下来的几个月里，她的病情有所好转。9月，希特勒把母亲留在林茨，自己前往维也纳参加美术学院的入学考试。他通过了第一轮淘汰考试，但不在进入第三轮考试的28名申请者中。

希特勒被这次失败压垮了。他于 1907 年 10 月回到林茨，不久便从布洛克医生那里得到了更坏的消息。他母亲的癌症复发了，而且无法治愈。几十年后，库比席克仍然记得希特勒听到这个消息时的反应。[39]

> 他双眼冒火，大发雷霆。"治不好？治不好是什么意思？"他尖叫道，"不是这种病治不好，是医生没能力治好它。我妈妈还没老呢，她才 47 岁，还没到放弃希望的年纪。可医生一没办法了就说这是不治之症。"
>
> 我这位朋友总是把他遇到的所有事都变成问题，我很熟悉他这种习惯。但他从来没有像现在这么尖刻过，这么激动过。阿道夫脸色苍白，情绪激动，浑身颤抖。我看着他站在那儿，突然感觉他像是在与死神争执、谈判，但死神还是无情地带走了他的母亲。

希特勒恳求布洛克医生尽一切可能救治他的母亲。布洛克采用了一种实验性的疗法，将克拉拉的刀口重新切开，涂抹碘仿。人们认为这种治疗方法可以杀死细菌。碘仿含有碘，这种治疗会让克拉拉痛得打滚。布洛克连续 46 天到希特勒的家中，一次又一次地为克拉拉涂抹碘仿。少年希特勒就在旁边看着。

克拉拉死于 1907 年 12 月 21 日的夜晚。当布洛克在第二天早上赶到时，希特勒正坐在母亲的遗体旁边。**洛布和瓦尔堡通过科学寻求对生活的掌控，而希特勒后来则是通过其他方式寻求这种掌控。**

Ravenous

第 3 章

寻找神奇的魔弹

1906 年，德国主办了世界上第一届国际癌症研究大会，这是德国在癌症科学领域占据主导地位的又一个标志。开场发言人厄恩斯特·冯莱登（Ernst von Leyden）教授概述了 19 世纪的癌症研究，坚称统计数据显示癌症发病率明显上升。

会议大部分是在海德堡大学举行的，瓦尔堡当时刚在那里研修医学。虽然没有瓦尔堡出席会议的记录，但他十有八九知道有这么一场大会。参加这次活动的杰出人物中有保罗·埃利希（Paul Ehrlich）。在瓦尔堡心目中的科学伟人里，埃利希的排名可能仅次于巴斯德。巴斯德的肖像后来占据了瓦尔堡书房的中心位置，而埃利希的肖像就挂在它右边。

埃利希出生于 1854 年。他在斯特拉斯堡研修医学时，偶然看到了基辅大学教授埃米尔·赫贝尔（Emil Heubel）的一本专著，他的一生从此改变。赫贝尔曾经研究过被认为处于催眠状态的青蛙，但吸引埃利希的并非赫贝尔的催眠研究，而是犬类研究。在赫贝尔的研究中，每只狗除了每天吃大约半斤的肉和面包外，还会摄入大量纯铅。几个月后，这些狗总是会死去。这时，赫贝尔会把它们剖开，取出它们的器官，看看每只狗吸收了多少铅。让赫贝尔以及后来的埃利希感到震惊的是，铅在这些狗体内的分布非常不均匀。肝、肾、大脑等器官吸收铅的速度很快，而有些器官却几乎没有受到影响。赫贝尔注意到，心脏不会铅中毒。为了证实他的发现，赫贝尔将一些狗器官直接放在铅溶液中，结果又发现了同样的现象。有些器官似乎像海绵一样吸收铅，有些器官在铅桶里放再长时间也不会吸收铅。

让埃利希着迷的不是铅中毒本身，而是其中的基本原理：铅溶液只能毒害某一类组织，这类组织的共同特点是其中特定类型的细胞可以和铅形成化学键。要是埃利希能揭开化学吸引力的奥秘，找到生物体内的一个分子抓住另一个分子不放的原因，那么医学将不再"被笼罩于黑暗中"。

赫贝尔对毒素感到好奇，而埃利希对治疗方法感兴趣。如果毒素可以附在一种细胞上而不能附在另一种细胞上，那么药物也可以。埃利希说，他的研究目的是"瞄准化学意义上的靶子"，找到一种只能击中特定目标的药物。埃利希后来写道："这对我来说是一个启示，也是一种命运。"[1]

当时，还是一名医科学生的埃利希就已经萌生了化疗的构想，后来他自己创造了这个术语。现在，人们认为化疗药物是一种普通的毒素，它在杀死癌细胞的同时也会杀死健康细胞，导致患者出现恶心呕吐的反应，而且常常导致脱发。但这种疗法实际上始于埃利希精准靶向治疗的梦想。在读完赫贝尔的专著后，埃利希放弃了所有其他项目，整天观察铅中毒的脑组织切片。当时有一位教授应该是埃利希的化学考官，他对一位同事说埃利希好像没有上过他的任何一堂课。

埃利希回忆说，他的医学研修变成了一场"灾难"。他忽视了其他项目和功课，但在理解为什么铅会进入某些组织而不会进入其他组织的方面也没有取得进展。很明显，铅会键合到大脑中的某种物质上，但大脑中充满了不同类型的细胞，其中任何一种都可能造成这种连接的形成。如果埃利希是一个普通学生，他可能会放弃研究化疗，回归学业，但埃利希从来都不是普通学生。在高中毕业考试时，他被要求以《人生如梦》为题写一篇短文。埃利希借此机会争辩说，做梦只是大脑中的一个化学过程，结果差点儿没能毕业。在后来的生活中，他总是随身携带铅笔，以便及时把自己的想法写下来，把想到的分子画下来，以免忘记。如果附近没有纸，埃利希就会把想法写在离他最近的东西上，比如门、桌布等。至少有一次，他写在了同事的袖口上，那位同事想必惊呆了。[2]

因此，埃利希没有回到他原本的研修计划上，而是转而寻找一种更好的方法来研究细胞如何形成化学键。他很快意识到，答案一直就摆在他面前。和那个时代所有的医科学生一样，埃利希学会了如何用染料给组织样本染色。博韦里毕生都在观察和绘制的那些细丝之所以被称为染色体，就是因为它们会吸收染料。但现在，埃利希在这方面产生了疑问。为什么染料只用来给显微镜载玻片上的细胞染色呢？为什么不直接将染料注射到动物体内，然后观察动物的哪些部位变色，看看它们最终会停留在哪些部位、键合到哪类细胞上呢？

埃利希的想法是用各种颜色的染料重做赫贝尔的实验。如果他能找到其中的基本原理，弄清为什么一种化学物质会与一种细胞键合而不与另一种细胞键合，他就能瞄准他最想击中的目标——入侵生物体并引起疾病的有机体。到 19 世纪晚期，可供埃利希选择的此类有机体有很多。那是一些细菌和寄生虫，此前不久，人们刚发现它们与传染性疾病有关。

第一步是确定附着在侵入物上的化学物质。但埃利希的目标并非给有害有机体染色，而是要找出既能键合到侵入物上又能杀死它们的化学物质。多年后，埃利希说他需要的是"魔弹"。"魔弹"一词来自 19 世纪的德国歌剧《魔弹射手》（ *The Marksman* ）。故事中，护林人马克斯爱上了林务官的女儿阿加特，但他必须在射击比赛中击败他的竞争对手才能娶阿加特为妻。事关重大，马克斯没能禁住魔弹的诱惑，毕竟无论射手选择的目标是什么，魔弹都能正中红心。马克斯没有意识到使用魔弹的代价是非常高昂的。前 6 颗魔弹可以击中射手想要的目标，而第 7 颗则由魔鬼控制。

如果埃利希早在 10 年前就有了靶向化疗的想法，他可能不会取得什么进展。但到了 1878 年，也就是他修完医学课程的那一年，他已经有了一系列不同的魔弹可供测试。德国到处都是新的合成染料，而这些令人眼花缭乱的新颜料取自人们最意想不到的物质——煤焦油，一种残留在煤气灯里、成桶成桶积聚在欧洲各地的黑色恶臭黏稠物。英国化学家威廉·亨利·珀金（William Henry Perkin）在18岁时发现煤焦油中有一种化合物可以产生淡紫色溶液，由此开创了合成染料行业。然而，掌握化学染料制造技艺的却是德国技术学校的新一代毕业生。

埃利希沉浸在染料研究中，其他学生开始拿他开玩笑。他的一位同学回忆说，埃利希的"手指上总是染着蓝色、黄色、红色和绿色"。据说，埃利希的实验台"如彩虹般闪着七色光"，甚至埃利希的脸上有时也会沾着点儿颜料。[3]

埃利希最初的计划是，利用染料来了解活体组织中的化学键是如何形成的。但在某些情况下，染料本身似乎就是魔弹。19世纪90年代早期，埃利希给疟疾患者注射了一种被称为亚甲蓝的染料的变体。这种注射剂使患者的眼白变成了蓝色，但一些人也注意到他们发烧的症状有所好转。对埃利希来说，由亚甲蓝衍生的疟疾疗法是他在早期取得的一项成功。直到20世纪中叶为止，该注射剂一直被当作抗疟药物使用，但这并不是他想象中的精准"武器"。

埃利希需要威力更大、精准度更高的魔弹，而且他知道去哪里找这种子弹。埃利希逐渐认识到，免疫系统中配备了一些分子，它们可以在不伤害人体自身细胞的情况下筛选出入侵的细菌并将其消灭。埃利希转向免疫学研究后，就免疫系统的运作机制提出了新的理论，并在传染病治疗方面取得了一系列突破性进展。

1899 年，这位有着彩色手指的爱幻想的医科学生在法兰克福拥有了属于自己的美丽研究所，在他手下有一整支科学家团队。他已经成为瓦尔堡最想成为的人——一个著名的德国人，同时也是世界上最受尊敬的医学研究人员之一。瓦尔堡只能从书中了解到巴斯德作为上一代科研人员的传奇事迹，而埃利希却是瓦尔堡的活榜样。

营养不良的癌细胞

作为 20 世纪初德国著名的医学研究者，埃利希后来将研究目标对准癌症是必然的发展。尽管埃利希被癌症科学家誉为化疗的发明者，但他很快就意识到治疗癌症与治疗传染病是不同的挑战。从一开始，化疗的全部意义就在于特异性，即只杀死有害细胞。但癌症是由人体自身的细胞形成的，所以埃利希借用了德国民间传说中的一种说法，称癌细胞为"敌对的兄弟"。埃利希发现，可以**杀死癌细胞的药物也会杀死癌细胞所在的人体**，向癌症发射子弹就等于用枪指着癌症患者。

埃利希需要一种不同的癌症疗法，一种既能破坏有害细胞又不会毒死无害细胞的方法。因此，他转向了由利奥·洛布（Leo Loeb）开创的新研究方向。利奥是瓦尔堡的导师雅克·洛布的弟弟。1897 年，利奥在苏黎世大学获得医学学位，后来搬到了芝加哥，当时他哥哥正在芝加哥任教。这不是一个艰难的决定。利奥对日益高涨的德国民族主义感到厌恶，而且他在德国也没什么亲人了。洛布兄弟在父亲死于肺结核后便成了孤儿，当时雅克 16 岁，利奥只有 6 岁。

没有获得学术职务的利奥开了一家私人诊所，但和雅克一样，他的性格不适合当医生。利奥外表文静，内心里却热衷于大胆的实验，热衷于推动生物学突破已知的极限。在医学院的时候，利奥就做过将动物的皮肤从一个部位移植到另一个部位的实验。到芝加哥后，他在一家药店后面租了一个小房间，里面放满了自掏腰包购买的小鼠和豚鼠。几年后的一天，利奥很高兴地看到他的房东兼药店老板前来聆听他的讲座。但在刚开始的时候，这位药店老板可能不会想到，这个在他药店后面工作的文静的年轻移民很快就会成为世界上最受尊敬的癌症研究人员之一。[4]

在美国，利奥从移植皮肤转为移植肿瘤。他之所以对癌症和细胞生长感兴趣，至少在一定程度上是因为他熟知科学家们在动物研究所对海胆胚胎的实验。虽然其他人也在研究肿瘤移植，但利奥完善了这项技术。他在1901年发表的一篇论文中描述了一项实验：从一只小白鼠身上提取360个甲状腺癌细胞片段，移植到大约150只宿主动物体内。利奥得到了许多引人注目的观察结果，其中有一项十分突出：当移植的肿瘤细胞固着并生长时，宿主动物的细胞不会癌变，只有移植的肿瘤细胞会增殖。如果利奥不断地将这些癌细胞从一只动物身上移植到另一只动物体内，它们就可以一直存活下去，似乎永远都不会死。[5]

这像是一个残酷的玩笑：永生的可能性竟然是由一个6岁就成为孤儿的人发现的，而且还是在致命的有害细胞中发现的。然而，利奥在移植和癌细胞永生方面的研究有助于将癌症研究变成一门现代科学。当时，研究人员还没有发现诱使动物患上癌症的可靠方法。多亏了利奥，从那以后包括瓦尔堡的细胞生理研究所在内的各大研究机构里挤满了患有癌症的动物，无数新的实验成为可能。

虽然利奥的移植研究是现代癌症科学崛起的关键，但他那些成功的移植实验并非故事的全部，甚至可能不是故事中最重要的部分。最让利奥感兴趣的是那些移植失败的细胞，即那些立即被新宿主摧毁的细胞。他想知道，是不是宿主动物的遗传结构中有某种因子导致它接受或排斥了癌细胞，是不是宿主的免疫系统攻击了肿瘤。

利奥相信，只要他能弄清楚生物体如何杀死移植的癌细胞，就有可能治愈癌症，或者至少能让人们对癌症预防有新的认识。但利奥的疑问多于答案。他以埃利希进行的化学染料研究为基础，很快转向了化疗研究。与此同时，埃利希对利奥在移植肿瘤方面的研究越来越感兴趣，他也试图查明为何许多移植的肿瘤没有成功固着在宿主体内。在某些情况下，他可以在啮齿动物体内植入肿瘤，而且肿瘤会正常生长。但当他试图再次将来自同一肿瘤的细胞移植到同一只啮齿动物体内时，往往会失败，就好像这些动物只能接受一次移植似的。[6]

作为免疫系统领域的世界级专家之一，埃利希可能认为生物体自身的防御系统杀死了第二次移植的癌细胞。但在当时看来，这种假设并没有多么显而易见。埃利希想知道，如果动物的免疫系统已经接受了一次肿瘤移植，为什么会排斥第二次移植呢。这个谜题让埃利希想起了一种过时的观点。巴斯德曾经假设，当生物体消除感染时，它不仅会摧毁入侵的有机体本身，还会摧毁入侵的有机体赖以生长的任何营养物质或化学物质。当埃利希着手研究这个问题时，人们已经清楚地知道巴斯德的观点是错误的。"然而，"埃利希写道，"在我看来，这个旧理论含有真理核心，这是常有的事。"

埃利希认为巴斯德观点中的真理核心是：没有适当的营养物质，微生物就无法生长。他在自己的实验室培养皿中见过这种现象。如果他不将血红蛋白添加到细胞培养物中，有些杆菌就不会生长。埃利希推断，也许同样的原理也适用于动物体内的癌细胞。也许第二次移植的癌细胞之所以不能生长，是因为第一次移植的癌细胞消耗了它需要的所有营养。

埃利希并没有把每一个细节都弄对，但他已经找到了自己的真理核心。在 1907 年的一场非凡的讲座上，他描述了自己的实验，在同时代的所有科学家中，他的预测最接近如今人们对癌细胞的营养和生长因子的看法。埃利希说："细胞的增殖首先取决于细胞对营养物质的渴望程度。"[7]

作为把"魔弹"一词引入医学的人，埃利希在语言方面很有天赋，他为自己基于新陈代谢提出的新理论起了一个名字，但这个名字并没有让它代表的理论流行起来。他将移植后的肿瘤因缺乏所需营养而被饿死的现象称为"athreptic immunity"（缺营养免疫）。其中，athreptic 一词源自古希腊语，意思是营养不良。当时，它指的是一种导致新生儿衰弱和死亡的疾病。古怪的埃利希观察过逐渐消失的肿瘤，也见过垂死的婴儿。

癌细胞不同寻常的食欲

1912 年，瓦尔堡去法兰克福参观埃利希的研究所，在那里见到了埃利希。那时，埃利希已经凭借他最成功的魔弹获得了国际声誉，这种魔弹能够找到并摧毁一种能够使人患上梅毒的有机体。瓦尔堡和埃利希会面后，两人一起乘坐马车前往附近的一个城镇。"那是一个美丽的夏夜。"瓦尔堡如此回忆道。当瓦尔堡告诉埃利希他发现海胆卵在受精时会吸收更多的氧气时，埃利希兴奋得不能自已。据瓦尔堡回忆，埃利希当时一遍又一遍地大声说："是的，会更多！"他沉浸在这个想法中而无法自拔，"似乎根本没有看见我们周围的群山和山谷"。

两人后来只在柏林的一个学术招待会上见过一次面，当时他们刚认识不久。当瓦尔堡看见埃利希时，后者正独自站着，似乎陷入了沉思。埃利希可能是感到抑郁了。他的秘书说，埃利希曾向她坦白，当他情绪低落时，有时会站在满是染料的橱柜前自言自语："这些是我的朋友，它们不会抛弃我。"但瓦尔堡并没有在埃利希的孤独中看到忧郁。相反，他看到的是科学想象力在努力发挥作用。"埃利希生活在两个世界中，"瓦尔堡写道，"他在现实的世界中实践他在自我的世界中看到的东西，从而取得了有史以来最伟大的科学成就之一。"[8]

埃利希的梅毒疗法改变了现代医学的进程，但他仍在继续寻求治疗癌症的方法。1909 年，正在埃利希的研究所做研究的意大利研究员卡洛·莫雷斯基（Carlo Moreschi）为缺营养免疫研究增添了新的内容。在进行肿瘤移植之前，他先让一组小鼠吃低热量的食物而另一组小鼠想吃什么就吃什么。结果是惊人的：虽然有时可以成功地将肿瘤移植到进食不足的第一组小鼠体内，但这些肿瘤的生长速度远不如第二组小鼠体内的肿瘤。

当莫雷斯基在研究啮齿动物的食物摄入量时，其他研究人员开始思考食物的类型是否也很重要。许多研究发现，若老鼠的食物中没有可以分解为葡萄糖的糖类物质，那么小鼠就可以免受癌症的侵袭，其效果与低热量饮食大致相同。1913 年，美国康奈尔大学有两位癌症研究人员在《医学研究杂志》（*Journal of Medical Research*）上发表了一篇研究综述。他们得出的结论是，科学家已经在动物身上进行了很多实验，足以消除人们对无糖饮食使啮齿动物"更能抵抗肿瘤生长"的任何质疑。这篇文章没有提到治愈方法，但它特别指出，无糖饮食的效果不是在肿瘤开始生长时观察到的，而是在"肿瘤持续生长的过程"中显现的。然而，无糖饮食和标准饮食之间的对比是明显的："当饮食中含有糖类物质时，"作者指出，"肿瘤会迅速生长。"[9]

癌细胞似乎有着不同寻常的食欲。问题是，这种食欲为何会出现？ 10 年后，瓦尔堡观察到癌细胞会吞噬大量的葡萄糖，从而确信自己找到了答案。

Ravenous

第 4 章

葡萄糖与癌症

年近 30 的瓦尔堡在海德堡大学医学院求学时，一如既往地发现了很多令他不满的事情。1907 年，他给妹妹洛特写了一封信。瓦尔堡在信中说他最近的实验"被两个笨蛋给毁了"，接着补充道："医生真的会把事情搞砸。"[1]

尽管如此，瓦尔堡在海德堡大学还是遇到了很多值得庆幸的事情。监督他研修的著名医生鲁道夫·科雷尔（Ludolf Krehl）是他理想中的导师。科雷尔认为医学的良好发展始于基础科学，因此，瓦尔堡的医学研修时间几乎全部用于做研究。

科雷尔与费歇尔和埃米尔一样，他也认为没有理由停止科学研究，即便是周日晚上，学生们也应该在实验里做研究。瓦尔堡的度假方式便是去那不勒斯动物研究所进行更多的研究。当时，瓦尔堡似乎已经对癌症产生了兴趣。在洛布的影响下，他在那不勒斯动物研究所的研究工作始于一个基本问题：生长中的细胞要消耗多少氧气？但随着时间的推移，瓦尔堡从"消耗多少"的问题转向了"如何消耗"的问题。尽管那个时代的科学取得了很大的进步，但生物学中的一大问题仍然没有得到解答。那就是，食物和氧气如何在人体内结合以维持生命。[2]

人体摄入的营养物质会和空气中的某种物质一起燃烧，这一点就连服务于角斗士的古罗马医生盖伦都很清楚。在他后来的 2 000 年里，盖伦一直是最具影响力的医学思想家。他相信，食物和空气会在人的心脏中结合在一起，借助火焰的热量燃烧。

大约 1 600 年后，伟大的法国化学家安托万·拉瓦锡（Antoine Lavoisier）将一只豚鼠和一块燃烧的木炭交替放置在一个冰盒中，结果证明盖伦将动物呼吸视为火焰燃烧的设想至少是部分正确的。虽然豚鼠周围的冰和木炭周围的冰会以不同的速度融化，但在这两种情况下，用于衡量热量的冰块融化量均与释放的二氧化碳成正比。拉瓦锡在 1790 年写道，呼吸作用"在各方面都类似于在油灯或点燃的蜡烛中发生的作用"。[3]

关于呼吸作用，拉瓦锡还掌握了另一个关键事实：人们以二氧化碳的形式呼出的碳来自他们摄入的食物。但他在法国大革命期间被送上断头台，没有机会解开剩下的谜团。人体燃烧食物的方式可能与油灯烧油或蜡烛烧蜡的方式大致相同，但只有在火焰的热量使温度提高到一定程度时，氧气才会与灯油或烛蜡发生反应。

拉瓦锡过世后，留给科学家们的问题是：在没有火焰的情况下，这种反应如何发生？为什么一块面包放在桌子上时不会燃烧，可一旦进入人体内就会燃烧呢？食物和氧气显然是维持细胞之火所需的燃料，但细胞内的火柴仍然无处可寻。

1910 年，瓦尔堡对氧气如何与食物中的分子发生反应还只有一个模糊的概念。他知道一定有一种分子使该反应成为可能。这种分子已经被人们命名为酶。不过，瓦尔堡不相信当时的酶科学，他更喜欢"酵素"（ferment）这个古老的术语。当时，人们已经知道破坏细胞膜的化学物质会减缓细胞呼吸，因此瓦尔堡推断关键分子很可能附着在细胞表面。他称这种分子为"呼吸酵素"（respiratory ferment），但是对它如何工作、如何与细胞膜相互作用知之甚少。正如瓦尔堡在写给洛布的信中所说，细胞膜在呼吸中的作用仍然是"一大谜团"。[4]

三年后，瓦尔堡在海德堡修完了医学。虽然他还没有解开细胞呼吸的奥秘，但他已经写了大约 30 篇科学论文，成了德国最杰出的年轻科学家之一。他以二级优等成绩毕业，而非一级优等成绩。这不是因为他的论文质量不够好，而是如一位导师所指出的，因为他在进行论文答辩时有些"盛气凌人"。[5]

瓦尔堡回到了柏林，恰巧赶上一个非常好的时机。在新世纪的第一个 10 年里，德国可能已经走在了国际科学的前沿，但德国的科学机构并没有放松下来。英国和美国都对德国科研霸权地位造成了威胁。最让德国人焦虑的科学家不是别人，正是洛布。1910 年，洛克菲勒研究所（Rockefeller Institute）劝诱洛布离开学术界，承诺他可以自由地进行自己感兴趣的科学研究，而不必再承担教书的义务。当时，洛布已经是细胞生物学领域最杰出的人物，他准备开创一个德国无法与之竞争的科学新时代。

杰出的德国科学家认为，他们的国家也需要建立自己的洛克菲勒研究所，让德国最优秀的研究人员可以不受干扰地从事任何他们想做的事。1911 年，威廉皇帝学会在德国政府和私人的联合资助下成立。教授瓦尔堡有机化学的著名科学家费歇尔是新学会的主要筹款者和倡导者之一。费歇尔对一位由他本人招募到威廉皇帝学会的科学家说，后者将拥有极高的自由度，可以选择花数年时间在树林中漫步，思考"一些美妙的事情"。[6]

威廉皇帝学会设立的前两个研究所专门研究化学。第三个研究所专门研究生物学，计划于 1914 年开放，由博韦里担任所长。一开始，博韦里最重要的任务是为新研究所的各个部门挑选领导。他很快发现自己陷入了错综复杂的政治谈判之中。当时，博韦里的身体状况本已不佳，为研究所配备人员的压力对他的健康来说就如同雪上加霜。1913 年 1 月，他对一位朋友说："我已经黔驴技穷了。4 个月来，我的内心里一直饱受折磨。"[7]

博韦里最终放弃了。他不再担任这个新研究所的所长，但他选择的部门主管将留任。他为细胞生理研究部门挑选的领导，正是该领域最有前途的德国科学家——瓦尔堡。当时，博韦里正在撰写他那本为癌症基因论奠定基础的著名专著，这本书也助推了癌症代谢论的发展。

当博韦里做出这个决定时，瓦尔堡还不到 30 岁，却已经拥有了科学界最令人羡慕的职位，在世界上最先进的科研强国的精英科学研究所里拥有属于自己的实验室。瓦尔堡可以自由地研究光合作用、呼吸作用，研究任何他感兴趣的课题。洛布曾对他说，科学家可以重塑生物界。多亏了博韦里，瓦尔堡现在拥有了实现他宏伟抱负所需的全部条件。

1913 年，由于威廉皇帝生物研究所（Kaiser Wilhelm Institute for Biology）还没有建成，瓦尔堡在短期内缺少一个进行实验的地方。但是，对于埃米尔的儿子来说，找到一张实验台并不是难事。自从瓦尔堡离开家乡后，埃米尔对德国科学界的影响越来越大。1905 年，埃米尔成为德国的帝国物理技术研究院（Imperial Physical and Technical Institute）的院长。帝国物理技术研究院是当时世界上最重要的物理研究所之一，位于夏洛滕堡富人区，有一座优雅的两层别墅供院长的家人居住。瓦尔堡曾经说过，这个家"就像一座宫殿"。[8]

瓦尔堡继续在能斯特的实验室研究细胞呼吸。能斯特是瓦尔堡一家的朋友，后来荣获诺贝尔奖。很难说瓦尔堡是否珍惜了自己的好运气。他在 1912 年写给医学院同学迈耶霍夫的信中提到的苦恼可能仍在折磨着他。迈耶霍夫在回信中表示同情，并推荐了一位医生。瓦尔堡在回到柏林后有所好转，但起作用的很可能是迈耶霍夫的科学研究，而不是他安慰的话语。[9]

瓦尔堡在海德堡大学完成了细胞呼吸的研究，而就在几个月后，迈耶霍夫提出的一个惊人发现引起了他的注意：某些酸可以减缓生长中的海胆胚胎的呼吸。当时，人们已经知道这些酸可以与金属元素结合。瓦尔堡想知道金属元素是否通过提高氧的活性而在细胞呼吸中发挥作用。具体来说，他想知道，他正在寻找的呼吸酵素或呼吸酶之所以能在呼吸中发挥作用，是不是因为其中含有金属元素。也许，就像一个舞者跳进去抢走别人的舞伴一样，那些酸会抓住金属元素，阻止它像正常情况下那样与氧发生反应，从而减缓呼吸。

瓦尔堡并不是第一个怀疑金属元素可能在呼吸中发挥作用的人。铁遇水后会与空气中的某种物质发生反应而生锈，这一现象早在几千年前就已为人所知。人们已经知道铁元素可以在血液中携带氧气，而呼吸作用一度被认为是在血液中进行的。要探究铁元素是否可能是呼吸的关键并不需要多少科学智慧，难点在于找到确凿的证据。瓦尔堡预感到铁元素对呼吸和生命至关重要，但他不能确定这一点。

为了增进对这方面的了解，瓦尔堡将铁盐撒在能够呼吸的海胆卵上。他发现，海胆卵的吸氧量会随着铁量的增加而上升。接下来，瓦尔堡想知道铁化合物是否能在活细胞外的模型系统中引发反应。他知道血液中的血红蛋白含有铁元素。为了找到答案，他加热血红蛋白，直到血红蛋白变成炭。然后，他将炭添加到含有氨基酸和氧的溶液中。这种炭的作用与瓦尔堡设想的呼吸酵素在细胞表面的作用如出一辙。在加入炭之前，氧不会与氨基酸发生反应。富含铁的炭就像催情剂——瓦尔堡一把它加入溶液中，氧就活跃起来，立即与周围的氨基酸结合在一起。[10]

更能说明问题的是，无论是在活细胞中还是在瓦尔堡的模型系统中，当溶液中加入氰化物时，铁化合物将失去催化的魔力。氰化物被认为是世界上最致命的毒药，因为它能够干扰人体对氧气的利用。现在瓦尔堡明白了其中的原因：氰化物与呼吸酵素中的铁发生反应，导致铁无法与氧发生反应。瓦尔堡意识到，氰化物就像压在细胞脸上的枕头，使细胞窒息而死。

即使有了这些发现，瓦尔堡仍然没有任何能证明呼吸依赖于铁的证据。氰化物也能与其他金属发生反应，人们知道铜也存在于细胞中。但证据越来越多。在试图理解人进行呼吸的原因时，古罗马医生盖伦似乎把目光投向了错误的古代器物。事实上，最能说明问题的线索不是火，而是他曾经治疗过的角斗士的生锈铁剑。

第一个真正掌握光合作用的人

在转向生物学时，瓦尔堡已经走上了与他父亲不一样的学术道路。而回到柏林后，他又暂时回归了父亲从事的物理学研究。不到10年前，爱因斯坦思考了光照射到金属表面时会发生什么的问题，并得出了科学史上最令人震惊的洞见之一——光并不像所有物理学家认为的那样只是一种波。它也可以像粒子一样运动。这种观点太离谱了，几乎没有物理学家接受它。虽然普朗克的计算为爱因斯坦取得的突破奠定了基础，但就连他也认为该观点是一个有前途的物理学家在年轻时所犯的错误。

然而，并非所有人都认为爱因斯坦是错的。1907 年，埃米尔对光能进行了研究。在接下来的几年里，他为爱因斯坦提出的光粒子与分子如何相互作用的理论提供了首个实验证据。爱因斯坦在给埃米尔的信中写道："你正在使我多年来模糊的梦想变成现实。"[11]

瓦尔堡也对能量从光到物质的转移着迷了。他开始在父亲埃米尔的研究所研究这一现象，但他不是将光照射在金属上，而是将光照射在活细胞上，以了解光合生物如何利用能量制造葡萄糖。通过这次简单的转向，瓦尔堡在他自己的研究和他父亲的研究之间架设了一道完美的桥梁。埃米尔甚至在给儿子的一封信中提到了两人打算一起做的某个实验。鉴于当时他们之间的关系很紧张，所以这个计划十分出人意料。虽然这次联合实验似乎从未发生，但瓦尔堡在接下来的 10 年里继续革新光合作用领域，成为第一个在爱因斯坦提出对光的新认识后真正掌握光合作用过程的人。[12]

瓦尔堡因其对细胞呼吸的研究获得了诺贝尔奖，如今他又因癌症研究而闻名于世。但在他参与过的许多激烈的科学争论中，没有一个比关于光合作用的争论更让他耿耿于怀的了。瓦尔堡发现，只需要 4 个光子就能释放 1 个氧分子。该发现几十年来都被公认为科学事实，但在 20 世纪下半叶被推翻了。有人将光子的数量修改为 8 个到 12 个，这几乎没有影响到瓦尔堡对该领域的重要贡献，但瓦尔堡始终无法承认自己错了，也无法放下自己的愤怒。在谈到那些对他的发现有所质疑的光合作用研究人员时，他写道，他希望他们"在这个世界上已经受到了惩罚"。[13]

瓦尔堡的一些同事无法理解他为何对光合作用所需的光子数目如此执着。他们没有意识到，光合作用不仅仅是瓦尔堡的一个研究方向，光合作用研究还是他继承的遗产。

他们可能也没有意识到，瓦尔堡将光合作用研究视为细胞呼吸研究的自然延伸。光合作用本质上是反过来的呼吸作用，瓦尔堡将这两种过程理解为同一基本现象的不同方面。在对光合作用的早期研究中，他通过探究金属元素在引发反应上的作用，几乎完全延续了他中断的呼吸研究。一位研究人员抱怨说，动物生理学研究不该越俎代庖地侵入植物生理学领域。当时，瓦尔堡告诉他的妹妹洛特，他认为这种反对是荒谬的。他说："这都是一起的。"[14]

在瓦尔堡看来，癌症既属于光合作用领域，也属于呼吸作用领域。此时的瓦尔堡还没有发现癌细胞会使葡萄糖发酵，但他对海胆卵的研究始于这样一个假设：癌症是生长的问题，因此必然与细胞利用能量的方式有关。20世纪的传奇生物学家西奥多修斯·杜布赞斯基（Theodosius Dobzhansky）有一句名言："要是没有进化论的话，生物学里的一切都说不通"。瓦尔堡可能也就能量过程（energy processes）发表过类似的言论，即一切生物学问题都要从能量过程的角度去分析。此时他回到了柏林，准备在新成立的威廉皇帝生物研究所确立自己的科学地位。但即使在他研究癌症时，他在世人眼中也仍然只是埃米尔的儿子。

历史上影响最大的一例癌症

德国的新科学学会之所以用威廉二世的名字命名，不仅是因为必须对这位皇帝表示尊重。威廉是该学会及其下属研究所的热心支持者，据说他亲自设计了该组织的旗帜和朝服。威廉对科学的实质内容并不太感兴趣，他想要的是科学赋予他的声望。不过，他确实出席过一场埃利希关于化疗的讲座。有一个可能是杜撰的故事，说后来威廉特别召见过埃利希，问埃利希何时能治愈癌症。埃利希没能给出他想听到的答案，皇帝失去了兴趣，转身离开了。[15]

威廉有充分的理由关注癌症。到 1901 年，他的父母都已被这种疾病夺去了生命。他的父亲弗里德里希三世最先患癌去世。1887 年初，当时还是皇储的弗里德里希说喉咙痛。他似乎只是感冒了。到了月底，弗里德里希的喉咙肿得几乎说不出话来。医生在给他做检查的时候注意到一个小肿块，然后用电线进行了烧灼治疗，结果一点儿用都没有。在这一年中，弗里德里希的病情逐渐恶化，这一治疗过程也随之变成了一出充满错误的黑色喜剧，他的英国医生和德国医生在是否动手术的问题上争吵不休。

对许多爱戴弗里德里希的德国人来说，目睹他的死亡是一件痛苦的事情。弗里德里希本质上是一个正派的人。他厌恶战争，支持民主改革，曾经穿着普鲁士军装参加犹太教礼拜，以示他与柏林犹太人同心同德。到 1887 年 11 月，弗里德里希的医生们绝望了。可能正因如此，当一位巴伐利亚公爵提起他从表姐奥地利皇后伊丽莎白那里听说的一种新的癌症疗法时，他们便采用了。据说伊丽莎白是在访问维也纳一家医院时得知这种新型的实验疗法的。[16]

这种新疗法的发明者是维也纳 23 岁的犹太医生厄恩斯特·弗罗因德（Ernst Freund），当时他刚刚获得医学学位。两年前，还是一名学生的弗罗因德发表了一篇 5 页的晦涩论文，描述了他在上皮癌患者血液中检测到的葡萄糖水平升高的情况。上皮癌是一种发生在器官表面上皮细胞中的癌症。弗罗因德检查了 70 名上皮癌患者，其中有 62 人的血液中葡萄糖含量过高。他写道，这种联系"在许多情况下都很难被认为是偶然现象，我相信血液中糖或糖原含量异常是上皮癌存在的必要条件"。[17]

关于弗里德里希的医生对弗罗因德的研究产生兴趣后发生的事，1887 年底的报纸发表了一些相互矛盾的报道。医生们似乎从这位皇储的脖子上抽了血，结果证实他的血糖水平确实升高了。随后，他们引入了弗罗因德的实验性降糖疗法，让弗里德里希改变饮食习惯并服用一种不明药物。这可能是首例用现代代谢疗法治疗的癌症病例。

有报道称，这些治疗方法起了作用。1887 年 12 月 23 日，《纽约时报》以《皇储的疾病：癌症治疗的新理论》为题对弗里德里希接受的治疗进行了报道。就在第二天，《纽约时报》又刊登了一篇报道，引用了一位显然感到不安的癌症权威的话。文中称，"关于德国皇储所患喉癌的病因，维也纳的弗罗因德医生提出的理论遭到纽约医务人员的普遍质疑"。还表示，"癌症和血液中的糖分之间没有任何关系"。

至少对《纽约时报》的读者来说，新产生的癌症代谢论还不到 24 小时就夭折了。[18]

弗罗因德的饮食方案可能起了作用。威廉一世于 1888 年 3 月去世时，弗里德里希身体状况良好，可以继承皇位。但即使治疗有帮助，效果也是短暂的。同年 6 月，弗里德里希在执政 4 个月后去世，把皇位和德国军队都交到他 29 岁的儿子威廉二世手中。

威廉是出了名的愚蠢且不忿。他除剪报以外很少阅读关于他自己的报道，而当报道贬抑他时，他会勃然大怒。威廉最亲密的朋友曾说："为了让他接受一个想法，你必须表现得好像这个想法是他的一样。"最糟糕的是，他周围都是善于挑起他怒火的战争贩子。《纽约时报》的一名记者在 1908 年写道，威廉对英国的仇恨十分强烈，他一听人提到英国就"两眼冒火"。[19]

虽然我们不知道如果弗里德里希活下来，20 世纪的进程会发生什么改变，但几乎可以肯定的是，德国会走上一条不同的道路。虽然无数不同的社会和经济因素发挥了作用，但对德国来说，关键的转折点是第一次世界大战在 1914 年夏天的爆发。这场战争造成 2 000 万人死亡，为第二次世界大战埋下了伏笔。如果不是鲁莽好战、反复无常的威廉二世上台，第一次世界大战可能永远都不会发生。

著名的英国历史学家约翰·勒尔（John Röhl）花了近 30 年的时间撰写了三卷本的威廉二世传记。他的结论是，尽管威廉二世并非独自行动，也不是第一次世界大战的主要发动者，但威廉二世对"造成了欧洲的大灾难"，"可能负有最重的总体"责任。[20]

弗里德里希去世时只有 56 岁，而他的父亲活到了 90 多岁。癌症夺去了弗里德里希的生命，致使威廉二世执掌德国军队。这可能是历史上影响最大的一例癌症：一个人的喉咙里出现了大量贪婪的细胞，结果导致全人类受了半个世纪的苦难。

Ravenous

第 5 章

人生是一场残酷的战争

威廉二世把德国带上了毁灭之路，但战争之火也需要火柴来点燃。1914 年 6 月 28 日，年轻的塞尔维亚民族主义者加夫里洛·普林西普（Gavrilo Princip）举起一支口径 0.32 英寸（1 英寸 = 2.54 厘米）的手枪，对准奥匈帝国皇位继承人弗朗茨·斐迪南扣动了扳机。"我也不知道射的是哪儿。"普林西普后来说。

就算普林西普不知道他射的是哪儿也没关系，魔鬼的子弹知道该往哪里飞。斐迪南去世了。奥匈帝国制订了战争计划，威廉二世做出承诺表示，德国将无条件支持该计划。

1914 年 8 月 1 日，威廉二世签署了发动第一次世界大战的动员令。就在同一天，洛布坐在大西洋彼岸的办公桌前，给瓦尔堡写了一封信。洛布是在回复瓦尔堡于当年 6 月寄来的一封信。当时瓦尔堡还在等待威廉皇帝生物研究所的竣工，他想在 1914 年的冬天和洛布一起在美国斯坦福大学的霍普金斯海滨实验室（Hopkins Seaside Laboratory）做研究。"到时海胆会发育完全吗？"瓦尔堡问。尽管洛布没有排除瓦尔堡来访的可能性，但他并不乐观。他在信中告诉瓦尔堡，他希望等这封信寄到时，"欧洲的战云"已经"消散"。[1]

作为一个坚定的和平主义者，洛布嫌恶地密切关注着欧洲"愚蠢得可怕的贵族政府"。他认为，可以从科学的角度来理解战争宣传说服人们舍命的过程。这个想法源于他对昆虫的研究。有一项观察结果令洛布感到尤为震撼：刚孵出的毛虫从它们的巢穴中出来时，通常是在靠近植物底部的地方，并且总是会沿着植物的茎秆向上爬，去找植物的叶子当它们的第一顿饭。洛布想知道，新生的毛虫为什么总是知道该朝哪边走，就好像它们一出生就知道去哪里能找到食物。

洛布推断，环境中一定有某种信号指示新生的毛虫向上爬。其中有很多种可能性。毛虫可能对特定的视觉线索或气味做出了反应。但洛布还有一种猜测，他怀疑光本身就是信号。为了验证这个想法，他把毛虫带到实验室，放在水平排列的试管中。洛布把昆虫"最喜欢的叶子"放在试管的一边，然后在另一边点亮一盏灯。效果甚至比洛布预期的还要显著：毛虫总是朝着光走，待在光的附近。洛布写道，它们是"光的奴隶"。它们的食物就在试管的另一边，却好像隔着一片大陆似的。毛虫会受光控制，宁愿饿死也不去觅食。

洛布并不认为人像昆虫一样简单，但他确实相信，人是十分机械的，会被操纵性语言控制，就像他的毛虫会被光控制一样。虽然对于现代人，人可能被隐藏力量支配的观点听起来令人毛骨悚然，但洛布将他对精神生活的机械论视为希望的源泉。他认为，研究激素和行为的科学家很快就能解释心智是如何运作的。伊万·巴甫洛夫（Ivan Pavlov）通过用狗做唾液分泌实验，已经在这方面取得了很大的进展。一旦人们意识到他们的大脑是如何受控的，他们就会从迷信和仇恨中解脱出来，从民族主义和战争中解脱出来。

洛布最终意识到他过于乐观了。关于口号在塑造人类思想方面的力量，他或许是对的，但在 1914 年，没有任何迹象表明有人会挣脱那些口号的束缚。德国民众正被引向自我毁灭，就像在试管另一端宁愿饿死也不愿远离光源的毛虫一样。[2]

被错误信息腐蚀的启蒙思想

在签署了动员令后，威廉回到了他在柏林的宫殿，走到阳台上。大约 5 万名德国人聚集在楼下，唱着爱国歌曲。就在前一天，这位德国皇帝站在同一个阳台上对下面的群众说，"嫉妒的人"把"剑"塞进了德国手中。但随着战争的开始，皇帝选择强调国内团结的重要性。"今天，"他说，"我们都是德国同胞，而且只是德国同胞。"[3]

德国皇帝呼吁"国内和平"，而且在接下来的几天里反复重申这一点，由此在一个先前以严重的社会分化和政治分歧为标志的国家里，激起了人们的团结心。成千上万的德国犹太人报名保卫祖国，他们对新生的全国团结意识尤为狂热。犹太报纸转载了威廉的演讲，自豪地宣称犹太人不再被视作德国的异类。一些移民到巴勒斯坦的德国犹太复国主义者甚至返回德国报名参战。[4]

如果说德国犹太人对德国皇帝这一小小举动的反应带有一丝绝望，那可能是因为他们对自己在德国的地位越来越不解。在 18 世纪，德国约有 6 万犹太人，其中绝大多数处于社会边缘。他们被禁止从事大多数行业，只能靠沿街叫卖或开当铺勉强维持生计。有些人沦为乞丐或小偷，成群地在乡下游荡。传说当时的犹太强盗不在安息日打劫。

然后，在整个 19 世纪，启蒙思想一次次改变了德国犹太人的生活。赋予犹太人平等地位的新法律从一个州传到另一个州。到 20 世纪下半叶，犹太小贩的孩子们的学习目标是未来成为律师、医生、银行家和科学家。新的法律保护措施并没有让犹太人与基督徒完全平等。犹太人如果希望在行政部门取得成功，或是进入军队，或是进入学术机构的高层，通常必须先皈依基督教。成千上万的犹太人为此付出了高昂的代价，包括埃米尔。但是，德国犹太人取得了一个世纪前无法想象的成功。

在被同化的过程中，德国的犹太人开始认为自己完全是德国人。就像一个追求者在被拒绝了很长一段时间后终于求爱成功了一样，他们不禁对自己得到的一切心生感恩之情。"在希特勒上台之前，其他欧洲人常常害怕、钦佩、羡慕和嘲笑德国人，"生于奥地利的以色列作家阿莫斯·埃隆（Amos Elon）写道，"似乎只有犹太人真正爱他们。"[5]

然而，随着犹太人进入德国社会的主流，部分人对犹太人的仇恨非但没有消失，反而蔓延开来，并且变得更加恶毒。一些新的反犹太主义本质上与"新"字完全不沾边，不过是困扰欧洲几个世纪的基督教偏执的翻版。1891 年，德国小镇克桑滕因当地一名犹太屠夫被指控对一名 4 岁的基督徒男孩实施仪式性谋杀，而爆发了骚乱。

但 19 世纪晚期的反犹太主义确有一些特殊之处，那就是它催生了致力于防止犹太人影响德国社会的现代政党。德国的快速工业化创造了巨大的财富，但也导致许多人对自己在新经济体系中的处境感到焦虑。浪漫民族主义者透过神话回顾前工业时代，他们相信那个时代的德意志人与自然在精神上相通。在浪漫民族主义者看来，作为一个独立的民族，犹太人永远不可能成为德国人民的一部分，而这不仅仅是因为犹太人的血统不对。当德国犹太人与工业和城市发展联系在一起时，他们就成了农业生活的敌人，要为农业乌托邦的毁灭负责。

浪漫民族主义者的反犹太主义很容易与那个时期的伪科学理论混在一起。该理论将历史解释为种族之间的斗争，认为德意志或雅利安人种的优越性是一个既定事实，但其优越性是否能保持就不那么确定了。法国作家约瑟夫·阿瑟·德戈比诺（Joseph Arthur de Gobineau）在 19 世纪中期使科学种族主义得到传播。他认为，当优等种族与劣等种族混合时，社会就会崩溃。对于德国的科学种族主义者，犹太人构成的最严重威胁不是操纵他人或肮脏卑鄙，也不是反犹太主义陈词滥调中提到的任何其他指控，而是他们正在同化非犹太裔德国人并与其通婚。

到第一次世界大战时，德国犹太人对德国生活的方方面面几乎都做出了非凡的贡献。然而，现代反犹太分子似乎越来越不忿，他们的口头语是"犹太人是我们的灾星"。就像博韦里那些染色体数目异常的海胆胚胎一样，启蒙思想被错误的信息所腐蚀，正在变得空洞并逐渐自我瓦解。[6]

来自爱因斯坦的亲笔信

当时最著名的反犹太思想家之一是移居德国的英国人休斯敦·斯图尔特·张伯伦（Houston Stewart Chamberlain）。张伯伦是德国皇帝的朋友，也是著名的反犹太主义作曲家理查德·瓦格纳（Richard Wagner）的女婿。在他看来，整个西方历史不是多个种族间的斗争，而是雅利安人和犹太人之间的斗争。张伯伦坚持认为，科学的堕落，也是犹太人犯下的无数罪行之一。1912 年，张伯伦特别指出，洛布从事的是"没有灵魂的犹太科学研究，充斥着机械论与技术主义"。[7]

洛布的学生也遭到了同样的攻击。1914 年，瓦尔堡准备担任德国科学界最负盛名的一个职务，即便如此，他可能还是感到自己很容易成为靶子。瓦尔堡可能不认为自己是犹太人，但德国认为他是犹太人。像大多数德国犹太人一样，他也认识到有必要向公众展现他对国家的忠诚。在德国皇帝发出全国团结的号召后不久，瓦尔堡就和成千上万有犹太血统的德国人一起报名参战了。

对瓦尔堡来说，军队可能还有一种更为特别的吸引力。他可能是张伯伦口中"没有灵魂"的科研领域中冉冉升起的新星,但他同时也是一位贵族,自诩高人一等。德国皇帝的军队仍沿用19世纪那种等级分明的旧式制度,恰投瓦尔堡的喜好。瓦尔堡加入了一支枪骑兵团,该团的成员仍然有"伯爵""男爵"等头衔。尽管这些普鲁士枪骑兵血统高贵,但是他们在德国以外的地方赢得了凶猛斗士的名声。查尔斯·达尔文在第一次遇到普鲁士枪骑兵时坦白说,他以为这些人"属于德国东部边境的一个半开化部落"。[8]

到第一次世界大战时,使用3米长矛的枪骑兵已经过时了。他们的制服非常精致,有土灰色紧身上衣,还有呈毕业帽状的方顶头盔,即枪骑兵帽。在堑壕战和致命机枪的新时代来临之际,手持长矛骑马飞奔的枪骑兵显得有些滑稽,根本不适合作战。

战事打响后,德国军方领导层很快得出结论:骑兵团更适合东线作战,因为那里的地形较为崎岖,马匹可能更有用。在开战的头几年,瓦尔堡有时骑着马在前线前面巡逻。在此之前,他所有的成年时光几乎都是在实验室里度过的,所以这么长时间以来,他也只能在战场上装装样子。他曾承认,由于他的无能,他的上级军官认为他在军队的前途堪忧。但随着时间的推移,瓦尔堡似乎赢得了战友们的尊重。他升为中尉,在受过轻伤后被授予一级铁十字勋章。[9]

1917年,瓦尔堡所在的团隶属于东线战场的一个步兵师。瓦尔堡在那里担任副官,这个职位更适合他的技能。除了担任团里的医生,瓦尔堡还被任命为"防毒军官",负责探测毒气袭击并确保其所在的师做好准备。"防毒军官"的职务通常被分配给对化学知识有所了解的人，哪怕只懂一点皮毛也行。他团里的其他人可能不会意识到，瓦尔堡在测量气体方面可能比这世上的其他任何人都更熟练。[10]

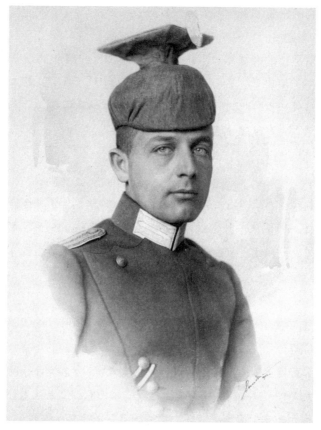

瓦尔堡的军装照，时间不详

图片来源：马克斯－普朗克学会档案馆，AMPG，VI. Abt，Rep.1，Otto Warburg, Nr.I.2/1。

当瓦尔堡在东线战场发现生活中也可以没有科学时,他抛下的世界正在崩溃。新成立的威廉皇帝学会的科学家把他们的研究放在一边,开始制造属于德国自己的化学武器。意大利政府占领了那不勒斯动物研究所。那艘曾被许多科学家用来在那不勒斯海湾原始水域收集海洋生物的汽船,被改装成了一艘军舰。

随着战争的持续和德军伤亡人数的增加,1914 年的欢欣变成了绝望。博韦里患上一种疑难病,身体每况愈下。他在思考,面对如此多的意外死亡,"强烈的情绪"是否导致了他体内某一"潜在过程爆发"。"心碎而死,"他写道,"我属于这一类。"他在 5 个月后去世,享年 53 岁。[11]

埃利希也因德国陷入战争而崩溃。尽管他坚称德国在选择战斗时问心无愧,但他从一开始就预见到不会有好结果。1915 年 8 月,他死于中风,但在此之前,他目睹了染料中的化合物被重组成炸药和有毒气体。

经过两年的战争,德国犹太人看到德国皇帝所呼吁的团结不过是虚假的希望。反犹太主义者声称犹太人"逃避"他们的军事职责,作为回应,普鲁士战争部长下令进行"犹太人统计",统计在前线服役的犹太人人数。这一行为带有侮辱性质,虽然它的结果从未公开,但德国的犹太人感觉遭到了背叛。在德国皇帝的军队中服役的 10 万犹太人中,约有 8 万人上了前线。到战争结束时,2% 的德国犹太人为保卫祖国而牺牲。[12]

随着战争的持续，瓦尔堡的母亲伊丽莎白和许多德国人一样，认为这是"反人类的罪行"和"大屠杀"。她已经在战争中失去了一个兄弟，"非常担心和害怕"自己会失去唯一的儿子。埃米尔和她一样焦虑。为了使儿子退伍，他接连给内政部写了几封信，称瓦尔堡对德国科学界很重要，还说瓦尔堡的光合作用研究也许有朝一日可以帮助德国养活其国民。[13] 著名的德国植物学家卡尔·科伦斯（Carl Correns）可能是受到了埃米尔的鼓动，也给内政部写了一封信，要求让瓦尔堡退伍。科伦斯写道，如果瓦尔堡的实验成功完成，它将"对人类营养学具有非凡的重要性"，并"开拓出一个真正丰富的营养来源"。[14]

写信的做法成功了，但说服德国军方允许瓦尔堡返回柏林只是他父母面临的一半挑战。他们还必须说服瓦尔堡，让他相信离开他在东线战场所在的团并返回柏林才是正确的决定。1918 年，这对夫妻找到了一个在他们看来或许能说服瓦尔堡回家的人，那就是爱因斯坦。

虽然可能是埃米尔先找的爱因斯坦，但在 1918 年 3 月 21 日给爱因斯坦写信的却是伊丽莎白：

> 我先生一直对儿子非常满意。他曾私下告诉我，他认为奥托会成为一位伟人。难道我们对奥托寄予的厚望都化为泡影了吗？难道他要抛弃自己的命运吗？……为什么要把他所在的师放在最前面？[15]

爱因斯坦十几岁的时候离开德国去了瑞士，部分原因是为了避免被德国军队征召入伍，不用说他也知道这场战争是一场可以避免的巨大悲剧。他在 1917 年给一位朋友的信中写道："我们所有值得称赞的技术进步，也就是我们的文明，都成了病态罪犯手中的斧头。"[16]

就在伊丽莎白给爱因斯坦写信的两天后，爱因斯坦于 1918 年 3 月 23 日给瓦尔堡写了一封信。他首先承认自己不太了解瓦尔堡，但显然他知道要如何恭维瓦尔堡。"**据我所知，你是德国最有才干、最有前途的年轻生理学家之一，而你的专业在你现在的地方没有用武之地，表现平平无奇。**"接着，爱因斯坦动情地恳求道：

> 我还知道，你在一个非常危险的岗位上服役，所以一直命悬一线。现在，请暂时脱下你的皮囊，进入一个头脑清醒的人体内，问问你自己：这难道不疯狂吗？难道你在那里的位置不是随便哪个普通人都能取代的吗？防止有价值的人在这场血腥的斗争中牺牲难道不重要吗？你很清楚这一点，一定会同意我的看法。[17]

虽然瓦尔堡的回信没有保存下来，但爱因斯坦的信似乎足以说服瓦尔堡离开战场。

瓦尔堡在停战前几个月回到柏林。爱因斯坦可能救了瓦尔堡的命，也算是为瓦尔堡在不到 10 年后取得的癌症突破出了自己的一份力。

虽然瓦尔堡提前离开了部队，但他与数位军官建立了长久的友谊。他曾对一位科研同事说："你只有和普鲁士近卫军的军官在一起时，才能真正进行恰当的交谈。"这可能是他最令人反感的言论。[18]

在他生命的最后阶段，瓦尔堡曾自豪地说他穿过"旧普鲁士军队中最漂亮的制服之一"，开始认为是那段战争岁月塑造了现在的他。瓦尔堡说："我了解到在实验室里无法了解的现实生活。"他说，除了学会"与人打交道"、"服从"和"指挥"，他还认识到"人必须比自己看上去更强大"。[19]

成为一个比外表看上去更强大的人

在第一次世界大战爆发前，德国犹太人的爱国热情绝非孤例。1907 年，希特勒在母亲去世后再次申请维也纳美术学院，但又一次被拒绝。之后，他的朋友兼室友库比席克注意到，他的情绪变得越来越"不稳定"。库比席克写到，希特勒会"因为一点小事就大发雷霆"。[20]

到 1909 年深秋，希特勒的人生跌到了谷底。他睡在公园的长椅上或维也纳的流浪者收容所，其中有几个收容所是由犹太慈善家资助的。为了赚些零钱，他在火车站铲雪，帮人们搬运行李。

希特勒唯一的真正收入来自他兜售的草草画出的明信片。到1910 年，他卖彩绘明信片赚了足够的钱，搬进了一家男子公寓。在维也纳的那些年里，他大部分时间是在咖啡馆里度过的。在那里，他接触到了那个时代狂热的德国民族主义和生物种族主义。虽然希特勒在战前已经是一个狂热的德国民族主义者，但他并没有公开地反犹太。他和那家公寓里的数位犹太房客关系很好。其中一个犹太人是一个独眼的锁匠助手，他定期把自己的残疾津贴分给希特勒。此外，希特勒自己挣到的那点儿小钱通常都是靠把他的画卖给犹太商人得来的。

希特勒 13 岁时，他的父亲就已去世。1913 年 4 月，年满 24 岁的希特勒可以继承父亲的遗产了。那时，希特勒已经成为一个泛德意志民族主义者，他渴望看到奥地利属于德国的部分与德意志帝国统一。他继承的遗产使他能够移居到慕尼黑，从而避免被征召到他所鄙视的奥匈帝国的军队。希特勒后来写道，他原本打算成为一名建筑制图员。结果，一到慕尼黑，他就又做起了之前的工作——在城里到处卖草草画出来的画，有时还会特意向那些下班后在啤酒花园休息的人兜售他的画。

如果说希特勒希望与讲德语的同胞们建立亲密关系，那么他在慕尼黑的现实生活很可能让他大失所望，因为他没能交到什么密友。他当时的女房东说他是一个"隐士"。就连希特勒的室友也搬走了，可能是因为他再也无法忍受希特勒的谩骂。[21]

因此，当德国皇帝在 1914 年 8 月呼吁德国人团结起来时，他的呼声酝酿出了历史上一个黑暗讽刺意味十足的时刻：希特勒似乎与德国犹太人一样，对德国皇帝的号召感到兴奋不已。对德国犹太人和希特勒来说，战争意味着新的开始。在《我的奋斗》中，希特勒回忆起他对战争的狂热，认为这是他年轻时所遭受的"内心痛苦的释放"。在德国皇帝发出团结号召后的第二天，希特勒和成千上万的人一起在慕尼黑街头庆祝。几个星期后，他应征加入一个巴伐利亚步兵团，不久就到了法国北部。[22]

1914 年 10 月 29 日，希特勒所在的团正在进行激烈的战斗，一名英国士兵举枪朝希特勒的方向射击。如果希特勒的说法可信的话，那颗子弹穿过了他的衬衫袖子，但没有刺破他的皮肤。"奇迹般地，"希特勒在给一个熟人的信中写道，"我竟然毫发无伤。"[23]

仅仅三个星期后，一枚炮弹击中了一位团长的营帐，炸死了里面的几名工作人员。希特勒 5 分钟前还在里面。那时，希特勒已经成为一名传令兵，负责传递消息。大多数历史记载表明，希特勒一次又一次地冒着生命危险在战场上奔波。但历史学家韦伯最近发现的文献显示，希特勒几乎在整个战争期间都没有受到伤害。当一些传令兵被要求去往前线时，希特勒作为一个团级传令兵，只是把消息从一个营部送到另一个营部。其他士兵对这种传令兵的特殊待遇感到不满，称他们为"后方猪"。

"列兵希特勒的前线经历主要是吃人造蜂蜜与喝茶，而不是参加任何战斗，"希特勒所在团的一名成员在 1932 年写道，"很多平民可以像希特勒一样胜任他在后方的小小职位。"[24]

1918 年，已经获得二级铁十字勋章的希特勒又被授予一级铁十字勋章。这些勋章表面上是为了表彰英勇之人，但其实在很大程度上反映了相关士兵在团部的关系。瓦尔堡获得铁十字勋章的原因可能也是如此。希特勒在中尉雨果·古特曼（Hugo Gutmann）的推荐下获得了这一荣誉。古特曼是他所在团里军衔最高的犹太士兵，这人在1940 年逃离了纳粹德国。

战争结束时，希特勒已经目睹了成千上万的士兵在他身边死去，明白了"人生是一场残酷的斗争"。他不再是那个精心照料身患癌症的母亲的脆弱年轻人，也不再是那个睡在公共长椅上的倒霉而失败的艺术家。虽然他远非一名勇敢的士兵，但他成功地履行了自己的职责，赢得了一点儿尊重。正如希特勒的传记作者沃尔克·乌尔里克（Volker Ullrich）所述，这位"25 岁的孤独者终于觉得自己找到了摆脱迷惘茫然、一无是处的生存状况的方法"。就像瓦尔堡一样，希特勒已经学会了做一个比自己的外表更强大的人。[25]

第二部分

生命的
意义消失了

（1919—1945 年）

Ravenous

浮士德：
告诉我，那被人称为地狱的地方在哪里？

梅菲斯托：
在天底下。

浮士德：
是的，但是在什么地方呢？

梅菲斯托：
在这些元素的内部，
我们在里面受折磨，永远无法逃脱：
地狱没有边界，它无处不在……

Ravenous

第 6 章

瓦尔堡效应

战争即将结束时，瓦尔堡回到了柏林，发现这座城市已经不是他
4 年前离开时的模样了。直到战斗的最后几天，大多数德国人仍然相
信他们会取得胜利。这并非全是自欺欺人。直到 1918 年春天，德军
还在西线战场取得胜利。当势头开始转向协约国时，德国的宣传行动
成功地掩盖了这一坏消息。这种掩饰是如此彻底，导致一些德国士兵
在战败后返回家乡时甚至看到了庆祝游行。

威廉二世和普通德国公民一样，并不了解战场上的真实情况。直
到 1918 年 11 月 9 日与他的军事顾问开会时，他才意识到一切都完了，
他当皇帝的日子到头了。一位德国将军回忆说，威廉的脸上先是流露
出"惊讶，接着是哀戚，然后就是一种奇怪的恍惚"。这位将军接着说：
"他什么也没说，我们就把他当成一个小孩子，把他送到荷兰去了。"[1]

提高粮食产量，新的科研目标

在那之前，德国人已经挨饿多年。食物短缺在战争初期就开始

了，因为英国海军切断了同盟国的补给线。随着黄油和肉类变得越来越稀缺，食品骚乱在德国各地爆发，仅 1916 年就有 50 多起。德国政府尽其所能安抚公众，鼓励德国人吃萝卜，甚至小乌鸦。据德国农业部称，小乌鸦可以成为传统肉类菜肴的"良好替代品"。但无论政府提出什么计划，都远远不够。超过 40 万德国人在战争期间死于营养不良或饥饿。一位在柏林的外国游客亲眼看到一匹马死在街上，结果马肉却被一群"从天而降"的德国主妇割下来拿走了。[2]

海上封锁一直持续到 1919 年 6 月，德国签署了《凡尔赛和约》。虽然没有记录表明瓦尔堡曾经挨过饿，但他也知道了一块肉的价值有多高。战争期间，瓦尔堡利用他的军事特权给柏林大学的传奇化学家费歇尔送了半只羊，后者曾教他合成多肽。费歇尔没有立即回复，但几个星期后，瓦尔堡收到了一封贺电，通知他被任命为柏林大学的"教授"，而瓦尔堡当时并不具备获得教授职称的资格。[3]

食物短缺可能没有影响到瓦尔堡的饮食，却影响了他的科学研究。埃米尔曾经说应该让他的儿子从军队退役，理由是后者的光合作用研究可能有助于养活德国人。他并非虚张声势。瓦尔堡从战场上回来后重新开始了他的光合作用研究。在接下来的几十年中，提高粮食产量一直是他的科研目标之一。

威廉皇帝学会曾允诺给瓦尔堡一个实验室，其后不久，瓦尔堡加入枪骑兵团，骑马奔赴战场。现在，他终于可以在这个实验室里工作了。威廉皇帝生物研究所像一座小型当代柏林资产阶级公寓楼，瓦尔堡的实验室在顶楼。当时的情况与瓦尔堡在战前所设想的完全不同。德国破产了，许多承诺资助威廉皇帝学会建立新研究所的商业巨头也破产了。1920 年 11 月，走投无路的瓦尔堡向他的堂兄保罗·瓦尔堡（Paul Warburg）发出了资金支持的请求。保罗是一位著名的美国银行家，不久前刚刚帮助美国建立了联邦储备系统。瓦尔堡知道，美国人在战后可能不会对德国怀有什么仁慈之心，就连德裔美国人也不会。因此，他提到了自己的实验室并没有参与生产战场上使用的毒气，同时表明他也不认同德国大学里普遍存在的反动观点。[4]

　　不管瓦尔堡那些以富有闻名的亲戚给他提供了多少资金，总之是不够的。瓦尔堡又向威廉皇帝学会申请 1 万马克经费，后者却说没有钱，让瓦尔堡去找德国科学应急协会（Emergency Association of German Science）。瓦尔堡向学会管理人员指出，他没有秘书。于是，威廉皇帝学会的一位官员派了一名秘书到瓦尔堡的实验室。瓦尔堡给了这名秘书一张纸，让她在上面打了一句话："我需要 1 万马克。"然后，他在这张纸上签了名，就这么发出了可能是科学史上最离谱的经费申请。[5]

　　瓦尔堡收到了这笔经费，但他的财务状况仍然不容乐观。1922 年，瓦尔堡在给洛布的信中写道："可想而知，德国科学界正在迅速衰落，年轻科学家的收入都不足以维持生计。"瓦尔堡竭尽所能将研究向前推进。威廉皇帝学会注重给予科学家绝对的自由，所以瓦尔堡所在生物研究所的细胞生理学部门被直接称为"瓦尔堡部"。瓦尔堡第一次有了自己的实验室，他把它当作德国皇帝军队的一个小队来管理。员工们每周要在实验室工作 6 天，从上午 8 点到下午 6 点。下班后，他们还得找时间阅读和撰写科学文章。瓦尔堡实验室的一名成员回忆说，"只要你还活着，就没有理由不工作"。瓦尔堡经常说，他年轻的时候，工作时间要比这长得多。[6]

实验室每周五开例会，但不进行任何讨论。瓦尔堡会公布细胞生理研究所取得的最新发现，然后就宣布会议结束。一位同事说，瓦尔堡心里始终认为自己是"一名便衣参谋"。[7]"我当铁砧已经够久了，"瓦尔堡曾引用歌德的一句诗对克雷布斯说，"现在我想当锤子。"[8]

尽管会有年轻的科学家来瓦尔堡的实验室进行短期的科研工作，但是大部分工作是由一小群技术娴熟的仪器设备操作员完成的，其中有几位是瓦尔堡从西门子公司挖来的。这些技术员几乎没有接受过化学方面的培训，这正是瓦尔堡看中他们的地方。虽然其中有些人凭借自己的能力成了世界级生物化学家，但他们和年轻科学家不一样，很少有自己的学术兴趣，瓦尔堡很喜欢他们这点。为了保持技术员的积极性，瓦尔堡让他们成为他论文的共同作者。他甚至将自己的部分诺贝尔奖奖金分给了欧文·内格莱因（Erwin Negelein）。内格莱因是由技术员转为生物化学家的，他参与了瓦尔堡的许多非常重要的实验。[9]

至少在 20 世纪 20 年代，瓦尔堡的行为引发的惊叹多于怨恨。在 30 分钟的午休时间里，年轻的科学家们会聚在公共休息室里，一边吃着煮鸡蛋和牛奶，一边聊瓦尔堡的怪癖。克雷布斯在 20 世纪 20 年代中期加入了瓦尔堡的实验室，坐在瓦尔堡的实验台正对面。他记得瓦尔堡当时经常辱骂与之不和的科学家，但他也见过瓦尔堡温柔的一面。克雷布斯刚来到瓦尔堡的实验室时，对这些复杂的设备还不熟悉，瓦尔堡便花时间教他如何操作。每当他有重要的事情需要讨论，瓦尔堡都愿意倾听。克雷布斯回忆说，瓦尔堡是一个专制主义者，但他卓越的成就和正直的为人为他赢得了向他人提出要求的权利。[10]

由于工作安排太满，瓦尔堡手下的员工在实验室之外几乎没有时间维持一段恋爱关系。对当时的德国科学家来说，不应该让爱情影响自己的工作。当克雷布斯在给父亲的信中提到他希望有朝一日能交一个女朋友时，他的父亲建议他读一下德国歌剧《费德里奥》（*Fidelio*）中罗科（Rocco）的咏叹调《爱情是不够的》。[11]

然而，瓦尔堡的生命中确实有了一个重要的新人。战后不久，他雇了一个名叫雅各布·海斯的年轻人在他位于柏林富裕郊区利希特菲尔德的家中做全职住家助理，类似于管家或男仆。海斯曾在战争中服役，是由他的军队同事推荐给瓦尔堡的。在瓦尔堡生命中剩下的50年里，两人很少分开。

海斯"竭尽所能地支持和保护瓦尔堡，"克雷布斯写道，"让瓦尔堡尽可能过得舒适。"1924年，瓦尔堡从马上摔下来，导致骨盆骨折。此事过后，他只在有海斯相伴的情况下骑马。他们一起去看歌剧，一起度假。至少有一次，瓦尔堡接受海外邀请的条件是对方必须邀请海斯同往。[12]

海斯比瓦尔堡小 15 岁，是两人中个子更高、身体更健壮的一个。他出生在基恩镇，有很多兄弟姐妹，但外界对他的背景知之甚少。他喜欢软呢帽和格纹运动外套，显然和瓦尔堡一样喜欢精致的东西。到了 20 世纪 50 年代，海斯已经秃顶，他努力打理着自己的头发。侧面较长的头发被他梳到秃顶部位加以遮盖，但有时会被风吹起来。和瓦尔堡一样，海斯也喜欢动物，他还亲自养了一群鸡。在各种照片中，我们可以看到他站在瓦尔堡身边，神情僵硬而严肃，俨然一副保镖的样子。[13]

虽然海斯负责打理瓦尔堡的家，但多年来，他也越来越多地参与到瓦尔堡的工作生活中。战后，瓦尔堡正式任命他为细胞生理研究所的行政管理人员，这意味着海斯和瓦尔堡几乎每时每刻都在一起。在该细胞生理研究所工作的玻璃吹制工彼得·奥斯滕多夫（Peter Ostendorf）说，海斯的职责是防止任何人或任何事干扰瓦尔堡的研究工作。这通常意味着海斯要对员工怒吼。海斯曾告诉奥斯滕多夫，如果媒体记者出现在表彰瓦尔堡的活动上，奥斯滕多夫应该把摄影师手中的相机打掉。"我从没见过海斯笑。"奥斯滕多夫回忆道。[14]

奥斯滕多夫记得，有一次海斯出现在他的工作室门口，对他喊道："奥斯滕多夫先生，你想害死我吗？"奥斯滕多夫起初一头雾水，不过他很快就知道了，自己的过错在于没有把某位审计员来到实验室的消息告诉海斯。海斯指示奥斯滕多夫用那只巨型大丹犬把审计员赶了出去。

银行家埃里克·瓦尔堡是瓦尔堡的堂弟，他称海斯为瓦尔堡的"男仆"。埃里克回忆说，在 20 世纪 30 年代末，有一次他去拜访海斯和瓦尔堡并一起共进午餐，当时是海斯为他们上菜。当瓦尔堡问埃里克是否应该卖掉他在德意志银行的股票时，埃里克说，考虑到红利刚刚发完，他不妨这么做。瓦尔堡有些犹像，建议等海斯给他们上完菜后再继续讨论。午饭后，海斯在一把靠墙的椅子上坐了下来，这给埃里克留下了一个印象：他不被允许坐在桌子旁。这时，瓦尔堡对海斯提出了吃饭时向堂弟问过的那个问题，结果海斯为他进行了详细的分析。埃里克写道："海斯对金融事务的了解不亚于我们整个投资部。" [15]

海斯似乎对化学也很有研究。第二次世界大战后，他经常与美国国家癌症研究所的细胞化学部主任迪安·伯克（Dean Burk）通信，后者在 20 世纪 50 年代成为瓦尔堡最忠实的拥护者。尽管海斯仅受过高中教育，但他能够详细讨论瓦尔堡的研究，这可能是他作为细胞生理研究所行政管理人员所需要的技能。克雷布斯写道，海斯"在平息和安抚瓦尔堡因争议和怨恨而产生的情绪方面做得很好"，事实可能的确如此。不过海斯的信件内容让人觉得他是瓦尔堡的忠实信徒，就像堂吉诃德的侍从桑丘一样，总是愿意在瓦尔堡与科学机构进行的堂吉诃德式斗争中支持瓦尔堡。[16]

海斯成了瓦尔堡生活中的固定成员，瓦尔堡的亲友们也逐渐接受了这件事。在给瓦尔堡写信时，他们经常在结尾写上"向海斯问好"。但在早年，他们曾对海斯表示厌恶。在 1933 年的一篇日记中，瓦尔堡的妹妹洛特指出，许多人都说瓦尔堡"总是被雅各布左右"。"有时候我都快相信了，"洛特接着写道，"因为他的性格变化太大了。他对所有人都怀有恶意，脾气很坏，极其不靠谱。"[17]

伊丽莎白一直努力地改变儿子的生活方式，直到 1935 年去世。她在 1931 年给洛特的一封信中表达了自己的担忧：瓦尔堡没有按照"正常的家庭关系"生活，根本无法把他的才能传给任何后代。有一次，伊丽莎白催促瓦尔堡找个女人结婚。瓦尔堡说，他不想在一场由理智而非爱情驱动的婚姻中与一个富有的女人结为夫妻。伊丽莎白觉察到这是一个契机，便提出"理智的婚姻"实际上可能很不错。"你想啊，娶个有钱的女孩有多好，"她写道，"你可以把其他事情都抛在脑后，包括上课和考试，你就不用像你爸爸那样辛苦了。"

瓦尔堡在回信时语带讽刺，可能还翻了个白眼。他这样写道："那就只剩骑马和打扮了。"[18]

瓦尔堡的个人生活重新稳定下来时，德国正处于动荡之中。由于德国未能按照《凡尔赛和约》的规定支付赔款，法国和比利时的军队越境进入了对德国经济至关重要的工业区鲁尔河谷。当地的德国人在政府的支持下罢工，此时的政府只能通过印制越来越多的钞票来支付他们的工资。随之而来的通货膨胀导致德国货币严重贬值。到 1923 年 11 月，1 美元可以兑换 40 亿马克。一些德国人开始用手推车拉着现金去买食物，有些人则加入了暴力民兵组织。洛布在远方看着德国的崩溃，被"反动势力的盲目激愤"吓坏了。洛布在给瓦尔堡的信中写道："我强烈地感觉到，我们的文明受到了严重的威胁。"[19]

洛布明白，这远不只是钱的问题。第一次世界大战在人们心中留下的伤疤才刚刚开始愈合，鲁尔河谷再次被占领的消息又重新撕开了这块伤疤。在这之后，越来越多的德国人通过否认和迁怒的方式来疗伤。他们认为：德国并没有在战争中输给其他国家；德国是不可能输给其他国家的；德国军队太强大，德国人种族太优越；德国是因为内部破坏才输的。有一种流行的说法是，德国人被犹太布尔什维克叛徒"从背后捅了一刀"。

尽管瓦尔堡专注于他的工作，但他并非两耳不闻窗外事。1923年，他鼓励迈耶霍夫接受美国的一份工作。瓦尔堡对迈耶霍夫说，由于"反犹太主义盛行"，他不太可能在德国找到体面的职位。尽管迈耶霍夫在前一年才获得诺贝尔奖，瓦尔堡还是得出了这个结论。他在当年晚些时候给洛布的一封信中写道，德国仍在等待"一个转折点"，他也不确定这个转折点是否会及时到来。[20]

瓦尔堡当时和他那些从事银行业的著名堂兄弟几乎没有任何联系，但此后的他会感受到自己姓氏的分量。《锡安长老议定书》（*Protocols of the Elders of Zion*）是俄国设下的一场臭名昭著的骗局，书中详细描述了犹太人统治全球的计划，影响了包括希特勒在内的无数纳粹分子，其德文译本于1920年首次出版。而在对国家灾难性状况负有责任的资本主义"罪犯"中，就有瓦尔堡的堂兄马克斯·瓦尔堡（Max Warburg）。

德国新政府曾敦促这位著名的银行家参加在凡尔赛宫举行的赔款谈判，希望瓦尔堡家族的出面能促使美国人手下留情，因为马克斯的弟弟保罗和费利克斯·瓦尔堡（Felix Warburg）都是有影响力的美国银行家。马克斯一开始拒绝了，因为他知道合约中的那些条款必然会十分苛刻。作为一个犹太人，如果马克斯被认为对这样的条款负有责任，他将面临灾难性的后果。马克斯最终妥协了，但他很快就会后悔。后来，他在提及这次谈判时说："不管怎么选都是地狱，只是哪个地狱持续时间比较短的问题。"[21]

1923 年 11 月 16 日，埃米尔给当时在国外的爱因斯坦写信表露了这种情绪。埃米尔写道："要是你在我们身边就好了。你知道的，同行中只有你和我私交比较好，而且我们的科学交流富有成效。"然而，德国的形势"日益严峻"，他觉得如果自己此时叫爱因斯坦回柏林就"太不负责任了"。

在同一封信中，埃米尔告诉爱因斯坦，他不久前和女儿克特·瓦尔堡（Käthe Warburg）一起演奏音乐了，克特唱了一首舒伯特的歌，里面有一句歌词是"世界一天比一天更美好"。埃米尔补充道："现在都完了。"[22]

瓦尔堡效应与巴斯德效应

1923 年之所以在德国历史上意义重大，还有另外一个原因。这一年，瓦尔堡发表了第一篇关于癌细胞吸收营养的怪异方式的论文。

1908 年，在那不勒斯动物研究所，瓦尔堡发现海胆卵在受精后消耗的氧气会增加六七倍。这一发现在瓦尔堡看来完全说得通。他推断，受精卵需要生长，因此需要更多的氧气与营养物质发生反应并产生能量。

瓦尔堡预计癌细胞也会吸收更多的氧气来促进它们的生长，但在 1908 年，他无法凭借已有的方法确定这一点。当时，瓦尔堡只是通过对海胆卵周围水中氧气的化学分析间接地测量了海胆卵的呼吸。他需要一种更直接、更可靠的方法来推进他的科学研究，而且他知道应该去哪里找这种方法。研究人员已经开始通过给人戴上式样可怕的口罩来测量人类的呼吸频率。其中的原理很简单。每一次呼吸都涉及气体的交换：氧气流入系统，二氧化碳从系统中流出。研究人员用管子将口罩连接到一个橡胶袋上，根据二氧化碳填满橡胶袋所花的时间来测量呼吸的频率。这种装置非常适合用来测量整个人体的新陈代谢，却给瓦尔堡带来了一个难题：他如何才能把"口罩"戴在一个微观细胞的"脸上"呢？

瓦尔堡本可以放弃，转而做一个更可行的实验。不过，他要是放弃的话，那他就不是瓦尔堡了。他的自命不凡令人反感，但也让他成了一位杰出的科学家。**当瓦尔堡在实验室中遇到困难时，问题不是他是否能克服它，而是如何克服它。**

1912 年 3 月，一个转折点出现了。瓦尔堡在参观一位英国同事的实验室时发现了后来被他称作"美丽的血内气体测量器"的装置。它其实只不过是一个 U 型管，学名为测压计。U 型管内装有部分液体，与一个含有血细胞的小玻璃容器相连。当与血细胞结合的氧气被释放时，管内的压力会发生变化，导致液体在 U 型管的一侧上升，而在另一侧下降。当时，瓦尔堡可能是唯一一个认为这种装置美丽的人。[23]

这不是瓦尔堡看到的第一个测压计。物理学家长期以来一直使用测压计来测量变化的气体压力，以研究无机过程。例如，埃米尔曾为研究臭氧气体设计了一种特殊的测压计。瓦尔堡此前已经意识到测压计可以用来测量细胞的呼吸，但他在英国发现的测压计更加巧妙：人们对它进行了一些微小的技术改造，使它更适合有机研究。

瓦尔堡立即开始在他的呼吸作用和光合作用研究中使用这种新的测压计，并在此过程中引入了他自己的一系列技术创新，最终发明了一种举世闻名的装置——"瓦尔堡呼吸测压器"（Warburg manometer）或"瓦尔堡呼吸器"（Warburg apparatus）。在瓦尔堡的余生里，这种测压计都是他在实验室中的标志性工具。

尽管瓦尔堡已经完善了测压计，但是他还要再克服一大困难才能对癌细胞的呼吸进行精确测量。测压计使他可以给肿瘤的小切片戴上"口罩"，但切割这些小切片不可避免地会损伤细胞的外层。如果切片太薄，样本中很大一部分细胞可能无法正常呼吸。如果切片太厚，氧气将需要很长时间才能到达细胞的内层，这也可能导致误差。如果测量得到的上下偏差达到 1/10 毫米，瓦尔堡就无法相信这个结果了。

为了解决这个问题，瓦尔堡设计了一个复杂的数学公式，可以确定每个特定肿瘤样本所需的精确厚度。众所周知，瓦尔堡呼吸测压器和组织切片技术成了整整一代研究人员的重要研究工具和手段。在随后的数年中，这些创新催生了生物化学领域的无数基础性发现。但首先，它们彻底改变的是我们对癌症的理解。

如果正在生长的癌细胞像海胆胚胎一样，它们就可能会以异常高的速度吸收氧气。但是，当瓦尔堡把他从大鼠切下的肿瘤组织放入玻璃容器，并将容器连接到他的测压计上时，出现了颇有戏剧性的一幕。之所以说它有戏剧性，倒不是发生了什么有趣的现象，而是预期的现象并未出现：当实验对象为癌细胞时，U型管中的液体上升或下降的速度并没有比实验对象为非癌细胞时更快。尽管癌细胞生长迅速，但它们并没有吸收更多的氧气，而是贪婪地摄入葡萄糖并使其发酵。

瓦尔堡在研究中得到了一个怪异的发现。发酵是啤酒和面包背后的生化过程，不应该和癌症有任何关系。农业与现代文明的发展在一定程度上可以追溯到人们对将谷物发酵成酒的热情。古代苏美尔人把发酵归功于啤酒女神宁卡西（Ninkasi），据说她的"大铲子"能让大麦发芽。犹太人在逾越节吃无酵饼是为了提醒人们，匆忙离开埃及的以色列人没有时间让面包坯发酵。面包坯之所以会发起来，是因为有些发酵过程伴随着二氧化碳的释放。[24]

在19世纪，发酵是科学界最重要、争论最激烈的话题之一。那时人们已经清楚，这个反应过程在某些情况下会产生乙醇和二氧化碳，而在另一些情况下则会产生乳酸，比如在奶酪、酸奶、酸菜的制作过程中。但除此之外，人们所知甚少。当时的许多著名化学家相信，发酵只是氧与单糖反应的副产物，就像氧气与铁反应时产生的铁锈一样。有些人则坚持认为发酵是生命有机体发挥作用的结果。根据这种观点，放在桶里的葡萄汁之所以会变成酒，不是因为葡萄汁变质了，而是因为肉眼看不见的微型动物以葡萄汁为食，留下的酒便是它们的排泄物。

巴斯德证明了后一种观点是正确的，但他并没有止步于将发酵归功于微生物。1860 年，他观察到了一种现象，这一发现在未来深刻影响了瓦尔堡对癌症的看法。当时的巴斯德俯身在显微镜前，凝视着一滴液体。他看到了一个微小的宇宙：杆状微粒在无声地疯狂移动。巴斯德以前曾多次看到类似的微观生命场景。然而，在那一天，细菌并没有做它们应该做的事情。它们并没有被吸引到载玻片的边缘去寻找每个生命有机体都赖以生存和呼吸的氧气，而是远离氧气，向载玻片的中心移动。

在巴斯德看来，细菌远离氧气就像海洋中的一群人选择淹死自己，而不是游到岸边。但最令人震惊的不是细菌放弃了氧气，而是细菌毫不犹豫地放弃了氧气。巴斯德已经证明了发酵是生命有机体发挥作用的结果，现在他又发现了更令人惊讶的事——发酵生物可以使用氧气，但它们似乎并不需要氧气。巴斯德推翻了那个时代生物学家最基本的假设，宣称发酵是"没有空气的生命活动"。[25]

巴斯德决心弄清楚为什么微生物会选择发酵而不是呼吸，他进行了几次实验。当他向充满微生物的液体中注入氧气时，他看到乙醇或二氧化碳的产生会突然停止，这表明发酵作用停止了。巴斯德的结论是，当微生物可以利用氧气时，它就会使用氧气。**根据巴斯德的观点，发酵是一个备用过程，在氧气不充足的情况下激活并维持微生物的生命。呼吸和发酵之间的这种基本关系现在被称为"巴斯德效应"，是瓦尔堡为之命名的。**

当瓦尔堡开始研究癌症时，迈耶霍夫已经在研究肌肉组织的过程中取得了另一项突破。他发现，不仅微生物会转向发酵，动物细胞也可以像以牛奶中的糖为食的微生物一样，将葡萄糖发酵成乳酸。这是大自然统一性的非凡表现，但在当时，人们也因此感到不安。原来人类和单细胞生物并不像许多人想象的那样不同。

瓦尔堡还从迈耶霍夫的发现中得到了一个更重要的启示。迈耶霍夫发现，人体细胞开始发酵的原因和巴斯德所说的微生物开始发酵的原因是一样的。在这两种情况下，发酵都被理解为一种无奈之举，是在氧气不足的情况下产生能量的一种手段。剧烈运动时就会发生这种情况，起伏的肺部不能足够快地向肌肉输送氧气，而剧烈运动后的酸痛是细胞发酵产生的乳酸的副作用。

癌细胞即使在氧气充足的情况下也会发酵，这一过程后来被称为"瓦尔堡效应"。关于该过程产生的原因，瓦尔堡做出了与上述观点大致相同的解释：如果一个细胞能够获得氧气，但仍然选择发酵，那只能是因为某些基本的东西被破坏了，阻止了细胞正常地利用氧气。为了验证这一理论，瓦尔堡用化学物质毒害生长细胞，破坏细胞利用氧气的能力。结果正如巴斯德所预测的：随着呼吸作用的减弱，发酵作用逐渐增强。

瓦尔堡推断，这些细胞发酵得越多，癌症就越有可能发生，因为发酵作用产生的能量"较低劣"，是呼吸作用所提供能量的替代品，廉价而低效。发酵无法成功地正常维持健康组织的精密微观系统，就像一台小型备用发电机无法让一栋大楼的灯长时间亮着一样。"发酵细胞失去了所有的身体机能，只保留了那种无用的生长特性，"瓦尔堡写道，"因此，当呼吸消失时，随之消失的不是生命，而是生命的意义。"[26]

在整个 20 世纪 20 年代里，瓦尔堡和其他研究人员一次又一次地在其他癌细胞上重复他的大鼠肿瘤实验。他们测试了人类皮肤、咽喉、肠道和阴茎等部位的癌细胞，每次都发现癌细胞在过度吸收葡萄糖并使其发酵。发酵的证据不仅存在于培养皿里的癌细胞中，还存在于患有癌症的活体动物血液里水平异常的乳酸中。瓦尔堡在所有地方都观察到了同样的结果：癌细胞在发酵，吸收葡萄糖，排出乳酸。在某些情况下，癌细胞排出的乳酸量是正常组织所产生的 100 倍。

发酵作用不仅比呼吸作用更低效，对于贵族出身的瓦尔堡来说，这一过程也不高贵，只配得上"最低等的生命形式"。瓦尔堡曾写道，在癌细胞中，氧气被"废黜"了。[27]

好的实验永远是正确的

瓦尔堡曾经警告过一位科学家，说基于实验结果形成理论是有风险的。他还说过，这样的解释"总是错误的"，因为它们将不可避免地随着新发现的出现而改变。正如瓦尔堡所说："好的实验永远是正确的。"尽管他常常批评别人得出的结论远远超出了他们的实验结果，但是他自己却很少能抵制住同样的诱惑。[28]

瓦尔堡最初的研究并没有表明发酵癌细胞受到了损害，也没有表明发酵癌细胞消耗的氧气明显少于健康细胞。那些研究只表明，癌细胞除用氧气燃烧葡萄糖外，还额外吸收了大量的葡萄糖并使其发酵。当时，瓦尔堡没有理由认为发酵只是在细胞无法用氧气为自身提供能量的情况下才发生的，但他无法放下对巴斯德的崇敬之情。巴斯德至死都认为酵母只有在正常的有氧呼吸不足以供能时才会进行发酵作用。瓦尔堡推断，如果备用发电机启动了，那肯定是因为发电站遭到了破坏。

如果瓦尔堡对呼吸作用和发酵作用进行了更加全面的思考，他可能就会怀疑自己的发现是否有另一种解释。特别是，他可能会思考细胞所能获得的营养物质的种类或数量是否会影响细胞处理能量的方式。这种可能性的证据从一开始就存在。瓦尔堡在 20 世纪 20 年代进行了自己最早的癌细胞实验，发现只有在细胞培养液中添加额外的葡萄糖后，发酵作用才会增强。此外，他很可能知道当时最新的癌症饮食研究，因为他认识科学家佩顿·劳斯（Peyton Rous），而这位科学家延续了埃利希的研究所在这方面的探索。

劳斯曾在洛克菲勒研究所工作，这使他与洛布和瓦尔堡处于同一个国际科学家的圈子中。他因 1911 年发现鸡体内的一种癌症可以通过病毒传播而闻名。劳斯思考了病毒在癌症中的作用，不久后转向了另一个问题——只给动物吃很少的食物是否可以减缓癌细胞的生长或完全预防癌症？埃利希和莫雷斯基将肿瘤移植到小鼠体内，然后给小鼠喂食不同的食物。劳斯进一步推进他们的研究，结果证明，受到动物饮食影响的不仅仅是移植的肿瘤。劳斯发现，可以通过限制动物摄入的食物量预防或削弱那些通常会自发产生的肿瘤。

在瓦尔堡发现癌细胞过度吸收葡萄糖并使其发酵之前，劳斯的饮食实验已经持续了整整 10 年。在 1924 年 12 月写给瓦尔堡的一封信中，劳斯几乎是在恳求瓦尔堡研究鸡体内癌细胞的新陈代谢，还提出他可以承担部分费用。劳斯甚至没有给瓦尔堡一个拒绝的机会。他写道："我给你寄几管鸡肉瘤干粉，如果你不想要，可以送给想要的人。"[29]

瓦尔堡收下了那些鸡肉瘤干粉，但他感兴趣的是癌细胞如何利用氧气，而不是这些鸡吃了多少食物。对 20 世纪 20 年代的大多数癌症科学家来说，饮食研究早就不是新鲜事了。尽管在癌症患者血液中检测出葡萄糖的奥地利科学家弗罗因德仍然相信癌症是新陈代谢的问题，但他也已经将自己的研究方向转移到了其他方面。

被扭曲的自然法则

瓦尔堡最早的癌症发现是在政治风波持续席卷德国之时获得的。战争结束后，希特勒回到慕尼黑，那里的政局尤其动荡。德国军方的新闻办公室小心提防暴动，他们雇用希特勒加入了一个教官小组，负责在部队中散播对布尔什维克主义的仇恨。对于一个只知道怨恨的人，这是一份完美的工作。

历史学家卡尔·亚历山大·冯米勒（Karl Alexander von Müller）当时就在慕尼黑，他是最先注意到希特勒在公众演讲方面有天赋的人之一。多年后，他仍然记得希特勒那双"闪闪发光的淡蓝色眼眸中流露出的异常冷酷的眼神"，以及听众目不转睛地看着希特勒的场景。"我当时有一种奇怪的感觉，感觉他激起了听众的兴趣"，而他们的兴趣同时也"让他有了发言权"。冯米勒写道，希特勒对听众的影响简直"像魔咒一样"。[30]

希特勒意识到了自己新获得的影响力。他曾称自己为"欧洲最伟大的演员"。正如《纽约时报》的一名记者在1930年所说，希特勒的追随者似乎对他演讲的具体内容不感兴趣，而是对他的演讲方式感兴趣。但希特勒直到生命的最后一刻都坚持着一套条理暧昧的信念。他的信念始于一个基本的前提——德国病了。在希特勒疯狂的观点中，这种疾病的迹象可以在德国社会和政治生活的各个方面找到，从疲弱的军事力量到失败的教育制度，再到文化创作的贫乏。他认为，德国已经变成了"一个慢慢腐烂的世界"。在这个世界里，一切"似乎已经过了巅峰，正加速走向深渊"。[31]

在他眼里，解决办法是不计后果地重新采取果断有力的行动。最高的理想是回归自然，包括它最残酷的方面，而且尤其是它最残酷的方面，因而任何背离自然残酷性的行为都是一种堕落。残暴并不是由希特勒的其他信念造成的不幸后果，而是核心理念。在他看来，只有软弱和腐败的犹太人才会在道德方面吹毛求疵。希特勒写道，"永远的饥饿"和繁殖的欲望"是生命的主宰"。[32]

希特勒从来不是一个有创见的思想家。从黑格尔到尼采的众多哲学家都呼吁建立一个不受道德约束的、充满决断力和大胆行动的世界。在 20 世纪 20 年代，达尔文思想甚至在那些没有用它来为种族主义辩护的人中间广为流传。事实上，瓦尔堡有一次和希特勒使用了同样的达尔文主义语言。只不过，正如瓦尔堡在 1922 年给洛布的一封信中所表达的，颠覆自然秩序的恶棍不是犹太人，而是他在威廉皇帝学会的科学家同事。瓦尔堡写道，那些"肚满肠肥的女学究"把餐桌上最后一点面包屑都"塞进了自己的口袋"，让最优秀的有独立思考能力的科学家"枯萎消亡"。[33]

在经历了战争年代的饥荒和英国成功的海上封锁后，希特勒特别关注德国长期以来对生产足够的粮食来养活其国民的追求。他得出的结论是，问题在于德国永远都不会有足够的肥沃土地来种植出足以满足其庞大人口的粮食。希特勒认识到，通过科学创新来提高作物产量是有可能的，瓦尔堡提高光合作用效率的计划便是一种可行的方法。但到20世纪20年代，希特勒已经摒弃了所有这些想法。他写道，"在一定时间内"，对更多食物的需求可以"通过更勤奋的劳作、更巧妙的生产方法或极度的节俭来满足"，"但总有一天，事实将证明所有这些手段都不够用"。[34]

对希特勒来说，通过科学创新来种植更多粮食的想法存在一个深层次问题：这种方法不涉及统治和消灭其他种族。根据自然法则，强者应该吃饱并繁衍生息，而弱者必须挨饿而死。德国所需要的不仅仅是更好的农业方法，还要有战斗并征服更多生存空间的意志。希特勒写道："从战争的苦难中生长出自由的面包，剑为犁开路。"[35]

希特勒心中有一个特定的生存空间。他梦想着建立一个新的"德国东部"，让德国士兵去那里定居。在消灭了当地人之后，德国士兵将耕种肥沃的乌克兰粮田，彻底结束德国的粮食短缺状况。"我需要乌克兰，"希特勒曾说，"这样他们就不会像上次战争那样把我们饿死了。"[36]

希特勒渴望的战争即将来临。在某种程度上，这也是为了尽可能多地吸收葡萄糖。

Ravenous

第 7 章

达勒姆的皇帝

那些预测德国会在 1923 年崩溃的人错了。德国暂时还没有绝望。20 世纪 20 年代后半叶，新货币的引入遏制了德国失控的通货膨胀。在柏林，除文化和学术的蓬勃发展之外，经济的稳定也带来了新的政治稳定。纳粹党在民意调查中的支持率开始下降，甚至连《我的奋斗》的销量也大幅下降。一位在德国的美国记者回忆说："人们大多只是把希特勒或纳粹当作笑料。"[1]

原本充斥着街头巷战和食品骚乱的柏林变成了一座满是前卫艺术和资产阶级晚宴的城市。1925 年，瓦尔堡在爱因斯坦家中的一场晚宴上遇到了一位科学家，这位科学家后来建议他雇用汉斯·克雷布斯。那年 12 月，25 岁的克雷布斯来到瓦尔堡的实验室接受面试，瓦尔堡一如既往地直言不讳。虽然瓦尔堡曾受邀与爱因斯坦共进晚餐，但他向克雷布斯自称是一个不受学术界科学家欢迎的局外人。这种说法非常准确。瓦尔堡告诉克雷布斯，如果他希望在医学学术领域有一番建树，还是"跟在某个教授屁股后面"比较好。当时的瓦尔堡特别愤怒，甚至准备离开威廉皇帝学会，因为一个被他轻蔑地称为"蜜蜂研究员"的人比他先得到了威廉皇帝生物研究所的终身聘用职位。[2]

虽然事情的细节还不完全清楚，但在20世纪20年代的某个时刻，瓦尔堡接受了海德堡一所院校的邀请。他后来改变了主意，不过可能是迫于压力才这么做的。有传言说，如果瓦尔堡接任那个职位，海德堡那所大学的教学人员将对瓦尔堡发起抵制。他们可能从瓦尔堡上医学院时就认识他。

瓦尔堡对其他科学家的抱怨可能是有正当理由的。爱因斯坦在同一时期写给洛布的一封信中顺便提到，瓦尔堡"受到了同事的恶劣排挤"。不管是什么原因导致了摩擦，瓦尔堡在威廉皇帝学会已经没有多少盟友了。选择瓦尔堡担任所长的博韦里已去世多年，而瓦尔堡在学会的最大支持者费歇尔也在被诊断出癌症晚期后于1919年自杀。[3]

开创科学的新纪元

瓦尔堡当然有理由在1927年感到愤怒。1926年的诺贝尔奖在1927年补发，因为1926年没有人被认为有资格获得诺贝尔奖。那一年，他是1926年诺贝尔生理学或医学奖的两位最终候选人之一。另一位候选人是丹麦研究员约翰尼斯·菲比格（Johannes Fibiger），此人发现给大鼠喂食感染蛔虫的蟑螂可以在大鼠体内诱发癌症。瓦尔堡认为，当氧气不足时，癌细胞会像微生物一样吞噬营养并增殖；而菲比格则认为微生物本身就是癌症的致病因。

在这方面，菲比格绝非个例。整整一代癌症研究人员都开始寻找"致癌微生物"，即通常所说的"致癌菌"。值得赞扬的是，瓦尔堡从来不相信他们会发现致癌微生物。1926 年夏天，他在德国化学学会的一场演讲中说，"没有致癌菌"，就像"没有糖尿病菌或动脉硬化病菌"一样。瓦尔堡的推理难以辩驳。人们已经认识到，即使没有任何微生物，暴露在焦油、辐射和各种化学物质下也会导致癌症。[4]

两位诺贝尔生理学或医学奖的最终候选人都是癌症研究人员，这证明了 20 世纪 20 年代癌症在科学和公共生活中的地位不断上升。但是，两位对癌症成因有着截然不同解释的科学家都能获得诺贝尔奖提名，这也证明了该领域的混乱状况。

陷入僵局的诺贝尔奖委员会最终得出结论，瓦尔堡和菲比格应该分享这项荣誉。然而，在获奖名单公布时，瓦尔堡的名字并不在其中。诺贝尔奖委员会在最后一刻决定只把奖颁给菲比格，原因至今不明。结果证明，这是一个愚蠢的错误，因为菲比格没有进行对照实验。这个转折颇具讽刺意味，毕竟他是第一批进行随机对照试验的研究人员之一。除了感染蛔虫的蟑螂，菲比格的大鼠只吃面包、喝水。研究人员后来用饮食全面的大鼠重做了这项实验，结果并没有发现肿瘤。进一步的研究表明，菲比格检测到的肿瘤甚至不是恶性的。

如果说瓦尔堡有充分的理由抱怨 1926 年的诺贝尔奖，他也有理由心怀感恩。在政治相对稳定的时期，德国迅速重新确立了自己作为世界领先的科研强国的地位，而藏身于威廉皇帝生物研究所顶层的瓦尔堡正在成为一位科学传奇人物。诺贝尔奖得主弗里茨·李普曼（Fritz Lipmann）写道："瓦尔堡已经是个谜了。"当时，李普曼还是一名年轻的研究员，在同一栋楼的迈耶霍夫实验室工作。"我们非常钦佩他，但很少见到他。"李普曼回忆说，如果幸运的话，年轻的研究员们可能会在瓦尔堡"屈尊造访楼层较低的区域"时瞥见他。[5]

除了继续深入研究癌症，此时的瓦尔堡还重启了他战前对细胞呼吸的研究。瓦尔堡的目标没有变：他想了解人体细胞如何使摄入的营养物质与氧气发生反应。瓦尔堡仍称细胞呼吸所需的酶为"呼吸酵素"。1913 年，他发现呼吸酵素中似乎含有铁，但是没有任何证据。下一步是粉碎酵母细胞，这样他就可以分离出该细胞化学溶液中的酶。但 20 世纪 20 年代的实验工具有限，瓦尔堡几乎不可能从细胞中分离出这种数量极少的分子。

瓦尔堡需要尽快换一种方法。到 1925 年，剑桥大学研究员戴维·基林（David Keilin）已接近解开呼吸之谜。基林已经发现了一系列明显参与呼吸过程的含金属元素的蛋白质分子，尽管瓦尔堡将其称为"退化的酵素"。不过，基林发现的分子都不会直接与氧气反应。瓦尔堡寻找的分子仍然隐藏在细胞内，等待被人发现。

瓦尔堡的突破是在一次偶然的晚宴中实现的。1927 年冬天，在柏林的一次晚宴上，他与英国生理学家 A.V. 希尔（A. V. Hill）就一氧化碳中毒的问题相谈甚欢。瓦尔堡知道一氧化碳中毒和氰化物中毒的原理是一样的：一氧化碳与铁元素结合，阻止铁和氧在细胞中相遇。这相当于化学窒息。

但那天晚上，希尔提到了瓦尔堡不知道的事情。1896 年，两位苏格兰研究人员观察到了一种奇特的现象：在黑暗中，一氧化碳会与血红蛋白中的铁元素发生反应（血红蛋白是血液中携带氧气的生物大分子），但只要用一束光照射血红蛋白，就会使一氧化碳失去致命性。这就好比光是一个保安，在一氧化碳附着在铁上之前就挡住了一氧化碳的去路。据说，瓦尔堡在听到这个令人惊讶的发现后离开了晚宴，直奔实验室。[6]

瓦尔堡对预防一氧化碳中毒不感兴趣。希尔一提到这个奇怪的发现，瓦尔堡就明白了：如果光能阻止一氧化碳与血细胞中的铁结合，那么它在每个细胞中可能都具有同样的作用。如果这种现象存在于所有细胞中，那么光就可以为瓦尔堡提供一种全新的方法来识别肉眼看不见的呼吸酵素。

瓦尔堡的见解基于数十年来备受赞赏的原理——细胞中的每个分子吸收光的方式因其化学性质的不同而不同。如果瓦尔堡能够精确计算出每种波长下有多少光可以阻止一氧化碳攻击铁，就可以从中得出呼吸酵素独特的"吸收光谱"。如果光的作用是保安，"吸收光谱"就是保安在犯罪现场收集的指纹。

就像在刑事调查中一样，对瓦尔堡来说，一个指纹的价值在于它可以与另一个指纹进行比较。瓦尔堡的计划是先找到酵母中分子的

"指纹",然后在他的模型系统中重复同样的找"指纹"操作。这个模型系统有含铁元素的炭,其功能与呼吸酶非常相似。如果这两个指纹完全一样,那就最接近于确证瓦尔堡已经发现生命中最基本的分子,即细胞中使得食物在没有火的情况下燃烧起来的化学火柴。

瓦尔堡的第一个任务是确定希尔告诉他的现象不仅存在于血细胞中,也存在于其他细胞中。瓦尔堡在一个装有活酵母和氧气溶液的小玻璃容器中注入一氧化碳。不出所料,酵母很快就开始窒息了。然后,瓦尔堡将一盏带防水罩的灯放入容器中。尽管瓦尔堡绝对不会承认自己在那一刻有过任何类似眩晕的表现,但那时的他必然满怀期待。容器中酵母的命运对他的科学前途有着巨大的影响。

年轻的克雷布斯站在一旁,感觉自己正在见证生物化学史上的一个重要时刻。如果酵母的呼吸频率增加,就会通过瓦尔堡呼吸测压器中上升的液体反映出来。瓦尔堡凝视着 U 型管,就像医生满怀希望地看着各波平坦的心电图一样,迫切地等待着生命迹象的再次出现。

然后,他如愿了:液体在 U 型管的右侧攀升。酵母逐渐开始呼吸。瓦尔堡立即开始用不同波长的光照射这些细胞,最终得到了呼吸酶的"指纹"。接下来,他用炭在模型系统中重复了这个实验。在看到两个"指纹"一模一样的那一刻,他应该知道自己的人生将就此改变。

1928 年 2 月 22 日,瓦尔堡在柏林宫举行的一场讲座中提出了有关呼吸酶的新证据。柏林宫是一座建于 15 世纪的庞大建筑,在几个世纪中曾是多位普鲁士国王的居所。纳赫曼松参加了这场讲座。几十年后，他仍然记得听众有多激动。他回忆说，当时在场的人都明白，瓦尔堡不仅展示了一个重要的发现。**他将细胞呼吸与特定分子的特定部分联系起来，借此开创了科学的新纪元。**[7]

瓦尔堡曾经告诉克雷布斯，对一个科学家来说，**针对一个小范围问题进行多年的研究是至关重要的，因为这种小范围的求索反而会为生物学中最广泛的问题提供答案**。1913 年，瓦尔堡第一次将铁盐撒在粉碎的海胆卵上，15 年后，他发现了生命本身的机制。

获得诺贝尔奖

瓦尔堡的发现逐渐传开，他也随之越来越被视为该领域的领军人物。1929 年，他前往美国展示他的最新研究成果。瓦尔堡在约翰斯·霍普金斯大学做了一场讲座，然后见了几位洛克菲勒基金会的要员。后者对他印象深刻，提出每年为他提供 2 万美元的研究经费。瓦尔堡带着异常好的心情回到达勒姆，向洛特讲述了在他乘坐豪华远洋客轮回国途中追求他的女人的事。

此前不久，美国和德国还在交战。因此，美国洛克菲勒基金会对瓦尔堡的资助是一个非同寻常的举动，但瓦尔堡有更多的想法。在与一位基金会要员的信件往来中，瓦尔堡阐述了为什么他希望另外建立一个属于自己的研究所。他写道，威廉皇帝生物研究所分给他的实验室不适合进行他设想的"精密物理测量"。他的说法即便不是彻头彻尾的谎言，也是夸大其词了，但这无关紧要。洛克菲勒基金会的要员们相信瓦尔堡的才能，尤其是他对癌症科学的重要性。1930 年 4 月 16 日，基金会的董事会在纽约召开会议，通过了一项决议，给予威廉皇帝学会一笔 65.5 万美元的款项，用于建造两个新的研究所：一个是瓦尔堡的研究所；另一个是物理学研究所。[8]

瓦尔堡向洛克菲勒基金会建议，他的新研究所可以被视为洛克菲勒研究所，由洛克菲勒基金会接管所有资金。威廉皇帝学会的负责人弗里德里希·格卢姆（Friedrich Glum）没有批准这个提议，而且他在得知此事时感到惊愕不已。格卢姆写信给洛克菲勒基金会解释说，瓦尔堡竟然建议让他自己的研究所在威廉皇帝学会中享受特殊地位，学会是不会批准的。虽然格卢姆表面上是瓦尔堡的领导，完全有权驳回这个提议，但他要求洛克菲勒基金会的要员不要向瓦尔堡透露他的事。[9]

瓦尔堡的研究所后来又得到一笔资助，是一位身患癌症的富婆的遗产。这位富婆希望将这栋建筑命名为"癌症研究所"，但瓦尔堡拒绝了，辩称他的研究不能简化为单一的医疗应用。瓦尔堡说这种做法"既荒谬又不科学，就像一位物理学家想要称自己为无线电波物理学家一样"。[10] 后来该研究所被命名为威廉皇帝细胞生理研究所。

位于达勒姆的新研究所立即开始动工。受聘的建筑师草拟了一座现代包豪斯式研究所的设计图。瓦尔堡瞥了一眼蓝图，很不喜欢。他说，它看起来像一座"工厂"。瓦尔堡一直喜欢洛可可风格，他想让建筑师仿照他和海斯在波茨坦郊外旅行时看到的一座 18 世纪乡村庄园建造细胞生理研究所。瓦尔堡常说，那座庄园是由腓特烈大帝手下的一位将军建造的，虽然他的说法并没有任何证据支持。

建筑师被瓦尔堡的建筑设想吓坏了，因为瓦尔堡设想中的研究所风格与其他威廉皇帝研究所，甚至与任何其他现代科学建筑都迥然不同。但瓦尔堡此时的影响力正值顶峰，他不打算让别人设计他梦想中的研究所。他已经拿到了洛克菲勒基金会资助的款项，他就是要打造一座 18 世纪洛可可风格的庄园。窗户的尺寸和百叶窗要和他在波茨坦附近那座庄园中看到的一样，屋顶也要用同样的石板瓦装饰。

新研究所完全按照瓦尔堡的要求修建，有一扇高大的橡木门和一条两侧栽有成排欧椴树的小走道。巴洛克式的外观和内部精密的科学设备之间形成对比，是瓦尔堡本人的完美写照。为了避免他的研究受到干扰，瓦尔堡给每名技术人员分配了不同的管理职责，从支付账单到订购新玻璃器皿。

到 1931 年细胞生理研究所开放时，瓦尔堡和海斯已经搬到这条街上的新家。那座房子也是按照瓦尔堡的详细指示建造的。他坚持要 4 米高的天花板，走廊贴石板，地面铺镶木地板。在房子后面，瓦尔堡为他的马建了一个马厩，还有一个很大的骑马区。1930 年春天，洛特来到这里，发现瓦尔堡正和海斯在阳台上喝咖啡，还有一只贵宾犬正把头靠在瓦尔堡腿上。洛特看着周围的红木家具和波斯古董地毯，不禁被她哥哥按照自身意愿改造世界的天赋打动。每样物品都是独一无二的，"就像他想要的那样"。有一次，洛特说，仿佛每一件物品都"体现了奥托的身份"。[11]

　　瓦尔堡每天早上穿着他的枪骑兵马靴在街上打马飞奔。邻居们见此便开始称他为"达勒姆的皇帝"。瓦尔堡的确在以只有皇帝才能做到的方式塑造他生活的方方面面。他的薪金为 3.6 万马克,是同等资历的普通科学教授的 2 倍。他的技术人员随时准备投身于他所设想的任何实验,也许世界上最慷慨的慈善组织也愿意资助这些实验。在科学史上,即便有人得到过比这更好的待遇,那也是极少数。[12]

　　瓦尔堡和海斯会到诺涅维茨去过暑假。他们有时骑马去,要骑行一整天才能到。诺涅维茨是波罗的海吕根岛上一个古朴的村庄。他们在那里经营着一个饲养鸡、鹅、鸭和山羊的小农场。瓦尔堡称它为自己的"诺亚方舟"。他会利用这些假期来写前一年的研究报告。瓦尔堡的一位同事说,他的论文是"思路清晰的杰作"。[13]诺贝尔奖得主阿尔伯特·圣捷尔吉(Albert Szent-Györgyi)曾经向瓦尔堡请教科学论文的写作秘诀。瓦尔堡解释说,他会先打草稿,把他想到的内容全部写进去,然后把草稿放在一边。一个月后,他会在不看初稿的情况下再写一篇论文。如果第二稿与第一稿不一致,他就会写第三稿,以此类推。有时一篇论文要重写 16 次,直到最后一稿的内容不再变化。

　　瓦尔堡在诺涅维茨并非只是工作。他会放下自己的论文,与海斯花很长时间在海边散步。据说在这些假期里,瓦尔堡像是变了一个人,变得友好、放松。他和当地人的关系比他和柏林几乎任何人的关系都要好,有时他会停下来和当地人聊一聊他们的庄稼和土壤状况。[14]

    瓦尔堡田园诗般的生活中唯一缺少的就是诺贝尔奖。1931 年，他因在细胞呼吸方面的研究成果而获得了诺贝尔奖，同时还获得了31 100 美元的奖金。埃米尔几个月前刚刚去世，但没有记载表明瓦尔堡是否因父亲没能活着看到他获得这项伟大的荣誉而感到失望。当报社记者们登门采访时，瓦尔堡勉强同意让记者拍了一张他和自己的狗在一起的照片，然后便让海斯把他们都赶走了。

    在斯德哥尔摩的颁奖典礼上，瑞典化学教授埃纳·哈马斯滕（Einar Hammarsten）介绍了瓦尔堡，并宣布他发现了呼吸酵素，将18 世纪拉瓦锡开启的探索推向了高潮。典礼结束后，瓦尔堡还出席了诺贝尔晚宴。对瓦尔堡来说，诺贝尔奖是一种重要的认可。然而，在瓦尔堡见过那群将他评选为获奖者的科学家之后，诺贝尔奖的光环就消失了一些。哈马斯滕后来忍俊不禁地回忆说，瓦尔堡难以相信该决定是由"这么一群名不见经传的"人做出的。[15]

    瓦尔堡回到柏林后不久，在一个共同认识的人的家里遇到了爱因斯坦。瓦尔堡告诉爱因斯坦，他打算用自己的诺贝尔奖奖金买一匹心仪已久的黑条纹白马。爱因斯坦回答说，在他看来，个人财产对科学家来说并不重要。瓦尔堡被爱因斯坦的话刺伤了，但爱因斯坦仍然是他的偶像之一。虽然不清楚瓦尔堡当时有没有做出回应，但几天后他仍为爱因斯坦的话感到困扰。他对一位熟人说爱因斯坦对金钱和财产的摒弃是"无稽之谈"，还说他现在更快乐了，因为他在经济上更有保障了。

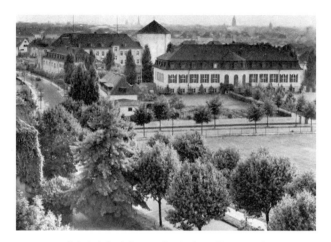

威廉皇帝细胞生理研究所，摄于约 1940 年

图片来源：马克斯－普朗克学会档案馆，AMPG, VI. Abt, Rep. 1,
KWI für Zellphysiologie，Nr. I/10。

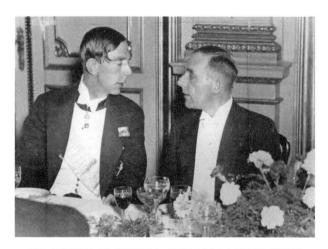

瓦尔堡和瑞典威尔海姆王子，摄于 1931 年诺贝尔奖晚宴

图片来源：同上。

目睹了爱因斯坦和瓦尔堡之间那一幕的物理学家阿诺德·柏利纳（Arnold Berliner）在一封信中称他打算告诉瓦尔堡，歌德站在瓦尔堡这一边，因为歌德曾写道，即使"生活失去了所有的魅力，财产仍然有价值"。柏利纳似乎没有意识到这句话出自《浮士德》中的魔鬼梅菲斯托之口。[16]

在洛特看来，瓦尔堡似乎被黑暗势力控制了。她在日记中写道，奥托不再需要那些"经常惹恼、侮辱和欺骗他的人"，而那些人之所以如此对待奥托，"部分是出于对犹太人的仇恨，部分是出于对他科学成就的嫉妒"。对他人来说，独立可能是一个积极的发展结果，但对瓦尔堡来说，独立有一个可怕的后果：他可以"尽情地蔑视别人"。据洛特说，他变得"越来越难相处"，有时甚至"恶毒"。1932年2月，瓦尔堡的细胞生理研究所在洛克菲勒基金会的资助下建成还不到一年，他便拒绝了与前来达勒姆的基金会要员共进早餐。他解释说，他不喜欢早餐吃得太晚。

洛特尽力为瓦尔堡的冷漠找理由。她写道："学者的思想总是以牺牲情感为代价。思想与情感是不可能同时存在的，必须牺牲其一。"但她还是看到了瓦尔堡的生活中存在反常的一面："他实现了他想要的一切，却变得越来越冷酷，而不是越来越快乐。"当时，瓦尔堡刚刚因为发现细胞的呼吸方式而获得诺贝尔奖，但洛特发现自己对呼吸的看法迥然不同。"小人物难以呼吸伟人的空气，"她写道，"所以我们往往难以呼吸奥托的空气。"然后，她补充道："那有时会让人窒息。"[17]

癌症是"我们为文明付出的代价"

瓦尔堡的资助者，包括洛克菲勒基金会，主要是对他的癌症研究感兴趣，而且他们于此有充分的理由。在整个西方，癌症发病率持续上升。到了 20 世纪 20 年代，德国癌症死亡人数的增长已经成为一个全国性问题。用当时一位著名的德国医生的话来说，癌症已经成为"国家的头号敌人"。

为了对抗这个敌人，位于德累斯顿的德国卫生博物馆（Hygiene Museum）举办了一项名为"抗癌之战"的巡回展览。超过 50 万人来看展览，人数如此之多，警察有时甚至不得不把聚集在临时展厅外的巨大人群隔离开来。展览的亮点之一是一部无声影片，它似乎是为了恐吓所有观看者而拍摄的。其中有一个镜头是冷酷的死神出现在德国地图上，然后慢慢变大，直到他手中那把锋利的镰刀占满整个屏幕。

德国医生费迪南德·绍尔布鲁赫（Ferdinand Sauerbruch）称，由于这项展览，他的诊所里挤满了惊慌失措的患者，而他们只是长了瘊子。因此，他呼吁关闭展览。然而，这只是癌症恐慌的表现，而不是源头。德国人的恐惧是有原因的：在他们的朋友和亲戚中，死于癌症的人数空前之多。那个时代有一部癌症影片的名字叫《八分之一》（*One in Eight*），指的是预计有八分之一的德国人会死于癌症。[18]

癌症现在常被称为"文明病"，而"文明"通常是一个褒义词。这样看来，癌症是现代生活产生的不良副作用。正如当时的一位英国癌症专家所说，癌症是"我们为文明付出的代价"。但对某些人来说，"文明"有着截然不同的内涵。德国浪漫主义者一直鼓吹现代文明是腐败的，还宣称，由于人们与自然的背离和种族的混杂，德国优越的特质在现代城市中被淡化了。癌症和其他一些疾病是在工业化时期出现的，当时德国正好脱离了"自然"状态，这完全符合种族主义者的幻想。浪漫主义者认为，与其说癌症是现代社会带来的不良结果，不如说癌症证明了现代社会本身就是一个可怕的错误。死于癌症的德国人越多，这种扭曲的逻辑就显得越有说服力。[19]

癌症流行病学和种族主义思想在但泽的外科医生欧文·利克（Erwin Liek）身上结合到了一起。利克被称为"纳粹医学之父"，他试图通过回归自然生活、重新应用自然疗法来恢复健康。利克写了两本关于癌症的流行书，他确信恶性肿瘤是"文明"的问题，"野蛮人中没有"恶性肿瘤患者。"生活方式越简单、越自然，"利克写道，"癌症就越罕见。"[20]

作为优生学家，利克坚持认为，文明破坏了德意志民族的健康，因为文明使身体虚弱和有缺陷的人得以存活，从而将他们的缺陷传递给下一代。1912年，利克访问了美国，在梅奥诊所（Mayo Clinic）和其他医院工作。当时，他很高兴地发现美国没有社会保险计划。利克本人的身体并不好，他于1935年去世，享年56岁。尽管他生前面色苍白，身体虚弱，但这似乎从未对他的所作所为造成任何阻碍。

不过，现代文明的问题不仅在于它对弱者过于宽容。就像那些非浪漫主义者的德国人以及今天的许多人一样，利克确信现代生活带来了无穷无尽的致癌物。他在那两本关于癌症的著作中讨论了几十种致癌因素：空气和水污染、人造肥料、烟草、活动不足、压力、铝锅和铝餐具的危害等。癌症越来越常见，这本身就很可怕。而现代生活的几乎各个方面都可以说是导致癌症的原因，这更是足以让任何人感到恐慌。

利克和其他德国癌症专家逐渐认识到，最大的环境威胁是德国人的饮食习惯。到了 20 世纪 20 年代末，德国人可能比世界上任何其他国家的人都更关心饮食与癌症之间的关系。一些德国人认为，危险源于德国人不吃某些东西。新的证据表明，营养不足与公共卫生灾难之间存在联系。甲状腺肿大的原因是缺乏碘，佝偻病的成因是缺乏维生素 D。也许癌症最终也与烹饪食物或提炼谷物时损失的某种营养物质有关。

人们认为添加到食物中的物质问题更大。从煤中提取的化学物质使德国食物变得更加鲜艳，而这些化学物质也曾催生彩色服装和埃利希的化疗法。过氧化苯甲酰被用作面粉漂白剂，还有一些化学物质被用来保存在自然条件下会变质的食物。"我们的地球生产的食物是有益的，"利克写道，"那些被人类改变性质的食物才是有害的。"[21]

利克在书中揭示了德裔美国保险分析师弗雷德里克·霍夫曼的影响。霍夫曼在 1915 年出版的巨著《全球癌症死亡率》中得出了这样的结论：癌症是一种"文明病"，而且在现代世界越来越常见。这本书的材料搜集和写作需要付出巨大的努力，但霍夫曼在此书出版后并没有放慢脚步。他确信癌症发病率在上升，决心找出原因。

虽然霍夫曼之前的分析依赖于他人的研究成果，但在 1924 年，他开始进行自己的人口研究。他最重要的工作是针对旧金山的癌症研究。当时旧金山的癌症死亡率是全美最高的，每 10 万人中有 160 人死于癌症，是美国平均癌症死亡率的近 2 倍。在这项研究中，霍夫曼对数千名旧金山人的生活方式和饮食习惯进行了调查，包括癌症患者和健康对照组，并查阅了约 5 万份死亡证明。在同一时期，霍夫曼还对世界上多个国家进行了调查，包括墨西哥、印度、马耳他、苏丹、冰岛、菲律宾和新西兰。

霍夫曼是早期支持并采用航空旅行方式的人，被称为"飞行精算师"。他经常亲自调查以收集数据，在整个职业生涯中发表了 1 200 多篇论文，但不间断的旅行和写作渐渐开始对他的身体产生影响。1927 年春，霍夫曼在新泽西州的纽瓦克病倒了，被紧急送往圣巴纳巴斯医院后，他被诊断出肺炎。在忧心忡忡的医生们的注视下，霍夫曼陷入精神错乱的状态，背诵起一篇关于癌症的演讲稿，这是他为即将在布鲁塞尔发表的一场演讲准备的。

霍夫曼的医生说他只有 50% 的机会活下来。一周后，他离开医院去了欧洲。除在布鲁塞尔发表演讲之外，他还在柏林停留，向德国癌症研究协会发表了关于在癌症调查中使用统计数据的演讲。洛克菲勒基金会的相关简报提到，瓦尔堡是出席这次活动的德国科学家之一，当时他还处于揭示癌细胞营养吸收方式的早期阶段。[22]

如果说霍夫曼在 20 世纪 20 年代收集癌症统计数据时怀着一种紧迫感，那么部分原因便是他在 1915 年出版的那本书中对即将到来的癌症流行所做的预测似乎很准确。1915 年，霍夫曼对每年大约有 8 万美国人死于癌症的事实感到震惊。到 20 世纪 20 年代末，这个数字增长到约 14.5 万。美国人和德国人一样，越来越担心癌症。1928 年，西弗吉尼亚州参议员马修·尼利（Matthew Neely）站在美国国会议员面前，挥舞着一本霍夫曼的书，宣称癌症"比任何威胁人类生存的灾祸都更可怕"。[23]

在对旧金山地区的调查结束时，霍夫曼确信自己找到了癌症发病率上升的原因。他写道，癌症问题首先是食物的问题，是"构成文明种族现代饮食基础的基本错误"的问题。1937 年，霍夫曼出版了长达 767 页的《癌症与饮食》（Cancer and Diet）一书，书中列出了大量的新数据，对他所能找到的全部相关资料进行了综述，这些资料中有的甚至可以追溯到古代。霍夫曼在书中指出，在研究营养在癌症中的作用方面，世界其他国家已经落后于德国。他不下十几次地提到瓦尔堡关于癌细胞代谢的"划时代论著"。[24]

霍夫曼在 1915 年对一长串可能致癌的外部因素进行了探讨。哪怕他在那时就把注意力转移到了营养方面，得出的结论也不会与 1937 年的研究成果相差太多。当时，需要担心的食物、防腐剂和烹饪方法仍然多得令人眼花缭乱，每位专家都给出了不同的建议。德国的癌症巡回展览呼吁人们多吃水果和纤维，警告德国人不要摄入过多的脂肪、糖和蛋白质。利克建议人们不要吃肉食和除蜂蜜以外的甜食，要吃黑面包、水果和蔬菜。霍夫曼劝告他的读者注意缺乏维生素和矿物质的危害，还特别指出西红柿和盐是有害的。

霍夫曼得出的结论是，现代西方饮食习惯是癌症形成的主要原因，因为遵循传统饮食习惯的人群很少患癌症。然而，在锁定现代西方饮食习惯中具体的罪魁祸首上，将西方人口和非西方人口进行比较的做法就没有太大用处了。据说北极的因纽特人和西非的加蓬人在遵循传统饮食习惯时都没有得癌症，这种说法可能是真的，但他们的传统饮食之间存在着显著的不同。因纽特人几乎只吃动物制品，而喜马拉雅山脉的罕萨人则吃富含植物的食物。

虽然对食品中致癌物的焦虑已经与极度种族歧视的浪漫主义纠缠在一起，但这并不代表这种焦虑就是多余的。一个人可能在事实上是正确的，但在理解其含义上却是错误的。不过，像利克这样的浪漫主义者也面临着一个实证问题。尽管人们对致癌物存在诸多担忧，但并没有特别有力的证据表明某种食物或营养物质与癌症有关。荷兰癌症权威人士 H.J. 迪尔曼（H. J. Deelman）说："如果有人试图让我们相信癌症和饮食之间有任何联系，那么他显然是非常轻率的。"他指出，尽管学界现在十分重视饮食因素，但有个更大的问题几乎没有得到任何解决，那就是他们并未区分饮食与环境中其他因素的影响。一些人群之所以不易患癌，不只是因为他们遵循不同的饮食习惯。迪尔曼写道，他们有一种"完全不同的生活方式"。[25]

利克尽其所能回击那些批评他的人。尽管他厌恶瓦尔堡等研究人员推崇的机械论，但他毫不犹豫地拿出瓦尔堡的发现作为证据，证明营养与"癌症组织的代谢紊乱"有关。然而，利克和霍夫曼能说的也就这么多了。迪尔曼的观点在科学上是站得住脚的。他并不否认癌症在工业化国家变得越来越常见，只是饮食假说远未得到证实。[26]

虽然霍夫曼和德国癌症研究机构仍然对饮食和癌症之间的联系感到困惑，但他们正在绕着一个基本的问题打转。他们注意到，工业化社会癌症发病率的上升似乎与食物有关。随着 1937 年《癌症与饮食》一书的出版，霍夫曼有理由相信，世界其他国家将追随德国的脚步，关注饮食与癌症之间的关系。

如果这种想法后来没有落入坏人之手，没有被彻底地玷污，也许医疗机构会更认真地对待癌症与饮食之间的联系。

与恶性肿瘤做斗争

癌症并不是希特勒唯一担忧的健康问题。库比席克是希特勒早年的朋友，两人 1908 年在维也纳同住一室。库比席克记得希特勒"对任何与身体有关的事情都近乎病态的敏感"。虽然希特勒在 20 世纪 20 年代的健康状况总体良好，但他对死亡有着强烈的恐惧。约瑟夫·戈培尔（Joseph Goebbels）当时在日记中写道，"等我不在了"已成为希特勒的"口头禅"。[27]

贪婪的代谢
Ravenous

1924 年，希特勒开始减少肉食摄入量和饮酒量。他在解释做出这一决定的原因时，含糊地提到了自己的健康状况和体重，但后来他把自己转向素食主义的做法归功于他的偶像瓦格纳。在 1881 年的一篇文章中，瓦格纳写道，素食主义是人类最初的饮食习惯，食用动物肉以及种族的混合已经玷污了人类。这篇文章促使瓦格纳的一位狂热崇拜者移居巴拉圭，因为他可以在那里建立一个没有肉食和犹太人的殖民地。希特勒的野心更大，他希望整个德国成为没有犹太人的素食主义乌托邦。[28]

但如果说希特勒的疑病症会以多种不同的形式表现出来，那么最让他害怕的就是癌症。长期以来，他一直担心自己的胃痉挛和严重的腹胀是患有癌症的证据。随着时间的推移，他的焦虑逐渐加深。从《我的奋斗》中可以明显看出，他的恐惧是由目睹母亲遭受实验性癌症疗法的经历造成的。希特勒在其中写道，即使"通过手术治愈癌症的可能性只有 0.5%"，垂死的癌症患者也会接受治疗，德国军队应该也这样毫不犹豫地大胆冒险。在一篇批判奥匈帝国的文章中，希特勒用比喻的手法写道，"它在对抗恶性肿瘤方面的软弱姿态是显而易见的"。[29]

癌症在 20 世纪 20 年代是一种常见的喻体，在今天也是如此。但是希特勒在他的写作和演讲中频繁使用这个喻体，这就很能说明问题了。在某些情况下，他把德国比作一名垂死的癌症患者，而把自己塑造成一位外科医生，"为癌变的溃疡开刀"，"与恶性肿瘤斗争"。1928 年，希特勒胃痉挛发作，不得不去看医生，医生诊断出他患有慢性胃炎，并建议他更严格地控制饮食。希特勒的胃痉挛的症状没有就此消散，他对癌症和食物的关注也持续了下去。[30]

不知从何时起，希特勒开始崇拜利克。他甚至在自己被任命为德国总理之前就亲自任命利克为德国御医长。希特勒也以他独特难懂的方式将癌症视为一种"文明病"。也许是受到了利克的直接影响，他怀疑使食物脱离自然状态的烹饪行为是问题的根源。他在用餐的时候反复提到这个话题：

> 我们的饮食中有 9/10 都是被剥夺了生物特性的食物。我听说有 50% 的狗死于癌症，这一定是有原因的。狗天生是吃肉的，要撕咬其他动物。可如今，狗几乎只吃杂粮面包和熟肉。如果我让一个孩子在梨和肉之间选择，他马上就会选择梨。这是他的返祖本能。乡下人每天有 14 小时呼吸新鲜空气。但到了 45 岁，他们就老了，死亡率很高。这是他们饮食错误的结果。他们只吃熟食。人不该受自己的贪欲支配。大自然会自发地淘汰一切没有生存天赋的生物。在所有生物中，只有人类试图否认自然法则。[31]

关于希特勒在这一时期对饮食和癌症的思考，最引人注目的描述来自阿尔伯特·克雷布斯（Albert Krebs）。此人与汉斯·克雷布斯没有亲戚关系，他是 1932 年 2 月与希特勒一起住在汉堡市阿特兰蒂克酒店的纳粹地区领导人。当时正在竞选德国总统的希特勒在前一天晚上发表了演讲。阿尔伯特知道希特勒喜欢查阅报纸上刊登出来的演讲稿，所以打算把晨报拿给他看。当阿尔伯特走近希特勒的套房时，他听到了"有节奏的叫喊"："我的汤！"在套房的第一个房间里，阿尔伯特发现希特勒的随从们正在紧张忙乱地为他们愤怒的元首准备另一份食物。阿尔伯特写道，那"就像法国喜剧中的一幕"。[32]

阿尔伯特走到套房最里面的房间，发现希特勒"趴在一张圆桌上，看起来忧郁而疲倦，正慢慢地喝着蔬菜汤"。当阿尔伯特把报纸递给希特勒时，希特勒把报纸推到了一边。他还有别的事想跟阿尔伯特说。他开始"带着明显的焦虑，急切地"询问阿尔伯特对素食的看法。

阿尔伯特不知道该如何回答，但希特勒对他的回答不感兴趣。他就健康食品"展开了一场长篇大论"。当时阿尔伯特已经很了解希特勒，平时并不会被他的咆哮吓到，但那天早上希特勒确实让阿尔伯特吃了一惊。这是希特勒第一次从个人的角度与阿尔伯特交谈，公开谈论他对疾病的恐惧，甚至列出了促使他采取无肉饮食的症状，包括出汗、极度紧张、颤抖等。阿尔伯特写道："这种在不经意间流露出的软弱可能会暴露出隐藏的真相——他的'坚强'只是一种过度补偿。"

希特勒还告诉阿尔伯特，他担心胃痉挛是癌症的症状。可能正是阿尔伯特的姓氏"克雷布斯"（Krebs）让希特勒感到不安。krebs在德语里是癌症的意思。Cancer（英语，意为癌症）和krebs都是从"螃蟹"的古希腊语karkinos衍生而来。人们认为是古希腊医师希波克拉底为癌症命名的，但尚不清楚为什么癌症会让他想到螃蟹。在德语中，krebs 也可以指真正的螃蟹、小龙虾和龙虾。希特勒对这些海洋生物非常着迷。一些学者认为，希特勒在关注甲壳类水生动物的同时也在关注癌症，这绝非巧合。

阿尔伯特惊愕地坐在那里听着。希特勒说，正是因为知道自己即将死去，他这次是否能当选德国总理才变得如此重要。希特勒说，如果他不尽快掌权，就没有足够的时间来"完成他心中的大业"。

说完这些话，希特勒突然恢复了镇定，把注意力转向了报纸和他的演讲。"希特勒克服了抑郁情绪，"阿尔伯特写道，"他从普通人变回了元首。"

Ravenous

第 8 章

永恒的犹太人

贪婪的代谢
Ravenous

1933 年 5 月 16 日上午，威廉皇帝学会会长普朗克在柏林会见了希特勒。此时，德国总统保罗·冯兴登堡（Paul von Hindenburg）任命希特勒为总理已经三个多月了，但普朗克迟迟没有领会希特勒崛起的意义。

在这方面，普朗克并非孤例。德国在 20 世纪 20 年代末的复苏蔚为壮观，却很短暂。随着 1929 年 10 月美国股市的崩溃，美国的银行家收回了一直支撑着德国工业的贷款。德国经济再次暴跌，社会重新回到不稳定的状态，而从中获益最大的人就是希特勒。在 1930 年的德国国会选举中，纳粹党获得了 650 万张选票，使该党获得了国会 577 个席位中的 107 个。两年后，大约 600 万德国人失业，纳粹占据了国会的 230 个席位。

冯兴登堡任命希特勒为总理，以为自己和其他德国保守派可以遏制希特勒。那些一直在关注此事的人却不以为然。德国记者塞巴斯蒂安·哈夫纳（Sebastian Haffner）仅仅看到"德国总理希特勒"这几个字就震惊了。他写道："现在看到它白纸黑字地写出来，真是太奇怪了，太不可思议了。有那么一瞬间，我闻到了这个男人身上的血腥和污秽气味，感觉一只吃人动物正令人作呕地靠近，那肮脏锋利的爪子就在我面前。"[1]

1933 年 3 月底，纳粹新建的集中营已经挤满了政治犯。4 月 7 日，德国国会通过了《恢复专业公务员制度法》(*Law for the Restoration of the Professional Civil Service*)，简称《公务员法》，禁止祖父母和外祖父母中至少有一位是犹太人的"非雅利安人"担任政府职务，包括大学职务。尽管还要再过 5 年，犹太人才被纳粹从公共生活中驱除殆尽，但德国的科学界从此刻起再也不复从前。

《公务员法》生效时，普朗克正在西西里度假。即使诺贝尔奖获得者、德国物理学家马克斯·冯劳 (Max von Laue) 恳求他返回柏林帮助众人应对危机，他也没有回去。尽管普朗克过去曾支持过一些犹太科学家，包括埃米尔和爱因斯坦，但作为一个顺从的普鲁士人，他不是一个敢于反抗法西斯独裁者的人。直到他得知威廉皇帝物理化学研究所 (Kaiser Wilhelm Institute for Physical Chemistry) 所长哈伯宣布自己宁愿辞职也不解雇实验室里的众多犹太研究人员时，他才意识到事态的严重性。哈伯生来就是犹太人，但接受了基督教的入教洗礼，似乎是为了促进他的学术事业。不太知名的科学家逃离德国是一回事，哈伯离开是另一回事。哈伯是第一次世界大战期间德国毒气战计划的设计者。他是一位著名的爱国者，也是德国科学界的支柱，而普朗克最珍视的就是德国科学界。

后知后觉的普朗克决定采取行动，他很快就与希特勒见了面。普朗克于 14 年后在他妻子的帮助下对那次会面进行了记述，但现在许多历史学家带着怀疑的眼光看待这段记述。据称，希特勒告诉普朗克，他"对犹太人本身没有任何敌意"，但他必须对犹太人发动战争，因为他们都是纳粹和德国的敌人。普朗克表明，"犹太人也分不同种类，有些对人类有价值，有些则毫无价值，必须加以区分"。

"犹太人就是犹太人，"希特勒反驳道，"所有犹太人都像水蛭一样黏在一起。"

普朗克声称他后来又去找过希特勒，提到了某些犹太科学家对德国的重要性，但希特勒已经失去了兴趣，把话题转到了他自己身上。"人们说我神经衰弱，"希特勒说，"这是诽谤。我有钢铁般的神经。"希特勒继续往下说，语速越来越快，同时用力拍打着自己的膝盖。普朗克写道："我只能保持沉默，然后离开。"这也是当时百万德国人得出的共同结论，而他们的决定最终导致欧洲犹太人遭逢劫难。[2]

虽然普朗克没有提及此事，但在两人会面后的几天里有消息传出，称希特勒向普朗克保证不会对威廉皇帝学会施加更多的限制。与希特勒会面几周后，普朗克出现在学会的年会上，大声朗读学会发给希特勒的电报。普朗克宣称，德国科学界已准备好"在重建新民族国家的过程中进行愉快的合作"。[3]

对普朗克和其他许多人来说，这种愉悦很快就会消失。在普朗克发表讲话的三个月后，洛特有一次偶然遇到了他。当时，普朗克"不修边幅"，"拖着脚走在公园里"，样子"很狼狈"。洛特对普朗克讲了最近德国各所大学开除犹太人的事，普朗克声称他对此事毫不知情，但并没有试图掩饰自己的绝望。他说，德国科学已经变得"毫无价值"。

洛特因普朗克未能挺身对抗纳粹而看不起他。"威廉皇帝学会的成员被赶出去时，他为什么袖手旁观，甚至连解释都懒得解释？"洛特在 1934 年写道，"他为什么只是弯着腰走来走去，不停地发牢骚、抱怨"，而不去"谴责那些纳粹分子"？尤其令她震惊的是，普朗克竟然在一次关于德国物理学的公开演讲中漏掉了埃米尔的名字，大概是因为他根本不敢提及一个犹太人。[4]

瓦尔堡的祖父母都是犹太人，根据《公务员法》的规定，他无疑是"非雅利安裔"。但是，《公务员法》不适用于私人资助的机构，而且希特勒起初在冯兴登堡的压力下为退伍军人破了例。因此，至少在一开始，瓦尔堡并不像他的许多同事那样恐慌。他藏身在达勒姆的研究所里，可能没有看到面无表情的党卫军站在犹太人开的商店前驱赶顾客，也没有看到来势汹汹的纳粹暴徒在街上大喊"犹太人滚出去"。瓦尔堡可能没有听到过"褐衫军"殴打政敌并把他们送进新建的集中营的报道。1934 年初，瓦尔堡甚至不知道德国已经在 1933 年 10 月退出了国际联盟，这让他的堂兄弟们惊讶不已。[5]

虽然瓦尔堡对某些事毫不知情，但他知道犹太科学家正被赶下工作岗位。1933 年 3 月，甚至在《公务员法》制定之前，普鲁士科学院就开始着手以诋毁纳粹新政府的罪名解雇爱因斯坦。爱因斯坦选择主动辞职，没有给科学院解雇他的机会。这一举动进一步激怒了他的纳粹对手。瓦尔堡对爱因斯坦的遭遇感到震惊。当年晚些时候，瓦尔堡对洛克菲勒基金会的一位要员说，普鲁士科学院的所有成员都应该辞职。瓦尔堡认为，强有力的团结声明可能会阻止此后所有针对犹太科学家的行动。

虽然瓦尔堡不是普鲁士科学院的成员，但为了声援爱因斯坦，他确实从德国物理学会辞职了。瓦尔堡声称，他有一次还怒气冲冲地在威廉皇帝学会研究所的董事会议上提前离场，因为会场里那些准备让希特勒控制该学会的纳粹支持者让他感到厌恶。[6]

当然，瓦尔堡表现出的愤慨并没有起到什么作用。在《公务员法》生效的第一年，估计有 2 600 名科学家和其他学者逃离了德国，他们几乎都是犹太人。汉斯·克雷布斯也是犹太人。当新规定宣布时，他刚刚开始在弗赖堡担任新的教职。在接下来的几天里，他照旧去上班，无法想象自己真的会遭到解雇。瓦尔堡写信给克雷布斯，邀请克雷布斯回到细胞生理研究所，同时补充说搬到英国似乎也是一个安全的选择，因为在德国，"我们不知道还会发生什么"。[7]

克雷布斯选择了英国。他甚至没法回实验室去收拾自己的东西，只得找人帮他把东西托运到英国。其中包括瓦尔堡呼吸测压器——克雷布斯不久后就用它破译了一系列反应，即人们现在所知的克雷布斯循环（Krebs cycle），彻底改变了人们对新陈代谢的理解。

留下还是离开

虽然瓦尔堡并未公开捍卫受迫害者，但他可能比那个时代的任何其他德国科学家都更加不计后果、勇于反抗。在瓦尔堡的故事中，最令人惊讶的不是一个出身著名犹太家族的人在德国幸存了下来，而是即使他一有机会就挑衅纳粹，也没有因此丧命。

这并不是说瓦尔堡没有意识到他所面临的危险。到 1933 年底，他可能已经意识到，有犹太祖先的人在德国不会完全感到安全。在纳粹崛起的鼓舞下，来自德国社会各个领域的反犹太主义者纷纷从暗处走出来，标榜他们对犹太人的仇恨。1933 年 6 月，一位柏林工程师出版了一本小册子，称威廉皇帝学会是"犹太剥削者、压迫者和马克思主义者的温床"，称德国科学界已经成为"这些吸血鬼的仆人和奴隶"，科学家从自己的创意中获利，还将自己的财富分给犹太阴谋家。这本小册子专门攻击了各研究所的犹太领导人。其中称，"犹太教授瓦尔堡靠着他同事们的发明发家致富，而这些同事却只能带着孩子忍饥挨饿"。[8]

瓦尔堡的第一次反抗是禁止他的员工行纳粹礼或在细胞生理研究所悬挂纳粹党旗。在纳粹统治的 12 年里，他一次又一次地违抗纳粹的命令，就像他在 1934 年所做的那样。当时，他把索要《雅利安裔声明》的海关官员赶出了细胞生理研究所。有一次，另一个研究所的一名年轻女子问瓦尔堡她是否还可以做动物实验，因为她在报纸上看到了纳粹禁止使用动物的报道。瓦尔堡对她说："别再看报纸了。"

还有一次，一群纳粹官员来到细胞生理研究所，检查在场的人是否都在众多新成立的纳粹官僚机构中注册过。据洛特说，瓦尔堡客气地打发了他们，说他的员工在努力工作，"没有时间处理政治问题"。[9]

还有一次，一队突击队员来到细胞生理研究所，说瓦尔堡当天必须派 5 名助理去参加纳粹的强制游行。瓦尔堡要求带队人表明身份，然后告诉那个人，他"宁愿烧掉研究所"，也不允许别人这样横加干涉。突击队员们离开了，再也没有来过。[10]

在纳粹时期，瓦尔堡最强硬的时刻可能是他在保护欧文·哈斯（Erwin Haas）的时候。哈斯是一名犹太研究员，一直在瓦尔堡的研究所工作到 1938 年。当时，一名纳粹官员打电话给瓦尔堡，要求他解雇哈斯。瓦尔堡回答说这是不可能的，他宁愿辞职也不解雇哈斯。1935 年 2 月，瓦尔堡向洛克菲勒基金会的一位要员提及哈斯的情况，重申他只要受到任何政治干涉就辞职。[11]

纳赫曼松认为，归根结底是瓦尔堡的贵族本性让他讨厌第三帝国。"很容易就能猜到他有多鄙视纳粹暴徒，鄙视他们集会的粗鄙，鄙视希特勒身边那些下等人。"瓦尔堡称纳粹分子为"一小撮专横的罪犯"和巴伐利亚的"噪声制造者"。正如他所言，他不会让这种人对他指手画脚。[12]

瓦尔堡在 20 世纪 30 年代上半叶的作为远非完美。他曾解雇了一位名叫沃尔特·肯普纳（Walter Kempner）的年轻犹太研究员。在写给肯普纳母亲的信中，瓦尔堡称肯普纳没有按规定时间进行工作。当时，肯普纳已经在 1929 年因为口出妄言而被瓦尔堡解雇过一次，后来只在细胞生理研究所工作了很短的时间就又被瓦尔堡解雇了。肯普纳是出了名的怪人。许多年后，他在美国成了饮食专家，有时还会对患者进行身体虐待。[13]

瓦尔堡曾试图为肯普纳在美国找一份工作。两人在长达 30 年的时间里保持着友好的通信，所以肯普纳大概不会因为自己被解雇而责怪瓦尔堡。瓦尔堡愿意为哈斯挺身而出，但显然不愿意为肯普纳做同样的事，这很可能反映了瓦尔堡在 20 世纪 30 年代初看到了世事的走向。只要不会对他产生切实的影响，他就可以容忍犹太科学家受到的不公正对待。肯普纳才回到细胞生理研究所工作没多久，所以瓦尔堡不会舍不得他，而哈斯是一位优秀的科学家，是瓦尔堡团队的重要成员。[14]

如果瓦尔堡像其他许多人一样离开德国，他就可以避免这些道德难题了。他有好几次都说自己要离开了。1933 年 5 月，瓦尔堡对洛克菲勒基金会的一名要员说，他在德国看不到“未来”，所以打算一旦在他国找到新工作就离开。根据洛克菲勒基金会的一份备忘录，瓦尔堡已经收到了英国利兹大学的工作邀请。那年夏天，瓦尔堡向马克斯·瓦尔堡提出了离开德国的话题。“我唯一可能会考虑的国家是英国，”瓦尔堡对马克斯说，“可到时我就得和其他教授打交道。你能想象那个场景吗？”[15]

比与学者打交道更让瓦尔堡难受的是作为难民离开德国。瓦尔堡曾对洛克菲勒基金会的一位要员说，他看到自己的名字被错误地加到一份背井离乡的德国科学家名单上，当时感到非常不安。事后来看，逃离德国似乎是合乎道义的当务之急，但在 20 世纪 30 年代初，德国的犹太科学家通常认为这是一种极大的耻辱，相当于承认自己是劣等人。瓦尔堡天生就对这种耻辱非常敏感。他自命不凡，同时又严重缺乏安全感。每当他的研究受到批评时，他都会猛烈回击，因为这些批评会深深地刺痛他。在生命的最后阶段，瓦尔堡仍然对著名有机化学家理查德·维尔施泰特（Richard Willstätter）充满敌意。维尔施泰特究竟做了什么得罪瓦尔堡的事呢？有一次，他对瓦尔堡在他的一次讲座上提出的某个问题不屑一顾。几十年后，瓦尔堡回忆道："当时500 个人都笑了。"[16]

此外，瓦尔堡也找不到逃跑的理由。他在第一次世界大战中当过军官，还是一名枪骑兵。他是个地地道道的德国人。当洛特对自己在德国的未来表示怀疑时，瓦尔堡在信中提醒她，无论她的经济状况如何，"当你不在自己出生的地方生活时，你的自我意识会发生什么变化"的问题将会一直存在。[17]

尽管瓦尔堡有很多缺点，但他清楚自己的身份，知道流亡会给他带来怎样的影响。著名的奥地利作家斯蒂芬·茨威格也曾纠结于同样的两难抉择——是在纳粹的铁蹄下生活，紧紧抓住他仅存的声望和地位，还是逃离，重新开始？茨威格选择了后者，从此一蹶不振。茨威格写道："我有过的所有尝试、成就、经验、乐趣似乎都随风而逝。"

在 1942 年自杀前不久，茨威格称他的流亡生活为"死后"的生活。[18]

对于一个像瓦尔堡这样的德国爱国者，逃离希特勒不仅会带来耻辱并使自己丧失身份，也暗示着他承认了自己之前对德国本身的看法是错的。正如爱因斯坦在 1933 年写给哈伯的信中所说，承认德国的现状"有点儿像不得不放弃一个你毕生致力于研究的理论"。如果要说有什么事是瓦尔堡打死都不会做的，那就是承认错误或放弃一个理论。[19]

因为自己是犹太人，所以就要离开德国——这种想法在瓦尔堡看来更加荒谬。和许多有犹太血统的德国人一样，他从未认为自己是犹太人，也没有觉得自己与犹太团体有什么特殊的联系。正如茨威格所说，中世纪受迫害的犹太人"至少知道他们为什么受迫害"。在世上那么多人当中，希特勒算什么？他凭什么把瓦尔堡赶走？瓦尔堡告诉洛特，他仔细看过一张希特勒的照片，得出的结论是希特勒根本不是纯正的德国人。他怀疑希特勒有斯拉夫血统。[20]

瓦尔堡之所以留下来，还有更具体的理由。离开德国就意味着要放弃他那座令人惊叹的细胞生理研究所。虽然他的研究所隶属于威廉皇帝学会，但它是由一个美国私人基金会资助建立的，而且是瓦尔堡自己筹到的资金。一位年轻的研究人员声称，他曾听到洛克菲勒基金会的一位要员提议为细胞生理研究所拍照，以便在其他地方为瓦尔堡建立一个完全相同的研究所，但没有证据表明洛克菲勒基金会考虑过为瓦尔堡建立一个全新的研究所。一位基金会要员指出，"据我所知，世界上很少有哪个部门的设备和资金能比迈耶霍夫和瓦尔堡的更充足。我怀疑根本找不到合适的人来为他们中的任何一个人创建研究所"，"最好是"现有的机构"出现空缺"。[21]

瓦尔堡告诉克雷布斯，搬迁最大的坏处是他会失去花了多年时间训练出来的协助他进行实验的技术人员。瓦尔堡称，他可以通过眼神与自己的员工交流。虽然谈的是迈耶霍夫的问题，但当瓦尔堡称一位杰出的研究人员尤其难以离开时，他显然也是在说自己的困境。"为一个普通人找到一个地方很容易，"瓦尔堡说，"但为一个国王找到一个王国却很难。"[22]

对于瓦尔堡为何在希特勒上台后仍留在德国，有几种比较好的解释，其中最简单的就是：在纳粹统治的第一年，他没有意识到将来的形势会有多严峻。瓦尔堡相信，当希特勒越过文明国家无法逾越的界线时，纳粹的实验就会内爆。瓦尔堡的观点在20世纪30年代初很普遍，包括许多德国犹太人在内的数百万德国人也都同样缺乏远见。埃里克·瓦尔堡在1933年说，"等时候到了"，希特勒就会"自取灭亡"。[23]

1934年6月16日上午，瓦尔堡与洛克菲勒基金会的要员W.E.蒂斯代尔（W. E. Tisdale）一起喝茶。他说，"不那么无知的""比较温和的势力"正在"发展壮大"。两人在柏林欧陆酒店共进午餐时继续交谈。饭后，他们在外面说话，以免被人听到。当两人在酒店前面来回踱步时，瓦尔堡说，德国军队会来拯救这个国家，恢复君主制。他

断言，纳粹只剩 6 个月的时间了。²⁴

瓦尔堡可能是刻意把德国的未来说得不那么黯淡，因为他怕自己会失去洛克菲勒基金会的资助。如果那时他真的相信自己对蒂斯代尔说的话，那么他的观点没过多久就发生了改变。次年 5 月，瓦尔堡对洛特说，纳粹是"历史上最嚣张的犯罪分子"，政治"吞噬了整个科学界"。他说他已经开始告诉他遇到的"非雅利安人"，要尽一切可能"打倒这些人，推翻政权"，这可以说是"他们的责任"。"但凡你和这些犯罪分子扯上一丁点儿关系，"瓦尔堡继续说，"我都鄙视你。"

瓦尔堡还告诉洛特，只要当时主要用于关押政治犯的集中营和秘密警察还存在，他就不想和德国有任何瓜葛。但对瓦尔堡来说，不想和德国有任何瓜葛并不一定意味着想逃离德国，而是恰恰相反。洛特在日记中写道，他"对德国怒不可遏"，而且"他越厌恶德国，他要留下来的决心就越坚定"。瓦尔堡把自己封闭在家里和研究所里，在德国人民中"像个外国王子"。"他告诉自己，这不过是对毅力和精神承受力的考验，看谁能耗得过谁，是他们，还是他。"洛特补充道，"我希望是他。"²⁵

洛特也在为是留是逃的问题而纠结，而瓦尔堡给妹妹的建议很发人深省。"他先是建议我们留下，后来又建议我们离开，"洛特说，"他总是自相矛盾。"

同年晚些时候，瓦尔堡再次提到，如果他能找到一个与他名声相

称的职位，他就有可能去英国。但是他又说，如果这会让人觉得他是
被赶走的，他就不会离开。在受到纳粹下等人羞辱之前，瓦尔堡保证
说要等到"一切都崩溃"的那一刻。

　　洛特把瓦尔堡的话记在她的日记里，然后附上了她自己的看
法："他要等到这里的一切都崩溃的时候才离开，我担心到那时就太
晚了。"[26]

　　对瓦尔堡和其他被纳粹视为"非雅利安裔"的人来说，随着
1935 年《纽伦堡法案》（ Nuremberg Laws ）的出台，转折点出现了。
通过暴力和经济制裁，纳粹已经让德国剩下的大多数犹太人的生活变
得难以忍受。但是纳粹强硬派对他们眼中的缓慢的改革步伐感到沮
丧，认为现有的措施还不够严厉。有些人开始自己动手，组织使用私
刑的暴徒，袭击那些涉嫌与雅利安人发生性关系的犹太人。《纽伦堡
法案》的制定就是为了满足这种对实施更多残酷行为的渴望。从某种
意义上说，残酷本身就是目的。用一位历史学家的话来说，这就是
"我踢故我在"。[27]

　　《纽伦堡法案》包含两部法律。其中，《帝国公民权法》（ The
Reich Citizenship Law ）剥夺了犹太人的德国公民权，使他们成为国
家的臣民。《德意志血统及名誉保护法》（ Law for the Protection of
German Blood and German Honor ）规定，犹太人与"德意志血统"的
人结婚或发生婚外关系都是犯罪。纳粹声称这些新法律将使他们的犹
太人政策更加清晰，却产生了相反的效果。

在禁止犹太人和"德意志血统"的人产生关系的法律草案初稿中，有一条很重要的内容："这条法律只适用于百分之百血统的犹太人"，即祖父母和外祖父母中有三位或四位是犹太人的人。希特勒认为这样可以减少国际上的抗议，于是在发给政府通信社的草案中保留了"百分之百血统的犹太人"的说法。但在递交给德国国会的草案中，希特勒用铅笔划掉了这条内容。就凭那一个铅笔记号，他改变了成千上万的德国人的命运，这些人的祖父母和外祖父母中只有一位或两位是犹太人。

这两份不同的草案导致德国官员无法确定该法律的适用对象。大多数纳粹党官员希望继续根据 1933 年《公务员法》的条款来定义犹太人或非雅利安裔，该法律规定，只要某人的祖父母和外祖父母中有一位是犹太人，那么此人就是犹太人。但那些担任政府职务的人顾虑到德国的国际声誉，呼吁采取更微妙的立场。当时距离柏林奥运会还有不到一年的时间，尽管人们认为国际社会能够容忍纳粹对犹太人的暴行，但不太清楚国际社会是否会容忍纳粹对所谓的二分之一血统的犹太人和四分之一血统的犹太人的攻击，因为这些人通常认为自己是基督徒。

纳粹把祖父母和外祖父母中只有一位或两位是犹太人的德国人称为"杂种"，这是一个贬义词。希特勒痛恨这些"杂种"，称其为"介于人与猿之间的怪物"。他曾经说过，有二分之一犹太血统的人即便与所谓的纯正德国人繁衍 6 代子孙也无法"去除犹太血统"。在希特勒看来，肮脏的犹太血统与纯正的雅利安血统混合在一起而不受惩罚就是一场梦魇，而"杂种"便是这梦魇活生生的化身。希特勒在《我的奋斗》中写道，在"杂种"中，"父母的罪恶会导致孩子体弱多病"。[28]

然而，随着关于新法律的争论愈演愈烈，希特勒动摇了。"杂种"最终会遭遇和"百分之百血统的犹太人"相同的命运，这一点已成为纳粹公认的事实。但希特勒认识到，对"杂种"的迫害不仅仅会影响德国的国际声誉。"杂种"有数百万"德意志血统"的亲戚。如果这些亲戚的家庭成员受到羞辱和迫害，他们可能会转而反对纳粹。许多"杂种"当时仍在德国军队中服役，其中不乏最高级别的军官。

最后，希特勒站在了"温和派"一边。11月的一天，洛特在日记中写她的哥哥正在等待"一切都崩溃"。而在那之后仅过了两天，《纽伦堡法案》就增加了一条补充法令，以区分百分之百血统的犹太人和非百分之百血统的犹太人。像瓦尔堡这样祖父母和外祖父母中有两位是犹太人的人被认为是"一级杂种"，而祖父母和外祖父母中只有一位是犹太人的人则被认为是"二级杂种"。

尽管"杂种"不像百分之百血统的犹太人那样受制于所有的法令，但他们仍然被剥夺了就任权威职位的权利以及属于德国公民的大部分权利。根据法案，他们仍然可以被征召入伍，但是将被限制在最低级别服役。虽然法律没有禁止"杂种"上大学，但很多专业是不对"杂种"开放的。在某些情况下，"杂种"甚至被禁止进入所属的教堂。[29]

一分为二的人生

呼吸和发酵的第一步都是分解，即糖酵解：一个葡萄糖分子被一分为二。糖酵解如今成了他的人生隐喻：他以各种方式被一分为二。他既是 19 世纪的贵族又是有远见的现代科学家，既迷人健谈又自负专横。后来，他在法律上成了"一级杂种"，即半犹太半雅利安人，再次被一分为二。

虽然没有记录显示瓦尔堡直接提起过他的新法律地位，但其他许多"杂种"都提到过。他们通常因为被归类为二等公民而感到震惊和耻辱。根据《纽伦堡法案》的规定，瓦尔堡可能会因为与一名雅利安人有亲密关系而被捕，罪名为"种族玷污"。瓦尔堡是二分之一血统的犹太人，即使他与四分之一血统的犹太人有关系，也可能被逮捕。

"杂种"既不是"纯正的"犹太人，也不是"纯正的"德国人，他们陷入了纳粹混乱的种族幻想之中。德国内政部官员伯恩哈德·勒泽纳（Bernhard Lösener）曾经说过，"杂种"的处境甚至还不如"百分之百血统的"犹太人，"百分之百血统的"犹太人至少有自己的团体。"杂种"被夹在两个世界之间——他们半是犹太人，半是雅利安人；半是被压迫者，半是压迫者。

甚至在《纽伦堡法案》出台之前，纳粹就已经在瓦尔堡拿不出雅利安血统证明的时候妨碍过他的工作。出台后，瓦尔堡的处境变得更加艰难了。他继续邀请年轻学者到细胞生理研究所工作，但愿意应邀

的人越来越少。有些人甚至认为瓦尔堡对他们的这种友好邀请就是个
笑话。有一次,瓦尔堡请一位英国科学家到柏林访问,结果却遭对方
当面嘲笑。瓦尔堡说,就因为他那"二分之一的犹太人"的身份,细
胞生理研究所成了人们"蔑视"的对象,甚至与它扯上关系的人都有
学术生涯被毁掉的危险。[30]

1936 年 1 月 13 日,《纽约时报》发表了一篇批评威廉皇帝学会
衰落状态的社论:"就连受到洛克菲勒基金会支持的生理学家瓦尔
堡,以及迈耶霍夫等杰出人物的命运也都岌岌可危,这已不是什么秘
密。"卡尔·纽伯格(Carl Neuberg)是现代发酵研究的先驱,也是世
界上最负盛名的化学家之一。即使在 1934 年被免去威廉皇帝生物化
学研究所(Kaiser Wilhelm Institute for Biochemistry)所长的职务后,
他仍留在德国。1936 年,纽伯格拼命想要保住自己在达勒姆的事业
和生活,于是提议把他的设备搬到老研究所的门房里,可就连这个微
不足道的要求也被拒绝了。[31]

尽管瓦尔堡在纳粹试图直接干涉细胞生理研究所时做出了激烈的
反抗,但他告诉他在其他机构的犹太同事们要保持低调,希望纳粹会
忘记他们。瓦尔堡提醒他们,公开发表反对政府的言论只会让德国犹
太人的处境雪上加霜。他给迈耶霍夫的建议是"不要轻举妄动"。但
随着时间的推移,瓦尔堡关于"纳粹噩梦很快就会结束"的说法越来
越不可信。在这个 10 年的中期,希特勒越来越受欢迎而非相反。

瓦尔堡在柏林成为二等公民的时候,他的名声和知名度却在不断

提高。1936 年，美国广播节目《文明英雄》（*Heroes of Civilization*）在一期节目中讲述了瓦尔堡的一个小发现，一名演员扮演瓦尔堡。同年，瓦尔堡计划参加在马萨诸塞州剑桥市为纪念哈佛大学建校 300 周年而举行的国际学者会议。瓦尔堡很高兴收到邀请。"我今天的地位，还有我今天的成就，都是外国人给的，"他对洛特说，"所以我才觉得自己在这个国家完全就像个外国人，在这里也像外国人一样生活。"[32]

瓦尔堡并没有到哈佛大学去，他在活动开始前不久取消了行程。在 1936 年 8 月驶往美国的欧罗巴号邮轮的乘客名单上，瓦尔堡的名字被划掉了。原计划出席会议的物理学家沃纳·海森伯格（Werner Heisenberg）也没有到场。《波士顿环球报》（*Boston Globe*）在关于此次哈佛大学会议的一篇报道中指出，缺席会议的两位科学家似乎比"所有出席的科学家"都更引人"热议"。[33]

瓦尔堡取消行程的具体情况尚不清楚，哈佛大学只被告知瓦尔堡有"突发性职责"要履行。但几乎可以肯定的是，德国当局禁止瓦尔堡出席会议。在 1936 年柏林奥运会的筹备过程中，纳粹忙于进行宣传，以转移人们对其反犹太政策的注意。瓦尔堡在政治上很有用，他的境况能够证明犹太人仍然可以在德国生活和工作。

瓦尔堡知道自己对纳粹有用。他对洛特说，他怀疑在纳粹名册上，他的名字旁边有一条注释"为对外宣传再留 10 年"。他告诉洛特，他在德国待了这么久，已经和纳粹签订了"魔鬼契约"。[34]

正如洛特所说，瓦尔堡留在纳粹德国的计划只有通过演戏才能实现。洛特写道，她的哥哥"决定扮演一个没有灵魂的人"。[35]

瓦尔堡成了德国当局的工具，他也许在不知不觉中继承了一项有着几百年历史的家族传统。他是西蒙·冯·卡塞尔（Simon von Cassel）的直系后裔。卡塞尔是 16 世纪瓦尔堡家族的族长，获准进入德国瓦尔堡镇（Warburg，与瓦尔堡姓氏的原文相同）从事货币兑换和典当生意。尽管当时有许多职业都禁止犹太人从事，但教会禁止放贷的规定使他们得以扮演这样的经济角色。卡塞尔和他的后代是"受到保护的犹太人"。虽然他们仍然被视为二等公民，但当地统治者给予他们特权，让他们成为犹太团体的领袖，而卡塞尔的住所也是瓦尔堡的犹太教堂。历史学家兼传记作家罗恩·谢诺（Ron Chernow）在他关于瓦尔堡家族的著作中写道，瓦尔堡家族"被一根金线吊着，悬挂在上面的非犹太人和下面的犹太人之间。他们既不完全是犹太人，也不完全是非犹太人。这种模棱两可的混合身份导致瓦尔堡家族的成员有严重分裂的人格。"[36]

直到 1937 年 1 月，瓦尔堡还能假装乐观。一位在当月与瓦尔堡一起用过餐的洛克菲勒基金会要员称瓦尔堡"不像 1934 年夏天那么忐忑不安了"。就餐期间，反叛的瓦尔堡称纳粹"反复无常"，还嘲讽了纳粹的军国主义。他引用一位英国熟人的话说："武力不代表强大，傲慢也不等于尊严。"

同年晚些时候，瓦尔堡获准前往巴黎参加一场科学会议。他和海

斯一起到了巴黎，前往德国大使馆进行登记。洛特当时也在巴黎，她
说瓦尔堡在去大使馆时"穿着非常庄重"，戴着他所有的战争勋章。
但当他到达大使馆时，发现里面空无一人，他很生气。

那时，洛特已经永久地离开了德国，住在海牙。瓦尔堡跟她讲述
了他在达勒姆的生活。有一天，他和威廉皇帝学会的秘书长格卢姆一
起在普朗克的办公室里。他站在门口，转向另外两位德国科学界的显
要人物，讲出了他的临别之语。他说，据说"希特勒很惊讶，没想到
那些非犹太人教授如此懦弱，竟然不敢挺身反抗"。

瓦尔堡还告诉洛特，每次普朗克想和他说话的时候，他都不予理
睬，所以普朗克就不再找他说话了。洛特也仍然对普朗克感到愤怒。
"直到生命的尽头，他都会戴着高贵、无私、令人信服、名副其实的
研究者的假面，"她在日记中写道，"没有人会发现他在最后几年极其
懦弱、缺乏个性。"

然而，在 1937 年，瓦尔堡根本无心去管普朗克。此时，他要想
在德国过上还算正常的生活，就必须拿出确凿的证据证明自己没有犹
太血统。各种纳粹官员定期传唤瓦尔堡进行查问。为了应对这样的查
问，瓦尔堡干脆撒了个谎，对警察和缠着他的官员说他是纯正的雅利
安人。他向洛特解释说，他别无选择。如果他不假称自己是雅利安
人，生活将"不堪忍受"。[37] 瓦尔堡称一些纳粹官员相信了他，而那
些知道他在说谎的人也不敢质问他。更有可能的是他们都知道他在撒
谎。洛特说，"顶着瓦尔堡这样的姓氏"，他还敢说这种谎话，这是

一种"需要非凡勇气的壮举"。[38]

即便瓦尔堡有一个不那么明显的犹太姓氏,他的境遇也不会好到哪儿去。纳粹把新教教堂几百年的洗礼记录变成了庞大的家谱登记册。从昏暗的教堂地下室收集的档案有时会留下模棱两可的余地,但在这种情况下,还有其他判断方式。瓦尔堡在威廉皇帝人类学研究所(Kaiser Wilhelm Institute for Anthropology)的同事们可以根据一个人的头部或鼻子的形状来判断这个人的种族纯度。[39]

三年前,瓦尔堡发誓他不会被纳粹吓跑。三年后,他因优柔寡断而不知所措。他对妹妹说,他已经有过"一百次"要离开的念头了,但还是拿不定主意。[40]

1938 年伊始,瓦尔堡就感到特别不安。他几乎可能会被纳粹以任何理由逮捕,但在 1 月 12 日,他看到了更加让他震惊的新闻——他死了。至少伦敦《泰晤士报》在那一天为瓦尔堡登的讣告上是这样说的。[41]

瓦尔堡愤怒地写信斥责《泰晤士报》,该报在第二天为这个错误登文致歉:"本报昨天错误地宣布了生物学家奥托·瓦尔堡教授去世的消息,我们在此深表歉意。本报很高兴地获悉,瓦尔堡教授仍然健在。"[42]

真正的死者与瓦尔堡同名,是瓦尔堡的一位堂兄。此人除是一位杰出的植物学家外，还是世界犹太复国主义组织（World Zionist Organization）的前负责人。瓦尔堡发现了讣告中的黑色幽默。他把这篇讣告贴在自己工作区附近，整天都在念叨此事，一遍又一遍地说他自己可以写得更好。瓦尔堡开玩笑说："这篇讣告看起来像是出自可怜的老海因里希·威兰（Heinrich Wieland）和可怜的老托斯滕·桑伯格（Torsten Thunberg）之手。"他指的是自己的两个科研对手。据说，他当时真的很难过，因为讣告没有提及他的最重要的一些发现。对一个决心给人类留下不朽印记的自命不凡之人来说，仅有三段的讣告一定是一种沉重的打击。

问题还不止这些。在写给一位洛克菲勒基金会要员的一封不同寻常的私人信件中，瓦尔堡提到了这位和他同名的堂兄，称"这位老先生肯定有上百岁了，我并不认识他，可他在我的生活中引起了很大的混乱……他的存在实际上对我的个体性构成了障碍"。事实上，就连监视瓦尔堡的纳粹官僚都曾把他和他那位堂兄弄混过。[43]

有两个奥托·瓦尔堡：一个是狂热的犹太复国主义者，另一个脱离了自己的犹太背景并在纳粹德国工作。这简直太完美了，"分裂的瓦尔堡人格"在两个截然不同的个体上呈现出来。这位同名堂兄的存在不仅妨碍了瓦尔堡的个体性，也是对他整个人的控诉。虽然瓦尔堡家族"悬挂在上面的非犹太人和下面的犹太人之间"，但那位与瓦尔堡同名的犹太复国主义者已经到了下面，所以瓦尔堡也只能往上面爬了。[44]

几周后，洛克菲勒基金会的沃伦·韦弗（Warren Weaver）来到细胞生理研究所。至于瓦尔堡当时是否还在想着这则讣告，我们就不得而知了。当韦弗出现在瓦尔堡的书房门口时，瓦尔堡正坐在书房里和一位年轻的研究员交谈。研究员离开后，瓦尔堡"带着有点儿讽刺的笑容"告诉韦弗，他刚刚接到了理查德·库恩（Richard Kuhn）的电话。库恩是威廉皇帝医学研究所（Kaiser Wilhelm Institute for Medical Research）的所长，在当年晚些时候获得了诺贝尔奖。瓦尔堡说，他拿起电话，告诉库恩"我不想和你说话"，然后就挂了电话。"我像对待狗一样对待他们，"瓦尔堡说，"因为他们确实是走狗。"

瓦尔堡有充分的理由蔑视库恩，因为库恩早些时候曾谴责过迈耶霍夫试图保护犹太雇员的行为。瓦尔堡接下来说库恩等几位威廉皇帝研究所所长"烂到了骨子里"，说他们一心只想着自己的权力，韦弗听后颇感震惊。韦弗写道："他给人的印象是，无论他的头脑在从事科学研究时多么敏锐，他的精神还是濒临不稳定的状态。"瓦尔堡"显然正经受着一种强烈的甚至可能是意想不到的孤独。他的被害妄想症相当严重，这一点似乎也很明显"。[45]

韦弗的说法并不是特别有同情心。瓦尔堡已经面临多年的迫害，他的处境只会变得越来越恶劣。尽管他在 1937 年获准出国，但 1938 年 8 月，纳粹阻止他参加在苏黎世举行的国际生理学大会（International Congress of Physiology），而他本来打算在大会上发表一篇论文。瓦尔堡给大会组织者发了一封电报。"必须取消出席，"他写道，"没有理由。"[46]

"没有理由"可能会被理解为瓦尔堡是在暗指纳粹不可理喻。与会者对瓦尔堡这封电报中所含的颠覆性信息感到兴奋。在 1938 年，瓦尔堡继续反抗纳粹。普朗克 80 岁生日招待会的邀请函一到，他就把它扔了。那一年，当瓦尔堡的最后一名犹太雇员离开细胞生理研究所时，盖世太保问瓦尔堡怎么敢让一名犹太雇员待这么久。瓦尔堡回答说，这名雇员是匈牙利犹太人，他原以为那些规定只适用于德国犹太人。[47]

尽管瓦尔堡仍然能够猛烈出击，但他不再像前几年那样冒险了。诺曼·戴维森（Norman Davidson）是一名年轻的苏格兰研究员，他在这一时期做出了来细胞生理研究所工作的惊人决定。他回忆说，瓦尔堡"毫不掩饰他厌恶纳粹的事实"。不过，尽管瓦尔堡在 1938 年春天的一个纳粹官方节日里允许戴维森继续工作，但他告诉戴维森要远离窗户。为了防止戴维森不小心把灯打开，瓦尔堡甚至弄断了保险丝。

戴维森写道，细胞生理研究所是达勒姆唯一一个没有纳粹人员的研究所。在其他威廉皇帝研究所，一些工作人员经常穿着黑色党卫军制服出现，他们对政治讨论更感兴趣，而不是科学。戴维森记得自己有一次去拜访威廉皇帝生物化学研究所所长阿道夫·布特南特（Adolf Butenandt）。他回忆说，当时的研究所到处都是"狂热的纳粹分子"。"他很友好地接待了我，"戴维森在谈到布特南特时写道，"但当他问我在柏林的什么地方工作，我告诉他在细胞生理研究所时，他对我的态度就变得非常冷淡。"戴维森"很快就被送客了"。[48]

1938 年 9 月，迈耶霍夫从德国逃往法国。后来纳粹入侵法国时，
为了避免被捕，他曾冒险穿越比利牛斯山脉。迈耶霍夫走得正是时
候。两个月后是水晶之夜。在对犹太教堂和犹太企业的焚烧和掠夺
中，有 91 名犹太人被杀，另有 3 万人被捕。许多仍住在达勒姆的犹
太人被带到当地警察分局。由于柏林方面没有通知如何处置这些犹太
人，分局局长就放他们走了。

没有证据表明瓦尔堡在水晶之夜期间受到骚扰，但仅仅两天后，
一场名为"永恒的犹太人"（*The Eternal Jew*）的巡回展览在柏林开幕。
该展览记录了所谓的全世界犹太人反德国的阴谋，展示了长着奇大无
比的鼻子的犹太人漫画，还有一张瓦尔堡的照片。

瓦尔堡向一名纳粹官员提供了有关他血统的信息，并一如既往地
坚称，他与著名的瓦尔堡家族的银行家们没有关系。次月，威廉皇帝
学会设法将瓦尔堡的照片从展览中撤了下来。[49]

此时的瓦尔堡可以感觉到整个世界都在向他逼近。1939 年 2 月，
在给身处英国的一位同事的信中，他否认自己曾向国际生理学大会发
送过写着"没有理由"的电报，并请求这位同事帮他平息谣言。瓦尔
堡补充说，如果他不阻止这些谣言的传播，他的真实讣告很快就会出
现在《泰晤士报》上。[50]

次月，在回应纳粹进一步的查问时，瓦尔堡再次声明，根据《纽
伦堡法案》，他不是犹太人。大约在同一时间，瓦尔堡遇到了一位被

邀请担任柏林大学生理学系主任的生理学家。在确认没人能听到他说话后,瓦尔堡叫这位同事远离他。

瓦尔堡说:"德国正走向一场巨大的灾难。"[51]

"永恒的犹太人"是"永世流浪的犹太人"的变体,是中世纪民间传说中的一个神话人物。他和浮士德一样,几个世纪以来一直吸引着德国人的想象。根据传说,耶稣背着他的十字架去骷髅地时,途中在一栋房屋的门前台阶上停下来休息。屋主是一个犹太人,他斥责耶稣不该在他的土地上游荡,因此受到了永世流浪的诅咒。耶稣说:"我走了,但你要一直走下去,直到我回来。"

纳粹视"永恒的犹太人"为犹太人永无止境的恶意的象征,认为这个拒绝消失的人物证明著名的德国口号"犹太人是我们的祸害"是正确的。但是,18 世纪和 19 世纪的德国浪漫主义者有时把"永恒的犹太人"人性化,惊叹于他所遭受的苦难。在 18 世纪晚期的一首流行诗歌中,克里斯蒂安·弗里德里希·丹尼尔·舒巴特(Christian Friedrich Daniel Schubart)描绘了这样一个场景:"永恒的犹太人"独自站在一座山上,扔下众多已逝亲人的头骨,为自己莫名的永生不死而哭泣。"我曾与毒蛇为伴,曾掐过恶龙暗红色的冠","永恒的犹太人"哀号道,"毒蛇咬疼我,却无法杀死我;恶龙折磨我,却无法毁灭我。"[52]

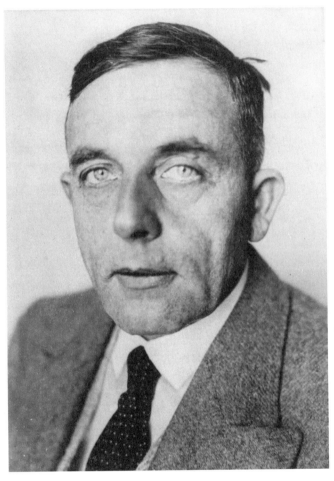

瓦尔堡，1931 年

图片来源：国家档案和记录管理局，海因里希·霍夫曼拍摄。

Ravenous

第 9 章

意外的发现

20 世纪 30 年代，纳粹在对犹太人宣战的早期阶段，还在进行另一场战争——一场以战胜癌症为目标的进步之战，而这似乎与他们其他的残暴的计划背道而驰。希特勒上台后不久，德国抗癌委员会（Reich Anticancer Committee）的秘书长便承诺纳粹将进行前所未有的"有计划的抗癌斗争"，而这至少不是一场政治宣传。[1]

实际上，最先发起德国抗击癌症运动的并不是纳粹。几十年来，德国一直处于癌症研究的前沿，但纳粹确实大大加快了这一进程。纳粹鼓励女性检查自己的乳房是否有肿块，他们在这方面比美国医学界早了 30 年。早在其他国家开始重视石棉、杀虫剂和其他化学物质的危害之前，德国公众就已在纳粹建立的"癌症咨询中心"了解到它们的威胁。甚至有一项纳粹的规定是要求面包店生产全麦面包，其中一个原因是担心用于漂白面粉的过氧化苯甲酰可能致癌。

纳粹颁布了一项法令，将二分之一血统的犹太人和四分之一血统的犹太人区分开来，同时也在立法保护民众免受危险化学品的危害，这并非巧合。尽管与癌症的斗争产生了很多进步的创新，但它并没有偏离纳粹主义的其他信条。斯坦福大学历史学家罗伯特·普罗克特（Robert Proctor）认为，整个纳粹计划可以被视为"某种实验，以建立以排他主义乌托邦为目标的大规模卫生实验"。虽然纳粹极为害怕且憎恨犹太人，但犹太人也只是纳粹计划消灭的众多所谓污染物之一。在《我的奋斗》中，精神不稳定的希特勒甚至无法区分犹太人和肿瘤，在他愤怒的重压下，"犹太人像毒瘤"这个比喻似乎也站不住脚了。"特别是在文化生活中，无论是肮脏的勾当，还是肆意的挥霍，哪件事没有犹太人的参与？"希特勒写道，"如果你小心地切开这样的脓肿，你会发现一个犹太佬！他们就像腐尸里的蛆，常常被突如其来的光弄得头晕眼花！"[2]

达豪集中营的芳草园

当上总理后，希特勒更加关注饮食和癌症。1933 年，由于渴望了解更多关于健康和素食主义的知识，他接见了一位以香草和冷水疗法闻名的 80 岁的治疗师。那天晚些时候，当一名盖世太保试图让希特勒把注意力转移到政治事务上时，他激动起来，说道："这个老妇人今天早上告诉我的话，比我这辈子能做的其他任何事都更重要得多。"[3]

持续的胃痉挛使希特勒越来越恐慌，他一度确信自己得了癌症，于是坐下来写了遗嘱。他甚至怀疑家和办公室也存在可以导致他罹患癌症的因素。1934 年 9 月，一名医生带着一根探测棒进入了希特勒的柏林总部。那是一种古老的工具，据说隐藏的元素或力量可以使它动起来。根据那个时代的江湖医生所说，这种探测棒可以探测到地下的致癌电流，即他们所谓的"地球射线"。[4]

我们不知道那天的医生是否检测到"地球射线"，但无论他发现了什么，都没能让希特勒安心。次年，希特勒担心他持续的咳嗽和沙哑嗓音是喉癌的征兆。医生给希特勒做了检查，在他的喉部发现了一块息肉。虽然医生告诉他这是一个"非常轻微的问题"，但希特勒仍然坚信他将走向痛苦的死亡。息肉被切除并确认为良性后，他平静了一些，但那年晚些时候，由于喉咙再次出现不适，他又请来了那位医生，不过这次医生并未发现他有什么毛病。此时，希特勒想起或许还有一个较为平常的解释——他最近用牙齿拔掉了手上的一根刺，然后不小心把刺吞了下去。[5]

1936年春，希特勒在一次社交聚会上遇到了柏林医生西奥多·莫雷尔（Theodor Morell），并告诉他自己胃病严重到几乎无法正常工作。莫雷尔是一个大肚子的秃顶男人，据说他很爱出汗，身上总是散发出难闻的气味。此人以古怪的饮食习惯而闻名，他会直接把橙子带皮吃下去，而不是剥了皮后再吃。而且据说，他睡觉时是下眼皮合上去。他告诉希特勒，仅仅做一个素食主义者已经不够了，元首需要食用经过适当肥料处理的土壤中长出来的新鲜水果和蔬菜。马丁·博尔曼（Martin Bormann）曾是希特勒的参谋长，后来被任命为纳粹党办公厅主任。在希特勒位于巴伐利亚阿尔卑斯山脉的山间住宅中，博尔曼事实上成了希特勒的御用园丁。如果希特勒不在住宅附近，博尔曼的新鲜农产品就会被装进飞机送到他那里。[6]

莫雷尔还为希特勒的胃病提出了一种不同寻常的治疗方法：从一名德国军官的肠道菌群中提取出一种细菌，制成药片给希特勒服用。这种药物被称为穆他弗洛（Mutaflor），据说可以通过细菌的种间斗争治愈胃病并预防癌症。来自雅利安军官的有益细菌会占据结肠的"生存空间"，并在此过程中消灭有害细菌——希特勒自己的肚子就这样成了整个纳粹计划的缩影。

不仅是希特勒，许多纳粹领导人也出奇地格外关注饮食和癌症。戈培尔经常在他的宣传活动中以癌症为喻。他也是一个疑病症患者，坚信自己的溃疡是癌症的征兆。鲁道夫·赫斯（Rudolf Hess）在1941年飞往苏格兰前一直是希特勒的副元首。他被癌症吓坏了，以预防癌症的名头拔掉了几颗牙齿。赫斯也热衷于有机农业。当不得不外出就餐时，他开始随身携带自己的有机素食。赫斯甚至带着事先准备好的菜肴去德国总理府见希特勒。希特勒对此很生气，叫他就此打住。[7]

纳粹官员朱利叶斯·施特赖歇尔（Julius Streicher）帮助纽伦堡建立了一个肿瘤研究所。他是《先锋报》（Der Stürmer）的幕后人物，该小报的反犹太言论非常粗暴，甚至让一些纳粹高官都感到尴尬。1936年，施特赖歇尔开始倡导一种可以借助大黄提取物消灭肿瘤的抗癌药物。尽管许多德国医学界的领军人物已经将施特赖歇尔的疗法斥为庸医行径，但希特勒对此很感兴趣，还请负责他保健工作的医生卡尔·布兰特（Karl Brandt）调查这种疗法。布兰特把研制这种新药的研究员带到柏林，强迫他复现自己的实验。但即使布兰特向希特勒报告说这种药物无效，希特勒仍抱有希望。此后施特赖歇尔继续坚称这种疗法有效，希特勒便让布兰特再次前往纽伦堡调查此事。[8]

纳粹德国最有权势的党卫军首脑希姆莱也有胃病。和希特勒一样，他担心自己的不适可能是癌症的早期征兆。希姆莱也怀疑饮食问题不仅是癌症的根源，而且是德国所有健康问题的根源。希姆莱曾说："错误的饮食习惯总是在文明社会的所有问题中起着决定性的作用，从牙齿脱落到慢性便秘和消化系统疾病，更不用说神经紊乱和循环机能不全了。"

希姆莱研修过农业，曾在一家化肥厂工作过，他花费了大量精力研究饮食在癌症问题中究竟扮演了怎样的角色。"人造食品随处可见，到处都是掺假的食物，"希姆莱写道，"里面充满了各种成分，据说它们能使食物保质期延长、卖相更好看或被视为'富含营养'。"在他看来，这要归咎于"食品公司，其经济实力和广告使它们可以规定我们能吃什么、不能吃什么"。[9]

1933年，时任慕尼黑警察局长的希姆莱在达豪建立了最早的纳粹集中营之一。这个集中营位于慕尼黑西北16千米处，最初关押的是政敌，后来逐渐扩展到关押犹太人、同性恋和吉卜赛人等。1937年，达豪集中营的囚犯被迫排干沼泽地的水，然后在约81万平方米的土地上发展种植业，经营一个工业规模的有机农场。达豪种植园最终有了一个研究站、数间温室、一个香料加工厂、数间干燥储藏室和一个养蜂场，囚犯们可以从养蜂场采集有机蜂蜜。达豪种植园种植的草药和香料作为天然药物出售，史学家认为这是第二次世界大战期间德国军队中几乎所有调味料的来源。

达豪种植园很快成为世界上最大的农业研究中心。党卫军称之为"芳草园"。在某一段时间内，可能有多达 1 000 名囚犯在"芳草园"里劳作。这是最可怕的任务之一。在"芳草园"劳作的囚犯瘦骨嶙峋，经常有人因过度劳累而倒地死亡，还有一些人被抓住双脚淹死在鲤鱼池里。[10]

关于达豪种植园为数不多的第一手资料之一来自希姆莱年幼的女儿古德隆（Gudrun），她在战争期间与家人参观了这里。"今天，我们开车去了达豪的党卫军集中营。到那儿后，我们参观了所有地方……大苗圃、磨坊、蜜蜂，看到了草药的加工过程……还有囚犯们画的所有画。好壮观呀！"古德隆接着写，"我们吃过饭后，每个人都得到了一份礼物，真是太好了。这个种植园真大呀！"[11]

在希姆莱计划的饮食革命中，达豪集中营只不过是第一步，党卫军随后在其他集中营里也建立了种植园。1939 年 1 月，希姆莱监督购买了另外 16 个农场，还开设了一个食品和营养研究所，研究"自然农业方法"。同年，已经自建果汁工厂并开始运营的党卫军开始生产瓶装矿泉水。

希姆莱特别关注他的党卫军士兵吃到嘴里的食物。他命令说，绝对不能给土豆加盐或去皮。他计划有朝一日给党卫军配备"营养监督员"，负责让他的士兵戒掉肉类和另外几种食物。20世纪30年代，希特勒青年团的一本营养手册上有一个标题——《吃肉太多会让你生病》。希姆莱意识到，用"既能满足味蕾又能满足身体需求的同等美味的食物"取代"肉和香肠"将是一项挑战。纳粹认为大豆是解决这个问题的办法之一，因此大豆也被称为"纳粹豆"。[12]

虽然希姆莱承认他的一些饮食改革必须等到战后才能实行，但某些措施必须立即实施。他在冲突期间给一名纳粹营养监督员去信道："必须大力提请各单位注意烤面包的问题。"

希姆莱对营养的痴迷并不完全来自他对疾病的恐惧。和希特勒一样，他梦想着德国能控制自己的粮食供应，希望德国人永远不再挨饿。但是，希姆莱从来没有忘记过癌症的问题。1936年，他的父亲被诊断出胃癌。根据医生的建议，希姆莱决定不给父亲做手术，之后他父亲便去世了。[13]

大约与此同时，希姆莱对西格蒙德·拉舍尔（Sigmund Rascher）的研究产生了兴趣。拉舍尔是一名纳粹医学研究员，研究食用由化肥培育的植物是否会致癌。拉舍尔希望开发一种能够在早期发现癌症的血液检测方法，但为了弄清楚哪些血液标记可能是癌症的信号，他需要对试验对象进行多年的跟踪研究。

奥托·瓦尔堡同时代的璀璨科学群星

Ravenous

科学的奇点系列

奥托·瓦尔堡

1883—1970

德国生理学家，癌症代谢论之父。

1931年因"发现呼吸酶的性质及作用方式"获得诺贝尔生理学奖或医学奖。

曾任马克斯·普朗克细胞生理研究所所长。

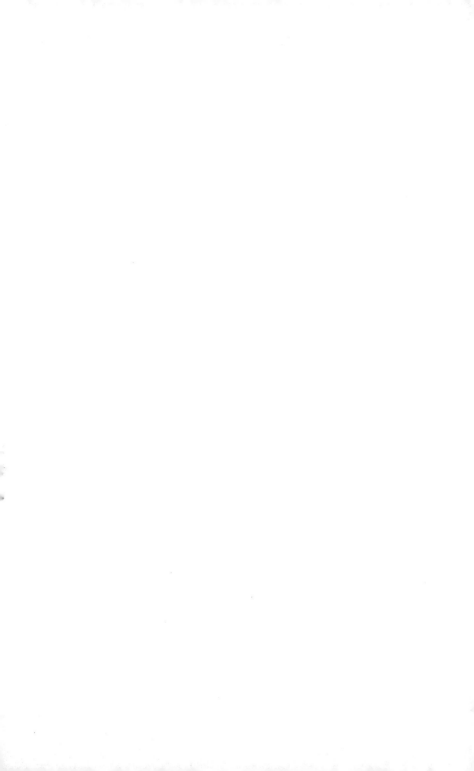

弗朗西斯·克里克

1916—2004

英国生物学家、物理学家、神经科学家，
于 1953 年和詹姆斯·沃森发现了
DNA 双螺旋结构，
于1962年获得诺贝尔生理学或医学奖。

·爱因斯坦

—1955

提出光子假设，
立，并因此获得1921年
同年创立狭义相对论，
立广义相对论。
的朋友，曾写信说服
战场，回归科学。

奥托·迈耶霍夫

1884—1951

德国医师与生物化学家。
1922年获得诺贝尔生理学或医学
奖，瓦尔堡的同学，与瓦尔堡有
通信往来。

詹姆斯·沃森

生于1928年

美国分子生物学家，DNA之父，
20世纪分子生物学的带头人之一，
于 1953 年和弗朗西斯·克里克
发现了DNA双螺旋结构，
于1962年获得诺贝尔生理学或医学奖。

汉斯·克雷布斯

1900—1981

医生、生物化学家，克雷布斯循环发
现者，因此获得1953年诺贝尔
生理学奖或医学奖。
曾在瓦尔堡的细胞生理研究所工作，
一生都是瓦尔堡的朋友和崇拜者。

路易斯·巴斯德

1822—1895

法国微生物学家、化学家，开创了微生物学，被后人誉为"微生物学之父"。瓦尔堡将其视为榜样，在书房中悬挂巴斯德的肖像。

罗伯特·科赫

1843—1910

德国医生和细菌学家，病原细菌学的奠基人和开拓者，1905 年获得诺贝尔生理学或医学奖。他的肖像同样挂在瓦尔堡的书房里。

马克斯·

1858—

德国物理学家、量
1918 年诺贝尔物
在第二次世界大战期
学会会长，是当
实际负

奥古斯特·韦斯曼

1834—1914

德国动物学家、进化生物学家、现
代遗传学先驱，提出"种质论"。
瓦尔堡曾经在弗莱堡大学听过
韦斯曼的讲座。

埃米尔·费歇尔

1852—1919

当时世界上最杰出的有机化学家，
1902 年因其糖类和嘌呤化学结构的
研究获得诺贝尔化学奖。
曾是瓦尔堡的导师，瓦尔堡曾在他的
实验室工作。

德国有
和药物
罕见

瓦

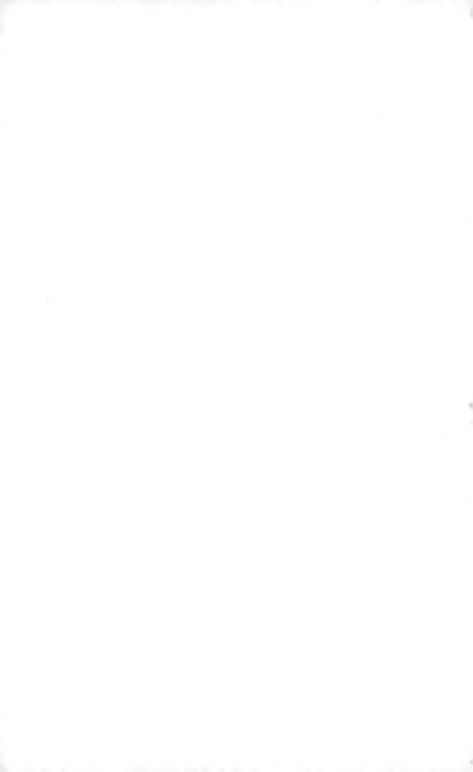

朗克

19

力学创始人、
学奖获得者。
，他任威廉皇帝
国科学界的
人。

雅克·洛布

1859—1924

德裔美国动物学家和心理学家，曾被
《纽约时报》比作哥白尼，"无疑是我
们所知的最伟大的实验天才之一"。
瓦尔堡的导师，对瓦尔堡的职业生涯
产生了巨大的影响。

保罗·埃利希

1854—1915

化学家、组织学家、免疫学家
家，化学疗法先驱，科学史上
天才，1908年获得诺贝尔
生理学或医学奖。
堡将其视为自己的榜样。

西奥多·博韦里

1862—1915

德国细胞学、胚胎学和遗传学家，
发现染色体在细胞分裂中的行为，
提出"萨顿—博韦里假说"，深刻影
响了经典遗传学的发展。

沃尔瑟 · 能斯特

1864—1941

德国化学家和物理学家，提出热力学第三定律，1920年获得诺贝尔化学奖，是瓦尔堡一家的朋友，曾是瓦尔堡的老师，指引瓦尔堡走向癌症研究。

弗里茨 · 哈伯

1868—1934

德国化学家。1909年，成为第一个从空气中制造出氨的科学家，人类从此摆脱了依靠天然氮的被动局面，因此获得1918年诺贝尔化学奖。

埃米尔 · 瓦尔堡

1864—1931

奥托·瓦尔堡的父亲，德国物理学家、普鲁士科学院院士，1899年—1905年担任德国物理学会主席，1929年获得诺尔贝奖提名。埃米尔还是一位钢琴家，有时会和爱因斯坦一起演奏室内乐。

阿尔伯

物理学家成功解释了光电诺贝尔物理学奖1915年是瓦尔堡一瓦尔堡离

拉舍尔想到，希姆莱逮捕的囚犯是理想的试验对象。1939 年 5 月 26 日，希姆莱准许拉舍尔出入达豪集中营。就在那个满是带刺铁丝网和有机蜂蜜的反乌托邦之地，拉舍尔对纳粹的囚犯们进行了第一次医学实验。[14]

瓦尔堡的抗癌之战

20 世纪 30 年代，尽管周围的整个世界都分崩离析了，瓦尔堡还是开始了他的抗癌之战。在过去的 10 年里，他花了大量时间研究过度摄取葡萄糖并使其发酵的癌细胞。下一步似乎很简单：瓦尔堡将通过阻止从呼吸到发酵的转变或通过干扰发酵过程和饿死癌细胞来治疗癌症。

这个计划完全符合逻辑，但远远超前于那个时代。虽然瓦尔堡已经发现了呼吸酶，但是对呼吸和发酵的原理仍然知之甚少，所以他必须首先回归基础科学才能设法治愈癌症。具体来说，他需要对酶有更进一步的了解，因为酶是进行新陈代谢工作的微观机器。

在对细胞和能量的见解发生转变之前，瓦尔堡对现代酶科学并没有兴趣。在 20 世纪 20 年代的大部分时间里，他一直相信铁元素和酵素中的氧之间产生的反应就是呼吸作用的全部过程，而威兰尤其让瓦尔堡感到愤怒。威兰是瓦尔堡的第一大科研对手，他认为呼吸作用的关键在于氢的反应性，而不是氧的反应性。威兰的实验是在埃利希的一种染料上进行的，而不是在活细胞上进行的，这在瓦尔堡看来太过

投机。瓦尔堡贬低威兰的成就，称"认为未知的事物比已知的事物更
重要"是浪漫主义的表现。[15]

瓦尔堡发自内心地不信任威兰的研究方法。**作为物理学家的儿
子，瓦尔堡总是喜欢对自然现象做出简明且精妙的解释。**比起瓦尔堡
愿意相信的呼吸作用理论，氢和氧必须各自独立激活才能为生命提供
动力的假设更复杂得多。

埃利希曾在描述他的靶向药物愿景时引用魔弹的故事，而瓦尔堡
也曾援引这个故事来阐述他对于科学的观点。只不过，在瓦尔堡的讲
述中，第七颗魔弹打偏了，杀死了马克斯的爱人，因为这颗魔弹是由
许多不同的部件匆忙组装而成的。在瓦尔堡的版本中，魔弹故事的寓
意并不是说一个人永远不该把自己的灵魂出卖给魔鬼，而是说只有魔
鬼才会提出过于复杂的见解。[16]

但对瓦尔堡来说，威兰研究的最大问题并不在于它太过投机、太
过复杂，而在于瓦尔堡发现的呼吸酵素尚未得到适当的认可。到了
20 世纪 20 年代末，人们承认了呼吸酵素的存在，瓦尔堡觉得自己得
到了应有的肯定，才终于将目光转移到他最喜欢的分子之外。

此时，瓦尔堡仍然不愿使用"酶"这个词。虽然他不承认威兰在
一定程度上是正确的，但他承认，在促成细胞呼吸的一系列反应中，
呼吸酵素只参与了最后一环。细胞呼吸始于威兰研究过的现象，即酶
从人体摄入的脂肪和碳水化合物分子中剥离氢原子。然后，氢原子的

电子被剥离开来，从一个分子传递到下一个分子，最终在呼吸酶中与氧相遇。"威兰和瓦尔堡一直在研究一头大象的两端，"剑桥大学的生物化学家盖伊·布朗（Guy Brown）写道，"威兰研究的是电子进入的地方，即象鼻，他坚称这就是大象的全部；而瓦尔堡研究的是电子出来的地方，即尾部，他认为这就是大象的本质。"[17]

自然进化出了一个多步骤的细胞呼吸系统，而不是让氢和氧发生反应。事后来看，原因很清楚——氢和氧直接反应会一下子释放过多的能量。正是因此，纳粹珍贵的兴登堡号飞艇变成了一个火球，导致36人死亡。虽然威兰等人早就意识到特定的酶就像搬运工一样将氢从一个分子转移到另一个分子中，但他们并不太了解这些搬运工本身。[18]

瓦尔堡在他早期的呼吸研究中依靠的是间接证据，从氰化物和一氧化碳使细胞窒息的力量中尽可能地获得更多认知。他需要找到一种更直接的方法来研究氢的激活作用，尤其是鉴于他多年来一直在贬低威兰的研究。具体来说，他需要分离出转移氢的酶并弄清楚它们的成分。

摆在瓦尔堡面前的任务有点儿像是要在由无数未知食物制成的奶昔中找到一种成分。没有任何指示可循。那个时代的生物化学家首先将有机组织一次又一次地放入绞肉机中，然后进一步粉碎细胞，直到它们释放出"汁液"。接着，他们将这些汁液放入离心机中，以按重量分离分子，再用微孔膜过滤，以按大小分离分子。根据所含酶的不同，这些汁液可能会被加热、冷却、摇晃，也可能会接受几十种不同的化学处理。要在汁液中获得足量的任何一种酶都可能意味着要处理堆积如山的有机物。一个在 20 世纪 30 年代到过细胞生理研究所的人回忆说，当时土豆是成吨运过去的。[19]

瓦尔堡首先成功地分离出了一种氢转移分子。这种分子呈黄色，后来被称为瓦尔堡黄酶（Warburg's yellow enzyme）。当瓦尔堡用一种允许小分子通过的材料过滤这种酶时，奇怪的事情发生了——黄色的成分被过滤掉了，剩下的酶失去了与氢反应的能力。瓦尔堡发现，这种酶包含两部分：蛋白质部分和较小的非蛋白质部分。后者即过滤掉的成分，被称为辅酶。

就像瓦尔堡呼吸酵素中的铁元素一样，黄色辅酶也是活性成分，是分子能量的秘密所在。虽然当时学界早已发现辅酶，但没人能确切地说出它们是由什么组成的。瓦尔堡急于确定这种黄色物质是什么，开始对其进行化学分析。分析结果使他的科学研究进入了一个全新的领域。

20 世纪初，研究人员在找出能够预防佝偻病、脚气病等疾病的特定营养素方面取得了相当大的进展。这些营养素后来被称为维生素，但当时人们仍不清楚维生素在细胞内如何起到治疗疾病的作用。现在，瓦尔堡无意中找到了答案。瓦尔堡黄酶的活性黄色部分原来是核黄素，即维生素 B_2。

瓦尔堡在探索细胞的呼吸方式以及呼吸过程在癌细胞中出错的原

因时，无意中发现了为什么维生素对人体健康如此重要。大多数维生素作为辅酶发挥作用，使呼吸和发酵成为可能。而人体无法产生这些关键的动力成分，所以需要从食物中获取。

瓦尔堡把对黄酶进行纯化和结构鉴定的任务交给了雨果·特奥雷尔（Hugo Theorell）。特奥雷尔是一位瑞典研究员，曾在瓦尔堡的研究所工作，后来他因自己的研究成果获得了诺贝尔奖。当时的瓦尔堡已经开始研究另一种酶，他称其为"中间酵素"（between ferment），因为它的作用似乎是连接在"象鼻"发生的氢反应和在"象尾"发生的氧反应。

1933 年，瓦尔堡成功分离出了中间酵素，然后发现它也依赖于一种辅酶。但在这里，他遇到了一个重大的障碍。瓦尔堡依靠马血来研究中间酵素，但 200 升马血只能产生几毫克的神秘分子，而这种分子似乎是关键的活性成分。据瓦尔堡计算，要获得足够多的物质来弄清楚这种分子是什么，他必须把德国所有的马都杀掉。瓦尔堡爱好骑马，甚至曾向柏林官员抱怨说，空气污染会让他的马患上肺炎。他需要换一种新的研究方法，而且要尽快，因为瑞典的一组研究人员也在中间酵素方面取得了进展。有一次，特奥雷尔告诉瓦尔堡他可能会回斯德哥尔摩过圣诞节。瓦尔堡开玩笑说，如果特奥雷尔胆敢向瑞典的同行透露实验室的任何秘密，他就杀了特奥雷尔。特奥雷尔只得向瓦尔堡保证绝对不会提及这种分子。

瓦尔堡这位不会让任何困难阻挡自己的科学家，此时陷入了困境。后来，他时来运转。瓦尔堡告诉他的朋友沃尔特·舍勒（Walter Schoeller），他无法解决中间酶素的难题。舍勒是德国一家大型化学公司的实验室主任，经常就癌症研究向瓦尔堡咨询。由于瓦尔堡已经知道神秘分子的熔点和分子量，舍勒就提议查阅一本工业参考书，看看是否能找到什么线索。他立刻发现了比线索更好的东西——一种完美匹配的分子。瓦尔堡寻找的分子原来一点儿也不神秘，它其实就是烟酰胺。烟酰胺在 1873 年被首次人工合成出来，后被广泛用于摄影。"过去花多少钱也买不到它，"瓦尔堡说，"如今花两马克就能买到一磅。"

人们逐渐了解到，烟酰胺是现在所知的烟酰胺腺嘌呤二核苷酸（NAD）和烟酰胺腺嘌呤二核苷酸磷酸（NADP）的关键成分，这两种转移氢的辅酶对呼吸和发酵都至关重要。如今，这些分子在癌症研究和衰老研究中都越来越受瞩目。尽管大多数当代 NAD 研究人员不知道瓦尔堡对该领域的贡献，但在细胞生理研究所见证了这些发现的特奥雷尔对他感到敬畏。"这样的事情并不经常发生，"特奥雷尔后来说，"不得不说，我们几个目睹过这种巨大进步的人对此将永生难忘。"[20]

有些人认为，瓦尔堡在 20 世纪 30 年代上半叶的研究是他此生最大的成就。在这些研究中，他以一种卓越的创新性方式利用了吸收光谱，以确定辅酶的工作原理。让那个时代的科学家感到惊讶的不仅是这些突破本身，而且是正如特奥雷尔所指出的，瓦尔堡取得这些突破的速度也非常快。

一位曾于 20 世纪 30 年代在细胞生理研究所短暂工作过的美国研究员回忆称，与大型高校的研究部相比，这个研究所的规模非常小，只有瓦尔堡和少数技术人员，但它却成了"当时最著名的生化实验室"。[21]

瓦尔堡的成就无论如何都是引人注目的，但值得强调的是，他并不是在普通环境中做研究，而是在纳粹政权下工作。 纳粹政府一有机会就骚扰他，甚至质疑他订购乙醇的资格。随着犹太科学家的逃离，德国科学界正在迅速瓦解，但达勒姆的皇帝仍处于权力的巅峰。

只有治愈癌症才能带来荣耀

一个在 1873 年合成的简单分子被证明是生物学的核心，这是一个巨大的惊喜，而更大的惊喜还在后面。

20 世纪 20 年代，美国研究员约瑟夫·戈德伯格（Joseph Goldberger）发现奶、蛋、啤酒酵母等可以治疗糙皮病。糙皮病是一种可能致命的疾病，患者皮肤干燥且伴有鳞屑，还会出现舌黏膜红肿发炎、精神错乱等症状。《纽约时报》写道："糙皮病患者极为可怜，他们虚弱得无法工作，只能勉强拖着脚步走动。"[22]

戈德伯格的成就在于他使医学界相信糙皮病是由患者饮食中缺少某种物质引起的，而不是由体内的微生物引起的。当时，他给自己注射了一名糙皮病患者的血液，才使人相信糙皮病患者的血液是无害

的。但是，戈德伯格和其他任何科学家都没有成功地查明具体是哪种
分子起到了治疗作用。

在瓦尔堡发现烟酰胺在呼吸中起着至关重要的作用之后，美国生
物化学家康拉德·埃尔维杰姆（Conrad Elvehjem）决定研究一下它
是否也可能是治愈糙皮病的分子。埃尔维杰姆从伊士曼柯达公司获得
了大量烟酸（烟酸是烟酰胺的前体，即它在人体内会转化为烟酰胺）。
他很快证实，烟酰胺的确可以治愈糙皮病。

烟酸也被称为维生素 B_3。瓦尔堡对这种分子的研究带有一种悲
哀的讽刺意味。尽管瓦尔堡肯定认识到了他的研究工作在科学上的重
要性，但他似乎从来没有意识到，他对辅酶的研究带来了他一直希望
做出的足以改变世界的发现。

1938 年，美国南部有 40 万人被认为患有糙皮病。1906 年至
1940 年间，约有 10 万美国人死于这种疾病。小小的白色烟酸片竟然
可以消灭糙皮病，这在 1939 年被《纽约时报》称为"奇迹"。[23] 也许
是因为这种疾病在德国不太常见，所以瓦尔堡没有完全认识到他在这
方面的成就。更有可能的是，糙皮病并非一种足够有名的疾病，无法
给他带来他所追求的名望和吹捧。只有治愈癌症才能带来瓦尔堡渴望
的荣耀。

在烟酰胺研究中取得重大成就后，瓦尔堡继续进行酶研究。在
20 世纪 30 年代后半叶的一段非凡时期里，他对一种又一种代谢酶进

行了分离纯化。这项研究为生物化学未来几十年的突破奠定了基础。但对瓦尔堡来说，了解细胞如何利用能量从来不是最终目的，而是认识和治疗癌症的一种手段。瓦尔堡已经相信癌症是因呼吸作用遭到破坏而产生的。在发现了辅酶是细胞呼吸所必需的分子之后，他想知道自己是否也在癌症方面取得了重大发现。他特别想知道，是否可以通过给细胞提供辅酶的关键成分来维持呼吸作用，从而防止细胞转向发酵作用。

　　早在 1934 年，瓦尔堡就开始传播他即将在癌症方面取得突破的消息。在那一年的威廉皇帝学会董事会会议上，他详述了给大鼠注射某种"酵素"后产生的积极结果，并指出仍然需要对这种物质进行人体试验。瓦尔堡可能已经意识到他在纳粹德国的安危取决于他对癌症科学的价值，所以故意夸大了他的研究成果。1933 年 7 月，著名物理学家欧文·薛定谔（Erwin Schrödinger）的妻子安妮·薛定谔（Anny Schrödinger）对洛特说，纳粹因瓦尔堡的癌症研究而想要"留下"他，这个消息似乎是安妮从普朗克那里听说的。而洛特当时的日记中有一段文字表明，瓦尔堡的确相信自己即将取得真正的突破。他在一封信中对洛特讲了他在威廉皇帝学会董事会会议上提到的研究成果：他已经成功地用他的"酵素"治愈了大鼠的癌症，并计划继续进行人体试验。洛特写道："如果奥托说非常有希望，那就是有希望了。之前他只会说总有一天会找到治愈方法。"

　　瓦尔堡提及的"酵素"似乎是一种辅酶，是呼吸所必需的 B 族维生素中的一种。瓦尔堡多年来一直在研究它对癌症的影响。

1938 年，一位参与实验的合作者在寄给瓦尔堡的一封信中提到自己用这种"酵素"成功治愈了 20 只患癌动物中的 4 只。在那之前，瓦尔堡已经尝试了各种方法。[24] 在一组实验中，他将身患癌症的小鼠置于不同水平的氧气中。在另一组实验中，他测试了不同的化学物质，以研究其是否能阻止癌细胞获得生长所需的葡萄糖。

事后来看，瓦尔堡似乎是在拼命加快研究步伐。他好像下定决心要取得一些发现，找到任何可以表明他的研究有所进展的证据。到 20 世纪 30 年代末，瓦尔堡在纳粹德国被孤立了。对当时还没有逃离这个国家的为数不多的犹太科学家来说，留给他们的时间已经不多了。有些人在后来遭到杀害，有些人则选择自杀。那些成功坚守住自己事业的人都是"杂种"，即二分之一犹太血统的人和四分之一犹太血统的人，比如瓦尔堡。尽管"杂种"在纳粹德国仍然前途未卜，但不难想象他们的下场会很悲惨。

Ravenous

第 10 章

罗伯特·科赫的时代

20 世纪 30 年代末，当瓦尔堡寻找癌症的治疗方法时，巴斯德和埃利希并不是仅有的两位在瓦尔堡的书房里凝视着他的科学家，在那里，第三幅也是最后一幅画像上的科学家是罗伯特·科赫（Robert Koch）。尽管人们经常认为巴斯德说服了 19 世纪的科学机构，让他们相信大多数疾病是由肉眼看不见的微小生物引起的，但在巴斯德在世的时候，这个观点对医学界的许多人来说仍然是荒谬的。1860 年，法国科学报纸《新闻报》（*La Presse*）上的一篇社论警告说："巴斯德先生，恐怕您所引用的实验结果会对您不利，您想带我们去的那个世界实在太荒诞了。"[1]

当时，人们普遍认为传染病并非由活着的细菌传播，而是由受污染的不良空气传播的。虽然巴斯德证明了患病的植物和动物体内存在发酵微生物，但他无法令人信服地证明这些微生物是导致疾病的真正原因。正如对生源说持怀疑态度的人所指出的，完全有可能是先出现了病症，而细菌就像游牧民族在被征服的城市定居一样，只是在组织毫无防御能力的时候乘虚而入了。"我在直觉上认为是细菌，"那个时代的一位外科医生写道，"可在理智上又有所保留。"[2]

最终是科赫说服了大多数对生源说持怀疑态度的人。科赫曾是一位乡村医生，在家中的实验室进行实验。在 19 世纪 70 年代，科赫和他之前的研究人员一样，观察到死于炭疽的小鼠的血液中总是含有某种相同的细菌。在科赫的显微镜下，这些细菌呈杆状，可以变成小珠状孢子。科赫发现，如果他把患病小鼠的血液注射到健康的小鼠体内，后者很快就会患上炭疽并死亡。然而，这样的实验远远无法令人信服。血液中有无数不同的分子。理论上，任何一种分子都可能是传播疾病的元凶。科赫面临的挑战是要找到一种方法来确定这种细菌是不是导致炭疽的真正原因。他意识到，要做到这一点，他首先需要在活体动物的外部培养这些微生物，然后将新培养出的细菌注射到健康的小鼠体内，再观察这些小鼠是否会患上炭疽。

科赫在提取自牛眼的液体中培养细菌。为了收集足够多的小鼠以进行实验，他和妻子在谷仓周围设置了陷阱。科赫在一次又一次的实验中发现，这种杆状细菌会导致健康的小鼠患上炭疽并死亡。1876 年春天，他于布雷斯劳在一群著名科学家面前演示了自己的实验。这是科学史上一个具有纪念意义的时刻，但对科赫来说却只是一个开始。6 年后，科赫紧张地站在柏林生理学会（Berlin Physiological Society）的讲台上，慢条斯理地宣布了一个改变世界的消息——他发现了导致肺结核的细菌。在西方世界，肺结核的致死率比其他任何疾病都要高。[3]

科赫没有找到治疗肺结核的方法。正如炭疽一样，他发现的是肺结核的成因。科赫告诉他的同事们："结核物质中存在的细菌不仅伴随肺结核的发病过程，而且是导致肺结核的原因。"当晚，年轻的埃利希也在听众席上。后来，他称这是他"科学生涯"中"最重要的经历"。埃利希在其职业生涯的剩余时间里都在寻找魔弹，而为埃利希找到的射击目标的人正是科赫。[4]

随着科赫发现肺结核病因的消息传开，他成了举世闻名的人物。在瓦尔堡的童年时期，科赫也许还是当时仍在世的德国人中最受尊敬的存在。德国商人卖出了 10 万多块印有科赫、威廉二世和俾斯麦三人肖像的红色手帕。1884 年夏天，《纽约时报》称科赫"现在成了一个人人都在谈论的名字"。后来，科赫声称找到了治疗肺结核的方法，他的名气在接下来的几年里越来越大。[5]

1890 年，一篇刊登在英国杂志上的文章提及了"科赫热潮"。文中对科赫进行了如下描绘：他骑在白马上，手里的显微镜举过头顶，宛如一把利剑，随时准备刺向一条名为"结核分枝杆菌"的毒蛇。此前不久，这篇文章的作者游历了意大利一个肺结核肆虐的地区。在那里，科赫能治愈肺结核的传闻引起了一片狂热的兴奋。他这样写道："这位德国科学家发现了治疗肺结核的方法。在人们听来，这就像耶稣出现在犹太村庄的消息一样，所有听到消息的村民都去见了他。"[6]

事实证明科赫的肺结核疗法非常令人失望，但这并不要紧。那时，科赫是科学战胜疾病和苦难的活化身。德国人在 19 世纪晚期就对科学抱有信心，而科赫比任何人都更有可能拯救他们。

1905 年，科赫获得了诺贝尔生理学或医学奖。当时，瓦尔堡才
20 岁出头。那时，科赫已经发现了导致霍乱的细菌。在德国境外，科
赫最著名的成就是他提出的一套标准，即科赫假设。长期以来，科赫
假设都被用于确定某种微生物是否可以被认为是导致某种疾病的真正
原因。其中的第一个假设是，如果一种微生物是导致某种疾病的原因，
那么它一定存在于该疾病的所有病例中。

1966 年，瓦尔堡在他关于癌症的最著名的论述中使用了类似的
言辞：

> 病因有主次之分。例如，鼠疫的主要病因是鼠疫杆菌，
> 次要病因是污物、老鼠以及将老鼠身上的鼠疫杆菌传染给人
> 类的跳蚤。我所说的主要病因是指在所有病例中都能找到的
> 病因。癌症有无数的次要病因，比其他所有疾病的次要病因
> 都更多。但是，即使是癌症，也只有一个主要病因。简单地
> 说，癌症的主要病因是糖分发酵取代了正常细胞中的有氧
> 呼吸。[7]

后来在同一场演讲中，瓦尔堡明确表示了他的研究与科赫的联
系："只有在今天，我们才能将巴斯德和科赫要求的各种关于癌症的
实验作为证明癌症主要病因的证据提交。"

对细菌的极度恐惧

希特勒出生于 1889 年，比瓦尔堡晚 6 年。科赫也是希特勒小时候最著名的德国人，希特勒在自己身上看到了科赫的影子。可以说，科赫对希特勒的影响远大于他对瓦尔堡的影响。从某种意义上说，科赫仅仅通过证明细菌会导致疾病就影响了希特勒的一生。生源说对希特勒来说不是抽象概念。希特勒至少有两个兄妹死于传染病，而且他在《我的奋斗》中称自己小时候患有严重的肺病。和当时的许多人一样，他怀疑细菌也可能导致癌症，而他的母亲就遭到了癌症的折磨。随着时间的推移，希特勒越来越害怕细菌，洗手次数也越来越频繁。据说，他讨厌别人碰他。当他担心他的随从们生病时，他就开始对他们进行检疫，后来还开始要求他接触到的所有人都证明自己没有生病，更没有患接触性传染病。[8]

当时和今天一样，绝大多数持有各种政治观点的人都对细菌感到恐惧。巴斯德曾经说："生命可能被那些极微小的生物的繁殖行为支配，想想就觉得可怕。"对希特勒来说，科赫的意义不只是使他患上了细菌恐惧症。希特勒成长在科赫时代。在那个时代，似乎每一种疾病都可能突然与某种隐藏病因联系在一起。更重要的是，在那个时代，如果一位科学家识别并消除了某种疾病的根本病因，那么他就有了被奉若神明的理由。[9]

科赫关于疾病因果关系的言辞一次又一次地出现在希特勒的笔下和口中。希特勒在《我的奋斗》中写道："只有查明病因，才能治愈疾病，解决政治罪恶也是如此。当然，疾病的外在形式，即眼睛看到的症状，比内在病因更容易看到和发现。正是因此，才有那么多人局限于对外部影响的认识，甚至把它们与内在原因混淆起来，试图否认后者的存在。" [10]

希特勒在从政之初就借用了科赫的细菌术语，他的心中已有明确所指。1920 年 8 月，在萨尔茨堡的一次纳粹党会议上，希特勒将犹太人对德国人生活的影响称为"种族结核"。他说："只要犹太人这个罪魁祸首还没有从我们中间清除出去，他们的影响就永远不会消失，对人民的毒害也不会结束。" [11]

希特勒在写下这些话的时候是否意识到自己在引用科赫的言辞，我们无从得知，但希特勒在 1939 年 9 月第二次世界大战开始时就想到了科赫。同月，纳粹电影制作人汉斯·斯坦霍夫（Hans Steinhoff）发行了一部传记影片。片中将科赫描绘成一个有远见卓识的天才，他有勇气和决心无视所有怀疑杆菌是真正病因的人。希特勒对这部影片很满意，他给斯坦霍夫发了一封贺电。斯坦霍夫回复说："为您奉上一个半小时的娱乐是我的拍摄动力和深切愿望。" [12]

1941 年，鲜有自知之明的希特勒有一次在半夜夸夸其谈时灵光一闪。"我觉得自己像政治界的科赫，"他说，"他发现了结核分枝杆菌，从而为医学研究指明了新的方向。而我发现了犹太人是导致一切社会分解的杆菌和酵素。" [13]

瓦尔堡，德国治愈癌症的最大希望

到 1941 年，瓦尔堡已经被剥夺了"大学教授"的头衔。[14] 虽然他设法保住了自己在细胞生理研究所的工作，但此时的他已与外界隔绝，处于相当危险的境地。洛克菲勒基金会的要员不再来访，也不再有新的外国学生来细胞生理研究所拜访。瓦尔堡和魔鬼做了交易，是时候要付出相应的代价了。随着战争的开始，瓦尔堡曾经在纳粹眼中所具备的宣传价值都不复存在了。瓦尔堡后来说："内政部的相关官员全都对我撒手不管。"[15]

对瓦尔堡来说，最糟糕的是，纳粹对二分之一血统的犹太人，也就是所谓"一级杂种"的容忍度越来越低。据一项人口普查的结果显示，当时德国仍有约 6 万名二分之一血统的犹太人。负责驱逐犹太人的纳粹官员阿道夫·艾希曼（Adolf Eichmann）希望修改《纽伦堡法案》，以便将剩下的"一级杂种"归为"百分之百血统的犹太人"，与其他犹太人一起驱逐出境。[16]

尽管一些政府官员继续推动对四分之一血统的犹太人，也就是"二级杂种"的保护，但纳粹官员普遍认为，像瓦尔堡这样的二分之一血统的犹太人永远不可能被德国社会同化。剩下的唯一问题是，应该像艾希曼希望的那样驱逐"一级杂种"，还是仅仅强制他们绝育。

1941 年，纳粹官员就二分之一血统的犹太人展开了争论，其中有些人更加认为瓦尔堡不该继续留在威廉皇帝学会。这个"一级杂种"不仅依然在德国自由地工作着，还管理着一所研究机构，以军事化的纪律指挥着一支雅利安人团队。这种情况是无法维持下去的。1941 年春，德国教育部的科学部长鲁道夫·门采尔（Rudolf Mentzel）和另一位颇具影响力的纳粹医疗官员决定免除瓦尔堡在研究所的职务，然后将细胞生理研究所用作新成立的中央癌症机构的总部。在那么多人中，偏偏是瓦尔堡要为了癌症科学而被牺牲。

1941 年 4 月 5 日，这两位纳粹领导人会见威廉皇帝学会的秘书长厄恩斯特·特尔朔（Ernst Telschow），并说明了他们对细胞生理研究所的安排计划。两周后，该计划得到正式批准。瓦尔堡被解雇的理由为他是"犹太人的后代"。根据计划，他必须于 1941 年 6 月 30 日卸任并离开细胞生理研究所。瓦尔堡的留任时间比纳粹德国任何二分之一血统的犹太人都要长。他在纳粹中间夹缝求生的日子已经到头了。[17]

在这一时期，关于瓦尔堡的唯一记述来自那不勒斯动物研究所创始人的孙女安东涅塔·多恩（Antonietta Dohrn）。她回忆说，瓦尔堡虽然极度抑郁，但从未放下他心中的义愤。多恩无意中听到瓦尔堡在电话中称门采尔为"猪"。当有人问瓦尔堡是否担心自己的电话被窃听时，他回答但愿如此，还说那些折磨他的人根本无法面对公民的勇气。[18]

尽管瓦尔堡在 1941 年春天的大部分时间里一直处于愤怒状态，但他仍然有能力采取战略行动。他在德国社会的最高层有关系，而且毫不犹豫地去拜访了那些人。其中一位是著名的外科医生绍尔布鲁赫，他与希特勒有私交。另一位与化学家舍勒有关，此时的舍勒成了瓦尔堡最重要的朋友。舍勒是一家著名化学公司的杰出化学家，也是细胞生理研究所的董事。就是他查明了瓦尔堡在马血中发现的分子是烟酰胺，但他本人在纳粹德国并没有特别大的影响力。相比之下，舍勒的妻子葆拉·舍勒（Paula Schoeller）更关键，因为她是元首办公厅主任菲利普·布勒（Philipp Bouhler）的亲戚。

布勒曾被认为是所有纳粹领导人中最"神秘莫测"的一个，他说话温和、气质儒雅。加入纳粹之前，他曾在慕尼黑大学研修哲学和文学，其间还写过戏剧和诗歌。

1939 年底，布勒和他的心腹维克托·布拉克（Viktor Brack）一起制订了纳粹第一个有系统的杀戮计划。该计划在战后被称为 T-4 行动，目标是消除患有严重残疾的人，即所谓吃白食的无用之人，因为他们占用了本该供给健康之人的营养。正是布勒想出了把受害者被毒气毒死的房间伪装成浴室的主意。[19]

当舍勒和葆拉为瓦尔堡联系布勒时，他们并没有要求布勒保护这个有犹太血统的人，而是提出了一个奇怪的请求。他们请求布勒做一件只有在纳粹德国这个千变万化的国家才有可能发生的事情——通过一份《德意志血统证书》在法律上清洗瓦尔堡的犹太血统，宣布他在法律上与具有德意志血统的公民平等。这一过程有一个非正式的称呼，叫作雅利安化。这个词更常用于被纳粹夺走的犹太企业，但是为了达成目的，纳粹也可以剥夺一个犹太人的血统。[20]

克雷布斯在多年后写道:"瓦尔堡愿意以这种方式稀释他的犹太血统,从而与纳粹达成协议。这激怒了他在德国境外的同事。"但当瓦尔堡申请《德意志血统证书》时,他的生命已经岌岌可危。瓦尔堡确实已经就自己的犹太血统向纳粹审讯人员撒了谎,尽管这个谎言缺乏说服力。虽然瓦尔堡在德国境外的同事认为这是他对自己犹太人身份的否定,但瓦尔堡并不认为自己是犹太人,因而没有什么可反驳的。克雷布斯可能也没有意识到,瓦尔堡改变自己在纳粹德国的法律地位的做法并不罕见。美国作家布赖恩·马克·里格(Bryan Mark Rigg)对 430 名幸存的"杂种"及其亲属进行了采访,根据 430 名受访者,得出了这样的结论:当时,德国人认为"杂种"是懦夫和怪物,所以大多数"杂种"急于证明自己的"雅利安裔身份"。里格写道:"尽管'杂种'试图对抗纳粹的标准,但还是将这种标准内化了。"[21]

在纳粹德国,有很多二分之一血统的犹太人和四分之一血统的犹太人都申请改变他们的法律地位,确切人数不得而知。纳粹的记录并不完整,而且也不一致。申请继续在军队服役要比申请《德意志血统证书》更容易成功,因为《德意志血统证书》很少发放。德国内政部的相关记录显示,到 1941 年 5 月,已经有近万名"杂种"提交了这样或那样的法律地位升级申请,其中只有 263 人成功获批。学者们现在认为,获得批准的真实人数要比这高得多。随着需要考虑的特例越来越多,希特勒也越来越懊恼。有一次,希特勒抱怨说纳粹党员"认识的体面犹太人似乎比德国犹太人的总数还要多"。[22]

为了让瓦尔堡获得与拥有德意志血统的人同等的法律地位,他的支持者指出，他的母亲拥有纯正的雅利安血统，而且他在第一次世界大战中服过兵役。他们还提出了一个更有说服力的理由——瓦尔堡是德国治愈癌症的最大希望。对一个急于战胜这种疾病的国家来说，免除瓦尔堡在细胞生理研究所的职务就等于在战争中撤掉一位优秀的将领。[23]

布勒也认为瓦尔堡有雅利安化的价值。但即使有了元首办公厅的支持，瓦尔堡的命运也仍旧是未知数。当时的雅利安化申请需要提交正面照和侧面照、服役记录、家族史书面资料以及申请人的政治观点陈述。据了解，审查过程需要数月甚至更长时间，而瓦尔堡在细胞生理研究所的职务只剩几周时间。[24]

6 月 14 日，瓦尔堡的支持者孤注一掷地发出了求情书。这封书信似乎是写给赫尔曼·戈林（Hermann Göring）的，因为戈林的权力和影响力在当时仅次于希特勒，他曾声称"谁是犹太人，谁是雅利安人"由他来决定。信中表明瓦尔堡已经得到了元首办公厅的支持，同时请求戈林支持瓦尔堡的事业，措辞如下："免除瓦尔堡的职务，让别人来管理他的研究所""相当于科学史上最大的精神掠夺"。克雷布斯称戈林曾为瓦尔堡出面干预，但是并没有相关记录。[25]

与此同时，布勒任命他的副手布拉克负责此事。和布勒一样，布拉克也是一名暗藏野心的党卫军官员。他是出了名的彬彬有礼，甚至可以说是温顺谦恭，既觊觎权力，又畏惧党内的对手。布拉克看上去就像格兰特·伍德（Grant Wood）的油画《美国哥特式》（*American Gothic*）中手拿干草叉的农民，但在他这单调的外表下却隐藏着充满恐怖想法的内心。布拉克曾给希姆莱发过一份备忘录，提出了让数百万犹太人在不知不觉中绝育的计划。根据该计划，犹太人将被迫在政府办公室的柜台前填写表格。当他们埋头填写毫无意义的表格时，藏在柜台下的 X 光机将会照射他们的生殖器。[26]

在给戈林的书信发出一周后，也就是距计划免除瓦尔堡在细胞生理研究所的职务还有 9 天的时候，布拉克把瓦尔堡召到新德国总理府，即希特勒政府新建的新古典主义办公大楼。新德国总理府长长的走廊里铺设的大理石地板非常滑，当年迈的外交官来访时，守卫们有时甚至会准备好担架。瓦尔堡踏入这座大楼，他那精心擦亮的苏格兰翼形饰孔皮鞋每走一步，都会发出不祥的咔嗒声。

那天，布拉克穿的应该是他的黑色党卫军制服，从他的橡树叶领章上可以看出他的高级军衔。和瓦尔堡一起的还有威廉皇帝学会主席特尔朔。瓦尔堡认为特尔朔在他被解雇一事中起到了推波助澜的作用，所以在来的路上拒绝与特尔朔同车。当瓦尔堡坐在纳粹野兽的巢穴里时，布拉克宣布了判决。他没有给瓦尔堡发放《德意志血统证书》，申请仍在审查中，但允许瓦尔堡保留细胞生理研究所，只是有一个条件——他必须继续研究癌症。"我这么做，"布拉克对瓦尔堡说，"不是为了你，也不是为了德国，而是为了全世界。"[27]

瓦尔堡后来说，布拉克那天"很可能救了"他的命，但布勒和布拉克没有权力单方面做出这样的决定。希姆莱的记事簿显示，他在同一天专门与布拉克会面，讨论了瓦尔堡的问题。虽然戈林曾夸口说谁是犹太人由他决定，但《纽伦堡法案》明确规定，这项特权实际上归希特勒所有。

尽管瓦尔堡认为是布拉克救了他，但他从未怀疑是希特勒对癌症的恐惧使他得以幸存。人们有理由相信瓦尔堡的这个想法是对的。希特勒非常重视雅利安化的进程，甚至在战争最关键的时刻，也忙于处理有关《德意志血统证书》申请的琐事。希特勒特别在意申请资料中的那些照片，他会排除任何看起来像典型犹太人的人。[28]

已知希特勒审查了那些希望在 1941 年 6 月前实现雅利安化的"杂种"们提交的申请，加之瓦尔堡是致力于癌症治疗的诺贝尔奖得主，因此希特勒完全有可能在瓦尔堡与布拉克会面之前为其出面干预。戈林很可能直接联系了希特勒。我们甚至有理由推测，在瓦尔堡前往总理府之日，也在那栋办公大楼里的希特勒知道瓦尔堡与布拉克会面了。

纳粹的最高层居然会在 1941 年 6 月 21 日关注瓦尔堡，哪怕这份关注只持续了片刻，也是不可思议的。那一天可以说是整个纳粹计划中最关键的时刻。因为巴巴罗萨计划——历史上规模最大的军事行动，计划于次日拂晓启动。向东推进，进入苏联领土是希特勒的愿景。他期望一举为几代德国人取得"生存空间"和粮田，消灭"犹太布尔什维克主义"，向英国人证明德国的战争机器是不可战胜的。

6 月 21 日晚上，在瓦尔堡离开总理府几个小时后，紧张的希特勒和他的宣传部长戈培尔来回踱步，准备次日早晨要广播的巴巴罗萨计划公告。希特勒曾在谈话时对戈培尔说："我们必须烧掉这颗毒瘤，斯大林必将倒台。"[29]

希特勒把癌症作为一种隐喻，这并不罕见。快到凌晨两点半的时候，也就是希特勒就寝前不久，距离巴巴罗萨计划启动只有一个小时了，他和戈培尔之间的对话发生了意想不到的转折。德国的未来系于一线，希特勒和他的宣传部长却放下了他们的计划，去讨论癌症研究的最新进展。

尽管戈培尔没有在日记中提及这场谈话的太多细节，但他提到了汉斯·奥勒（Hans Auler）的名字。奥勒是一位研究员，他认为自己在 20 世纪 20 年代发现了一种致癌微生物，并出版了一本书，将癌细胞比作"革命分子"。普罗克特在《纳粹抗癌战争》（*The Nazi War on Cancer*）中写道："他们竟然聊起了癌症，这似乎有些令人费解。还有几个小时就要发动大规模入侵，德国这两位政治领导人怎么还有时间讨论癌症和癌症研究？这些闲聊是为了缓解紧张气氛吗？还是有更重要的事情？"[30] 如果希特勒在那天早些时候决定了瓦尔堡的命运，那么他当晚还在想着癌症研究的事情也许就不那么奇怪了。

可能还有一个理由也可以解释为什么瓦尔堡的事情在那个重要的夜晚依然萦绕在希特勒的脑海中。虽然入侵苏联的秘密计划已经更名为"巴巴罗萨计划"，但它最初是以瓦尔堡的名字命名的——"奥托计划"。

希特勒就寝后不久，300万德国士兵挺进了苏联领土。"人类历史上最具破坏性、最野蛮的战争开始了。"历史学家伊恩·克肖（Ian Kershaw）如此写道。德军在东进途中，但凡遇到斯大林那些准备不足的部队便将其摧毁。在入侵的头几天，大部分苏联空军被消灭了，多达1 000架飞机被摧毁。德军似乎在几周内就能到达莫斯科。[31]

巴巴罗萨计划不仅标志着战争新阶段的开始，也标志着大屠杀的开始。当德国军队在东欧推进时，党卫军敢死队与德国警察和士兵一起从一个城镇到另一个城镇，射杀他们找到的政敌和犹太人。起初，他们只射杀男性。很快，犹太妇女和儿童也遭到射杀。一名敢死队队长抱怨说，射杀平民给他的队员带来了"精神压力"。为了缓解压力，射杀儿童的德国人会得到较多的酒。[32]

1941年12月14日，距布拉克和希姆莱讨论对瓦尔堡的安排已经过去6个月，两人再次会面。一些历史学家得出的结论是，很可能就是在这次会面中，布拉克和希姆莱开始计划杀害所有欧洲犹太人。

Ravenous

第 11 章

不曾停止寻找癌症的疗法

1942 年 1 月 20 日，纳粹领导人聚集在柏林的一座湖边别墅，谋划"犹太人问题的最终解决方案"。他们得出的结论是，要将二分之一血统的犹太人，也就是"一级杂种"视为百分之百血统的犹太人，将四分之一血统的犹太人同化到雅利安社群中。虽然瓦尔堡成功地保住了他在细胞生理研究所的职位，但他仍然是"一级杂种"，在新的划分标准中应该属于百分之百血统的犹太人。

纳粹领导人在 1 月那个下午做出的决定可能意味着瓦尔堡的终结，但一些官员继续推动绝育，而不是驱逐二分之一血统的犹太人。3 月 6 日，纳粹高级官员再次集会，此次会议目的是商讨"杂种"问题的"最终解决方案"。第二次会议由艾希曼主持，与会者就大规模绝育的细节展开了讨论。实用主义者们想知道，给成千上万的"一级杂种"做绝育手术是否现实？他们怎样才能找到足够的医院空间？一名与会者指出，绝育不会使"杂种"问题消失——至少在所有绝育的"杂种"灭绝之前不会。一名在场的纳粹党人后来称，等待"一级杂种"死亡的计划是他准备忍受的"挫折"。[1]

　　到第二次"最终解决方案"会议结束时，"杂种"问题仍然没有答案，但瓦尔堡的处境已经发生了巨大的变化。就在会议召开的同一天，德国武装部队最高指挥部指明细胞生理研究所具有"军事重要性"。至于该命令下达的时间是否不仅仅是一个巧合，我们不得而知。[2]

　　这一命令下达后，瓦尔堡的生命至少有了些许保障，但他还远谈不上安全。他仍然是"一级杂种"，折磨他的人还没有放过他。1942 年秋，纳粹科学官员门采尔开始向各位德国科学家打听瓦尔堡为何仍未申请到《德意志血统证书》。门采尔前一年曾试图将瓦尔堡赶出细胞生理研究所，但未能成功。

　　几乎可以肯定的是，门采尔希望找到可以用来对付瓦尔堡的信息，但从这位纳粹官员收到的回复来看，他的希望最终落空了。任何一位值得尊敬的研究人员都不能否认瓦尔堡对科学所做贡献的重要性。获得诺贝尔奖的德国化学家阿道夫·温道斯（Adolf Windaus）与瓦尔堡并无私交，但他在给门采尔的一封回信中指出，瓦尔堡被认为是"目前仍在世的最重要的生理化学家"。这封信于 1942 年 10 月寄出，它可能迫使门采尔放弃了反对瓦尔堡雅利安化的活动。同月，瓦尔堡被任命为德国抗癌委员会成员，这进一步巩固了他在纳粹德国的地位。[3]

　　纳粹官员竟然在 1942 年秋考虑过瓦尔堡要求获得与拥有德意志血统的人同等地位的申请。德国犹太人历史研究所（Institute for the

History of German Jews）的高级研究员贝亚特·迈耶（Beate Meyer）
认为这本身就是一件"令人惊讶的"事情，因为 1942 年夏有一项新
命令要求立即停止这种申请，几乎没有例外。[4]

至于瓦尔堡的申请是否得到了批准，我们并不清楚。克雷布斯称
瓦尔堡被正式重新归类为"二级杂种"，即祖父母和外祖父母中只有
一位是犹太人，但没有已知的文献可以证实这一点。瓦尔堡可能得到
了比雅利安化更难获得的地位——与纳粹德国上层阶级平等的地位，
而且不是作为一个突然雅利安化的人，而是作为一个受到鄙视的犹太
"杂种"。

发现新的辅酶，逃离生命危险

到了 1943 年夏天，瓦尔堡和海斯已经习惯了刺耳的空袭警报声
和盟军轰炸机引擎在头顶上发出的轰鸣声。他们可能躲进了自家的地
下室或公共防空洞。如果他们敢于仰望夜空，就会看到耀眼的闪光和
德国高射炮射出的曳光弹划出的一道道火光。

在此期间，仍在寻找癌症治疗方法的瓦尔堡又取得了一项重要发
现：一些葡萄糖发酵所需的酶也可以在大鼠的血液中检测到。这些酶
在血液中没有任何作用，所以瓦尔堡推断它们一定是从其他组织中泄
漏出来的。瓦尔堡对一种酶特别感兴趣，那就是醛醇缩合酶，现在被
称为醛缩酶。他发现，在患癌大鼠血液中检测到的醛醇缩合酶含量要
比在健康大鼠血液中检测到的高得多。[5]

瓦尔堡的发现在战后催生了重要的诊断试验。1963 年出版的一本教科书中称，瓦尔堡和他的雇员沃尔特·克里斯蒂安（Walter Christian）通过该发现开辟了一个全新的领域。但瓦尔堡对新的实验室试验并不感兴趣。他想要战胜癌症，他怀疑患癌大鼠血液中的醛醇缩合酶并不是从肿瘤中泄漏出来的，而是从肌肉组织中泄漏出来的。他推断，癌症正以某种方式吸收健康肌肉组织中的酶，从而让这些酶参与癌症的破坏活动。

瓦尔堡依照埃利希开创的药物开发模式制订出了新的攻击计划：从人体中提取醛醇缩合酶，将其注射到健康的兔子体内。然后，这些兔子体内将产生一种抗醛醇缩合酶血清。这种血清可以阻断醛醇缩合酶，"在发酵过程中抑制癌症"。[6]

这是一个古怪的想法，瓦尔堡几乎没有时间将其付诸实践。1943 年夏天的一个早晨，他来到细胞生理研究所，发现研究所的窗户被炸毁了。工作人员花了数周时间清理碎玻璃片和散落的水泥块。后来，另一枚炸弹再次落下，对大楼造成了更大的破坏，所以瓦尔堡选择离开柏林。至少，这是他本人给出的解释。还有一种可能是，瓦尔堡即使已经击败了他那些纳粹死敌，也无法再忍受达勒姆的恶劣气氛。战争结束后，一位俄国科学家到细胞生理研究所来掠夺剩余的化学品，一个身份不明的人开了门。那人告诉这位俄国科学家，瓦尔堡之所以逃离达勒姆，是因为他是犹太人。[7]

无论瓦尔堡因何而离开，他都需要重新安置细胞生理研究所。这次也是多亏了他那些有影响力的熟人，瓦尔堡在柏林以北约48千米的一个风景优美、有湖泊和森林的地区找到了合适的地方。当整个欧洲的犹太人被塞上火车送往死亡集中营时，祖父母均是犹太人的瓦尔堡却搬到了坐落在广阔的乡村庄园中的一座典雅豪宅里。

这座庄园被简称为利本堡，曾经属于威廉二世最亲密的朋友，威廉二世本人也曾在这里度过许多非常快乐的时光。1898年，现代犹太复国主义的创始人西奥多·赫茨尔（Theodor Herzl）前往利本堡，试图说服威廉二世支持犹太人在巴勒斯坦复国。戈林经常去利本堡捕猎鹿和野猪。利本堡的主宅是一座巨大的城堡，已经有人住了。瓦尔堡的细胞生理研究所设在庄园的湖畔豪宅里。

尽管德国将几乎所有的资源用于了战争，但纳粹还是为瓦尔堡翻新了这座豪宅，配置了新屋顶和变电站。除了他的科学设备和实验动物，瓦尔堡还带来了他的书和古董家具。当时安排的卡车根本不够用，瓦尔堡便吩咐一名员工拿一瓶蒸馏酒贿赂配给办公室的人。[8]

在当时那种情形下竟然可以找到利本堡这样的落脚点，瓦尔堡可以说是幸运得出奇了。不过，他可能并没有意识到这一点。他的堂姐贝蒂·瓦尔堡（Betty Warburg）医生已经和她的母亲格尔塔·瓦尔堡（Gerta Warburg）在索比堡灭绝集中营遇害，但这位流亡在外的达勒姆的皇帝并不觉得自己幸运。瓦尔堡预料到德国即将溃败投降，于是和海斯一起退到了他在吕根岛上的度假别墅，等到湖畔豪宅的工作完成才返回。由于瓦尔堡不在，他的技术人员只能在几乎没有任何指导的情况下进行实验。瓦尔堡打算每天通过电话监督工作，但是到战争的最后几年，很难保持电话畅通。直到海斯送给当地电话接线员一些巧克力以后，问题才得以解决。[9]

瓦尔堡习惯在吕根岛过夏天，但除了第一次世界大战期间，他在成年后从来没有离开实验台这么久。他利用这段时间写了一本关于重金属和呼吸作用的书。克雷布斯后来在读初稿时被吓坏了。瓦尔堡这本书虽然表面上写的是铁和其他金属在细胞功能中的作用，但里面充斥着关于一些著名科学家的污言秽语。

瓦尔堡在攻击别人的时候几乎不需要理由，但他的处境无疑加剧了他的怨愤。1943 年 12 月，有人给盖世太保写了一封匿名信，检举瓦尔堡破坏战争，而破坏战争是一项可判处死刑的罪行。信中还指控瓦尔堡反德亲英、拒绝工作、使用细胞生理研究所的汽油与海斯一起去度假。汽油在当时是稀缺资源，仅限用于战争相关活动。信中说，瓦尔堡的行为不仅可憎，而且"反社会"。"反社会"是纳粹用来迫害不符合公共规范者的一项宽泛的指控。

"反社会"行为的指控使瓦尔堡的生命再次处于严重危险之中。到 1944 年，一些二分之一血统的犹太人被分配到劳改营，还有一些被指控行为像百分之百血统的犹太人，以破坏战争的罪名判处死刑。瓦尔堡在教育部的敌人仍然掌权。战事到了这个时候，纳粹杀人几乎不需要任何借口，更不用说杀害"一级杂种"了。在得知自己遭人检举且正在被调查后，心情本就阴郁的瓦尔堡变得更加阴郁了。他早已倾向于极度偏执，现在更完全有理由怀疑身边的每个人都是他的敌人。尽管瓦尔堡的每一位工作人员可能都掌握了逮捕他的充足证据，但瓦尔堡确信写这封匿名信的人是弗里茨·库博维茨（Fritz Kubowitz）。库博维茨曾与瓦尔堡一起进行过许多重要的实验，而瓦尔堡因其中一些实验获得了诺贝尔奖。[10]

瓦尔堡认为检举他的人是他的一名员工，这十有八九是正确的。从邮戳上看，这封信是在利本堡附近寄出的，而他的具体罪行，比如使用汽油，只有和他走得近的人才知道。

在这封检举信之后，很快又有人寄给威廉皇帝学会一封信，对瓦尔堡进行指控。瓦尔堡被隔离在他的林中豪宅里，为李尔王式的愤怒所攫。他的大多数员工从他职业生涯开始时就一直跟着他。他教过他们化学。在他的科学论文中，他们的名字和他的名字并列出现。当瓦尔堡在 20 世纪 30 年代说他无法离开德国时，他不是说无法离开那座宏伟的细胞生理研究所，而是说无法找到可以替代这些员工的人。

当时，30 岁的德国研究员西奥多·比彻（Theodor Bücher）正在细胞生理研究所接受生物化学培训。比彻与瓦尔堡关系很好，他曾试图让瓦尔堡平静下来，但收效甚微。比彻写道，瓦尔堡"觉得自己受到了迫害，甚至可能会被迫害致死"。在比彻看来，瓦尔堡已经变成了一个非常不快乐的人，在"自卑感"和"自我中心主义"之间来回拉扯。比彻看到瓦尔堡试图反击、抵抗自己的心魔，并十分钦佩他为之付出的努力。但到了 1944 年，瓦尔堡并非总是可以控制那些心魔。[11]

　　瓦尔堡在遭到检举之后所接受的调查，并非纳粹当时对他进行的唯一的公开调查。在 1 100 多千米外的瑞典，诺贝尔奖委员会正在考虑是否要为瓦尔堡在辅酶方面的研究成果再次授予他诺贝尔奖。但在 1944 年，国际声誉和威望对纳粹毫无用处，而且希特勒已经彻底禁止德国人接受该奖项。

　　生命再次处于危险之中的瓦尔堡又联系了他的同事舍勒，因为舍勒和布勒是姻亲。然而，舍勒能为一个受迫害的犹太科学家所做的事情非常有限，这在当时已经再清楚不过。1942 年 9 月，纳粹逮捕了德国最杰出的有机化学家之一——威廉·特劳贝（Wilhelm Traube），计划将他驱逐出境。舍勒也曾和另外几位科学家一起为特劳贝求情，只是为时已晚。76 岁的特劳贝遭到了逮捕他的盖世太保军官的毒打，已经惨死狱中。

　　和往常一样，瓦尔堡的运气要比大多数人好得多。元首办公厅的负责人布勒亲自到利本堡视察，确认瓦尔堡是否在研究癌症疗法。有一种说法称，瓦尔堡急忙安排了几个新实验，设法骗过了布勒。

　　尽管布勒视察的细节仍不清楚，但比彻对其后发生的事情做了详细的描述。布勒一离开细胞生理研究所，仍然紧张不安的瓦尔堡就邀请比彻去散步。他们在庄园无边无际的草坪上默默地漫步了几分钟，然后 60 岁的瓦尔堡转向身边的年轻人，问了他一个意想不到的问题："你觉得我是那样的人吗？"

比彻可能以为瓦尔堡指的是纳粹所说的"反社会",但瓦尔堡实际上是在问比彻是否认为他是一个不合群的人。震惊的比彻只憋出了一句话,说瓦尔堡可能表现得更像个贵族。然后,瓦尔堡短暂的脆弱表现就结束了——他换了个话题。[12]

在岗位上坚持到最后的人

无论瓦尔堡在布勒到利本堡的细胞生理研究所视察时安排了什么实验,他后来似乎都重新开始认真做研究了。据比彻称,包括瓦尔堡在内的所有实验室人员都为了寻找癌症疗法而不停地进行实验,即使在盟军轰炸中队从上空呼啸而过时也没有中断过。在 1944 年,瓦尔堡有很长一段时间不仅在利本堡工作,还在那里维持着表面上的普通生活。他有时会去利本堡富丽堂皇的主宅。即使在德国崩溃的时候,那里仍然定期举行"音乐之夜"。

据说,瓦尔堡每周都会让人为驻扎在利本堡的一群荷兰战俘做一只烤鹅,而那个做烤鹅的人很可能是海斯。相比之下,瓦尔堡对自己的员工只有怨恨,他再也不跟库博维茨说话了。比彻写到,这种紧张关系将很快迎来"可怕的结局"。

到 1944 年底,数以百万计的苏联士兵集结在波兰维斯瓦河两岸。与此同时,希特勒以"人民冲锋队"的形式组织了一项全国性的自杀计划。"人民冲锋队"是一支装备简陋的人民军队,主要由十几岁的男孩和老人组成,被认为是德国抗敌的最后一道防线。所有年龄在

16 岁到 60 岁之间、当前没有在军队服役的德国男性都被征召入伍。

由于瓦尔堡的实验室被指定为战争研究所，他有权告知当局他手下的员工对于他的研究工作必不可少，从而保住那些人。瓦尔堡确实保护了比彻和海斯，但实验室的其他人就没那么幸运了。他们的命运掌握在老板手中，而老板有确凿的证据证明他们背叛了他。

瓦尔堡认为雇员库博维茨曾检举他，而库博维茨最终被分配到"第一人民冲锋队"，这对很多人来说无异于被判处死刑。库博维茨在被派往前线后曾向瓦尔堡寻求帮助，当时瓦尔堡正在吕根岛上的度假别墅里。他似乎是真的心烦意乱，开始在实验记录本的背面潦草地写下简短的日记，这对于他是一种极为反常的行为。在 1945 年 2 月 24 日的一篇日记中，瓦尔堡为自己在库博维茨之事上做出的残忍决定进行辩解："你不能今天检举你的上级，明天又要求他救你一命。"

内格莱因是瓦尔堡在 20 世纪 20 年代发表的几篇开创性论文的共同作者，他也被分配到了"第一人民冲锋队"。1945 年 3 月 17 日，他那面容憔悴的妻子来到利本堡，请求瓦尔堡另派一个人代替她丈夫去前线。瓦尔堡确信内格莱因也参与了对他的检举，于是拒绝了她。"我不愿插手，"瓦尔堡写道，"为何要让别人替她的丈夫送死呢？"[13]

三天后，瓦尔堡收到了政府下达的命令——他要在敌人到达之前转移研究设备和机密文件。空袭警报一直在响，苏军离此地只有

160 千米左右了。于是，他和海斯一起撤退到了吕根岛。

1945 年 4 月 16 日，苏军渡过奥得河，向西推进到柏林。不出两周，苏军就控制了利本堡，搬空了瓦尔堡留在湖畔豪宅中的研究设备和珍贵的古董家具。后来，苏联士兵到达吕根岛，发现了待在别墅中的瓦尔堡。一份根据二手资料写成的报告称，瓦尔堡当时率先开口，表明自己是"著名的诺贝尔奖得主，奥托·瓦尔堡教授，来自柏林"。士兵们闻言便放下了枪。

1933 年纳粹上台时，著名的威廉皇帝研究所中有 100 多名科学家符合当时纳粹对犹太人的定义。其中，瓦尔堡是唯一一个在自己的职位上坚持到最后的人。[14]

虽然纳粹在战争的最后几年不得不放弃一些抗癌计划，如大规模的宫颈癌和子宫癌筛查，但是有些计划却没有中断过，包括有关食用染料、激素、烟草和石棉的实验。

1945 年 3 月初，盟军已经包围了柏林，准备结束纳粹政权。就在这时，希姆莱发给纳粹高级医疗官员一份备忘录，提出了一个新的癌症项目——他想让他们研究一下为什么集中营里"没有癌症患者"。希姆莱甚至要求医疗官员根据一般人口的发病率计算出在 70 万名囚犯中可能会有多少癌症病例。在这份备忘录发出后，不出三个月希姆莱就被捕了。他在接受英国医生检查时服毒自杀。[15]

癌症问题也一直萦绕在希特勒的心头。轻松战胜苏联红军的希望越来越渺茫。1941 年 11 月 5 日，希特勒在他位于普鲁士东部的总部与几位客人共进午餐，其中包括他的牙医雨果·布拉施克（Hugo Blaschke）。布拉施克不喜欢希特勒，但这不是因为希特勒是大屠杀的元凶，而是因为他的牙齿太糟糕了。

到了那个时候，凡是有点儿理智的军事指挥官都会把全部注意力集中在战争上，但希特勒却还有别的事要谈。在用餐过程中，希特勒说凯撒的士兵一直都是素食主义者。他还说，如果维京人能够保存肉类并在旅途中食用，他们就永远不会完成那些传奇远征。此外，他声称过去人类的寿命可能比较长，大概在 140 岁到 180 岁之间，而当灭菌食品"取代了人类饮食中的天然元素"时，人类的寿命就开始减少了。

布拉施克是一个素食主义者，他相信人类牙齿的形状表明人类的祖先是食草者，但就连他也在听到希特勒的话后吃惊得"说不出话来"。而希特勒只是开了个头而已，他接着对迷惑不解的客人们说，保加利亚等国家的人寿命比较长，因为他们喜欢吃的是玉米粥和酸奶。有一种流行的观点认为，酸奶可以清除结肠中的致癌细菌。[16]

希特勒随即展开了一场猛烈的抨击，他通过自己独特的谬论和幻想，把利克关于饮食和癌症的见解讲得乱七八糟：

> 人类对食物进行物理化学加工，这一事实说明了所谓

的"文明病"的由来。如果说目前平均寿命在延长，那是因为人们又开始采用自然主义饮食了。这是一场变革。熟食的危害性是致癌的原因之一，这并非不可能。人体得到的营养被以各种方式削弱了。目前，癌症的起源尚不清楚，但引发癌症的因素有可能在营养不良的有机体中找到了适合它们的环境……大自然在创造一个生物时，给予了它生存所需的一切。如果它不能生存，那要么是因为它受到了外界的攻击，要么是因为它的内在抵抗力减弱了。人类通常是因为第二种情况而变得脆弱。蟾蜍是一种退化的青蛙。谁知道它吃什么？当然是不适合它吃的东西。[17]

当时，希特勒采用的是瑞士医生马克斯·伯彻 - 本纳（Max Bircher-Benner）发明的生食饮食法。伯彻 - 本纳是牛奶什锦早餐的发明者，他认为生食能让人更直接地获取太阳能。希姆莱也是伯彻 - 本纳的崇拜者。希特勒没有强迫客人们也像他一样食用牛奶什锦早餐、燕麦粥和亚麻籽糊。虽然当时纳粹正在集中营里对成千上万人施用酷刑和致死的毒气，但希特勒有时还是会向和他一起用餐的食肉者讲述动物屠宰场有多恐怖。[18]

牛奶什锦早餐并没有让希特勒变得健康。除了平常的胃病和严重的头痛，他的视力也在下降。希特勒担心自己会失明。尽管布拉施克尽了最大的努力，这位元首的牙齿还是一颗颗地从腐烂的牙龈上脱落下来，使得他只能吃松软的食物。心电图显示他患有进行性心脏病。

1944 年底，医生又在希特勒的喉部发现了一个肿块并将其切除。没有证据表明那是癌症，即便是癌症，也没什么关系。在胜利无望的情况下，希特勒撤退到德国总理府下面的二层混凝土地堡中。几年前，他重申了自己继承科赫衣钵的断言：

> 犹太病毒的发现是全世界有史以来最伟大的革命之一。我们今天所进行的战斗与巴斯德和科赫在上世纪所进行的战斗是一样的。有多少疾病起源于犹太病毒！[19]

此时，希特勒被困在地堡里，有时会用一把金镊子在自己身上挖他想象中的细菌。

希特勒已成为潜伏在德国地下世界的可怕幽灵，样子十分瘆人。他佝偻着身子，皮肤暗黄，双眼无神，见者无不心惊胆战。他的左手抖得厉害，不得不用右手按住。希特勒的贴身男仆海因茨·林格（Heinz Linge）回忆说："他常常只是坐在那里，五官极度扭曲。"[20]

希特勒的秘书克丽斯塔·施罗德（Christa Schroeder）和他一起待在地堡里，直到最后才离开。在形势较好的时候，施罗德很喜欢听希特勒的抨击言论。她回忆说，在提到粮食的生长过程时，他会"陷入诗意的狂喜"：农夫的手臂在空中挥舞，把种子撒入土壤中。种子发芽后，长成"一片绿色的海洋，茎秆随风摇曳"。希特勒曾对施罗德说，单是这个画面"应该就能诱使人类回归自然及其产物"。

希特勒这时常常过于虚弱，无法再做出他那些臭名昭著的装腔作势的行为和慷慨激昂的演说。施罗德回忆说："他谈论的内容逐渐变得单调乏味。"他不再向秘书大谈特谈"种族问题"乃至"政治问题"。在他生命的最后几个月里，希特勒只有力气谈论三个话题：驯狗、世人的愚昧、饮食。[21]

1945 年 4 月 29 日，希特勒与交往多年的女友爱娃·布劳恩（Eva Braun）结婚，当时苏联红军正从他的地堡沿街而下。次日，他吃了素食意大利面和葡萄干卷心菜沙拉当午餐，然后和他的新娘回到了书房。下午 3 点 30 分，地堡中传来一声巨响。当时，戈培尔的一个孩子正在附近玩耍，听到枪响后，他大叫一声："正中靶心！"[22]

希特勒留下了一片血泊，而那些在他的毒气室里死去的人却没有留下多少血迹。齐克隆 B（Zyklon B）是一种有毒气体，最初是作为杀虫剂研发的，可以使人窒息而死。当其分子取代了氧，附着在瓦尔堡呼吸酵素中的铁元素上时，生命之火闪了闪，接着就熄灭了。

第三部分

种子与土壤

（战后时期）

Ravenous

浮士德：

我创造了何等奇迹，

德国有目共睹，是的，世人有目共睹；

为此，浮士德失去了德国和整个世界……

Ravenous

第 12 章

走在20世纪科学前沿的19世纪贵族

战后，虽然瓦尔堡在法律上不再被定义为二分之一血统的犹太人，但他已经无法完全恢复了。瓦尔堡在心理上一直处于分裂状态。他是一个 19 世纪的贵族，走在 20 世纪科学的前沿；他是一个非常自信的人，同时又会因受到怀疑而动辄愤怒崩溃。瓦尔堡此时也被历史分裂了。他年轻时的那个德国，那个存在于 1933 年以前、在科学上占主导地位、拥有数位犹太裔诺贝尔奖得主的德国已经一去不复返。

在盟军将德国划分为 4 个占领区后，瓦尔堡的所有物甚至也被地理界线分割开来。他在吕根岛上的避暑别墅和他后来的实验室基地利本堡都位于苏占区。与此同时，他的主要住所和以前的研究所都在达勒姆，也就是在美占区。

战争结束时，瓦尔堡在吕根岛。因此，1945 年的整个夏天他都在苏联的统治下度过。战争结束后，斯大林下达的首要命令之一就是掠夺德国科学界，包括德国科学家。这让瓦尔堡成了一笔宝贵的财富，许多苏联军事和情报官员设法招揽他。据一份美国军事报告称，有些苏联高级军官试图讨好瓦尔堡，想要通过友善的举动来吸引他，但也有些军官"不太随和"。[1]

1945 年 6 月，几十名苏联士兵抵达了位于利本堡的瓦尔堡的实验室。他们动作迅速，研究设备很快被打包装好，而瓦尔堡的书则被扔下楼。拆卸下来的离心机被放入铺着稻草的板条箱中，瓦尔堡珍视的测压计也被装进盒子里。包括床垫在内，几乎所有可以搬走的东西都被抬上了等候的货车。

苏军可能想要俘虏瓦尔堡，但他们并没有得逞。1945 年 9 月，瓦尔堡回到达勒姆。埃里克·瓦尔堡当时正与美国情报部门合作，阻止苏联招揽或绑架德国科学家。他开始着手寻找自己的堂兄，然后得知瓦尔堡藏在达勒姆一位教授的家里躲避苏军。埃里克来到那位教授的住处，在前门等他的堂兄出来。当他抬起头时，他看到瓦尔堡穿过一条长长的黑暗走廊，像幽灵一样向他走来。1939 年战争开始时，瓦尔堡实际上已经与外界断绝了联系。当他穿过漆黑的走廊向前走的时候，他也融入了一种新的生活。

"在我认识的人里，他大概是最不容易感伤的一个，"埃里克写道，"可当时，他的一只蓝色眸子里却含着一丝泪光。他操着柏林口音对我说：'我一直都知道，只有当你站在我面前时，战争才算真正结束。'"

瓦尔堡的感伤时刻非常短暂。他"立即切入正题"，叫堂弟尽快帮他准备 40 升汽油，他要把自己留在苏占区的书和科学仪器取回来。埃里克回答说，根据盟军引入的新燃料规定，此行是"绝对禁止的"。瓦尔堡说："我不管什么规定。"像往常一样，瓦尔堡得到了他想要的。埃里克批准瓦尔堡使用汽油，让瓦尔堡去取回自己的物品。[2]

苏联军方之所以允许瓦尔堡进出其占领区，可能也是为了招揽瓦尔堡。在瓦尔堡回到达勒姆后，招揽工作仍在继续。据瓦尔堡说，占领柏林的苏军名将格奥尔吉·朱可夫（Georgy Zhukov）亲自出面，下令归还他那些在吕根岛被没收的马匹。瓦尔堡还说苏联后来邀请他去莫斯科一个有 100 名员工的研究所，但他拒绝了。此后，他经常吹嘘说希特勒和斯大林都没能打动他。瓦尔堡对自身经历的讲述并不十分可靠，尤其是他最后几十年的经历，但关于苏联试图招揽他的说法似乎是准确的。瓦尔堡称朱可夫曾设宴请他并表示想为他做点儿什么。虽然没有直接证据支持瓦尔堡的说法，但在 1946 年 1 月，苏联确实送给瓦尔堡一辆宝马汽车。[3]

瓦尔堡拒绝了所有访问莫斯科的邀请，他有充分的理由担心自己可能就此有去无回。但是，苏军的慷慨也得到了一些回报。1946 年，瓦尔堡在苏联期刊《生物化学》（Biokhimiya）上发表了一篇俄语论文。担任美国军方顾问的化学家罗杰·亚当斯（Roger Adams）在 1946 年初撰写了一份关于瓦尔堡的长达 5 页的报告。据亚当斯称，瓦尔堡还向苏军提供了新的抗癌药物以及具体的使用说明，从而安抚住了苏军。亚当斯的报告没有具体说明这些药物的性质。瓦尔堡可能给苏军提供了 B 族维生素。他相信这种维生素有助于维持呼吸作用，防止细胞转向发酵作用，从而预防癌症。[4]

美军把瓦尔堡的细胞生理研究所变成了驻德美国军政府的办公室，他们对瓦尔堡也很感兴趣，至少他们不想让瓦尔堡落入斯大林手中。美国军事政府的战地技术情报调查局（FIAT）在柏林设有办事处。亚当斯希望聘请瓦尔堡担任该局的科学顾问，以阻止苏联对瓦尔堡的招揽。为了这个机会，瓦尔堡接受了一位公共安全官员的口头审查。后者也撰写了一份关于瓦尔堡的报告：

> 审查对象进一步指出，德国人民在政治方面太愚蠢，无法实现民主自治。要改变这种局面需要很长时间，至少需要 20 年。在此期间，德国必须有一个由盟军强加的政府。审查对象表示，他从未投票支持或加入任何政党，因为他认为这类活动十分愚蠢。审查对象进一步表示，德国人天生就是军国主义者。他承认，他认为自己在军队服役的日子是一段非常愉快的时光，认为"只要军队用于保护人类和文明"，军人就值得尊敬，从军就是光荣的。[5]

这位公共安全官员得出的结论是，瓦尔堡"完全不适合这个职位"，理由是他缺乏"知名自由派政治家的品质、观点等"。

亚当斯则以一种比较同情的口吻结束了自己关于瓦尔堡的报告。"去年的整个秋天，尽管瓦尔堡博士相当害怕和担忧，但他始终保持着自己的尊严和冷嘲式的幽默感。"亚当斯补充道，瓦尔堡"疲惫不堪，关心的主要是寻求和平的可能性"，而且他"面临被苏联人绑架的严重危险"。

在 1946 年 1 月写给洛特的信中，瓦尔堡说他已经收到了国外的邀请，但仍在犹豫是否要离开德国。"你也知道，从 1933 年起，我就不喜欢移民了。"他还说自己正在考虑是否要过一种流浪的科研生活，从一个实验室搬到另一个实验室。瓦尔堡解释说，他无论去哪儿都会做出贡献，所以他不想在任何一个地方待太长时间。[6]

瓦尔堡显然是想挽回面子。实际上，他急于寻找新的住所和工作单位。目前尚不清楚他是否知道全球科学界对他的看法。有一种说法认为，英国科学家"十分不喜欢瓦尔堡在战争期间的行为，尤其是他对同领域的英国科学家的恶语中伤"，他们"不会在知情的情况下允许他踏上英国的土地"。

瓦尔堡联系了洛克菲勒基金会，但那些曾经支持其科研工作的基金会要员现在不想和他有任何牵扯。事后来看，该基金会在 20 世纪 30 年代决定支持德国科学界的行为即使不是叛国，也是愚蠢的。瓦尔堡的细胞生理研究所此时成了基金会目光短浅的明证。洛克菲勒基金会的一名要员对自己的同事进行了调查，然后总结了基金会内部在战后对瓦尔堡的普遍看法。"所有人都认为不该将瓦尔堡引入美国。他们给出了'几个理由'，虽不完全相同，但也相差无几。"上述理由包括："他恃才傲物""欧洲需要这位科学家""他的职业生涯即将结束""他有通敌嫌疑"。

他们没有具体说明"通敌嫌疑"的性质。这很可能是指瓦尔堡曾提交过雅利安化的申请，但也有传言说，瓦尔堡在第二次世界大战开始时自愿为德国军队服务。即使瓦尔堡真的这样做了，这一举动也可以被合理地理解为在危险的情况下试图确保自己的安全。当时，纳粹最恶劣的暴行还没有开始，许多"杂种"都自愿为纳粹服务，以巩固自己在德国社会中的地位。[7]

虽然瓦尔堡在民族社会主义时期的行为受到了质疑，但他也在指控别人。他告诉洛克菲勒基金会的一名官员说，威廉皇帝学会官员特尔朔是"最坏的纳粹分子"，指责后者差点在 1941 年害得他失去细胞生理研究所。瓦尔堡还告诉美国军政府，颇有影响力的威廉皇帝学会成员威廉·艾特尔（Wilhelm Eitel）曾是"坚定的民族社会主义者"，曾密谋针对那些公开反对纳粹的教授。尽管瓦尔堡对艾特尔的评价完全准确，但艾特尔还是被带到了美国，继续他成功的职业生涯。

1946 年 8 月，瓦尔堡和另外三位威廉皇帝学会的科学家聚集在一起审查生物学家奥特马尔·冯费许尔（Otmar von Verschuer）的案子。冯费许尔在第二次世界大战期间担任威廉皇帝人类学、人类遗传学和优生学研究所（Kaiser Wilhelm Institute of Anthropology, Human Heredity, and Eugenics）所长。此人正在接受美军调查，他的罪行并不难分辨。他曾指导过奥斯威辛臭名昭著的纳粹医生约瑟夫·门格勒（Joseph Mengele）。在战争期间，门格勒曾把他手中那些尸体的眼球寄给冯费许尔做进一步研究。审查委员会的 4 名成员中，包括瓦尔堡在内的三人都断定冯费许尔是一个"种族狂热分子"，认为他与奥斯威辛集中营的罪行有关。[8]

瓦尔堡能够正确地评估他人的罪责并不代表他豁然开朗了。1947 年，生物物理学家马克斯·德尔布吕克（Max Delbrück）到柏林拜访瓦尔堡，发现瓦尔堡仍然对苏军没收他的研究设备和资料感到愤愤不平。瓦尔堡说，这是一桩"丑闻"。他们拿走了他父亲的科学论文，这让他特别生气。德尔布吕克后来说："当时柏林仍是一片冒着烟的废墟。可是在他眼里，苏军拿走了他父亲的科学论文才是真正的丑闻！"[9]

战后，瓦尔堡确实展现了真正的人性。他努力帮助犹太裔发酵研究先驱纽伯格找到了一份新工作。在纳粹接管威廉皇帝生物化学研究所之前，纽伯格曾是那里的所长。瓦尔堡在一封信中告诉纽伯格，他已要求德国官员将纽伯格的研究所归还给他。瓦尔堡写道，这将是德国第一次用"行动而不是语言"来解决"对科学家的不公"。瓦尔堡补充说，他"想不出有什么"比纽伯格的回归"更能令达勒姆恢复声望"。

但瓦尔堡间歇性的善举被他的愚钝行为所掩盖。在筛查出他希望惩罚的纳粹罪犯的同时，他答应为当时在纽伦堡因战争罪受审的布拉克提供一份附誓书面证词。这份证词是布拉克的律师要求瓦尔堡提供的，它在审判中成了呈堂证供，其中陈述了布拉克曾出面挽救瓦尔堡的生命一事。瓦尔堡的简短陈述以令人作呕的口吻结尾："考虑到布拉克在德国的种族仇恨和战争癫狂达到顶峰时做了此事，我们不得不

钦佩他宁肯违背民族社会主义基本原则也要推广宽容思想并推动科学
界和平工作的勇气。"

根据德国历史学家和瓦尔堡研究权威人士佩特拉·根茨－沃纳
（Petra Gentz-Werner）的说法，瓦尔堡在附誓书面证词上签名时，极有
可能对布拉克骇人听闻的罪行一无所知。但至少他知道布拉克是纳粹
的高级官员。这份证词的内容完全符合瓦尔堡的自恋思维。在瓦尔堡
的道德框架中，一个人的善恶只能根据那人对待他的方式来衡量。[10]

是天才也是疯子

虽然瓦尔堡声称他准备成为一位在各实验室之间游走的科学家，
但有一段时间他无处可去。1947 年 11 月，这种情况发生了改变。著
名的美国植物学家罗伯特·爱默生（Robert Emerson）邀请瓦尔堡到
美国厄巴纳的伊利诺伊大学进行为期半年的访问。爱默生曾于 20 世
纪 20 年代在瓦尔堡的指导下进行光合作用研究，但他后来犯了一个
大错——他得出结论称，瓦尔堡对光合作用所需光子数目的判断是错
误的。

后来，瓦尔堡一有机会就否定爱默生的研究工作。但作为超验主
义哲学家拉尔夫·沃尔多·爱默生（Ralph Waldo Emerson）的后裔，
爱默生与瓦尔堡截然相反，他是一个异常善良的人，相信科学能做出
的最大贡献是激励科学家在生活中遵守伦理道德。战后，他暂时放下
自己的事业，帮助美国政府重新安置战争期间被关在拘留营里的日裔

美国人。他甚至还将一位遭到拘禁的日裔美国科学家带到伊利诺伊州
做他的助理。此人名为西村信平（Nishimura Shimpe），他后来也得
出结论说瓦尔堡关于光合作用的观点完全是错误的。[11]

　　爱默生似乎真心认为一旦瓦尔堡抵达厄巴纳，他们两人就可以共
同努力彻底解决有关光合作用的争论。然而，他对瓦尔堡的了解远没
有他想象的那么深。1948 年夏天，瓦尔堡还没到美国，爱默生就后悔
做出这个决定了。瓦尔堡坚持要求带一名科研助理以及海斯随行。他
指出，美国当局已判定，海斯没有任何不良政审记录。这个要求本身是
合理的，但在接受爱默生邀请后的几个月里，瓦尔堡一再改变他对行程
安排细节的想法。爱默生不得不与校内行政人员协商瓦尔堡的每一个要
求，尽最大努力来迁就这位诺贝尔奖得主。到 1948 年 5 月，距瓦尔堡
的到来还有一个月，无比慷慨的爱默生已经快要忍无可忍了：

　　　　为了安排此次访问，这个冬天的大部分时间里我都忙个
　　不停……我上次收到的报告说他和海斯可能在 6 月 1 日动身。
　　我听说，他们要带 400 千克的行李和一只贵宾犬，并且想让
　　伊利诺伊大学为他们支付运输费用。原来，那只贵宾犬只吃
　　纯牛排制成的狗粮，而瓦尔堡之所以想离开德国，是因为驻
　　德美军已经无法弄到这种优质德国狗粮了。如果他发现美国
　　人用马肉喂狗，后果将不堪设想！可想而知，为瓦尔堡、海
　　斯和那只贵宾犬安排合适的住处有多难！[12]

　　1948 年 6 月 26 日，最终只有瓦尔堡和海斯二人带着 6 个巨大

的板条箱飞抵美国。据现场一名目击者称，飞机晚点了 12 小时，瓦尔堡"显然很生气"，因为没有机场工作人员帮助他搬运行李。当时，天空还下起了雨。生物物理学家尤金·拉比诺维奇（Eugene Rabinowitch）写道："瓦尔堡抵达时雷雨交加。我在厄巴纳生活了15 年，从来没有遇到那么大的雷雨。后来证明，这是一种预兆。"

对美国科学界来说，瓦尔堡的到来是一件大事。同年 9 月，《纽约时报》刊登了一篇文章，介绍瓦尔堡通过阻断发酵酶来治疗癌症的研究进展。同年 11 月，一张瓦尔堡坐在伊利诺伊大学实验台前的照片登上了《科学》杂志的封面。在外人看来，一切似乎皆大欢喜——这位著名的德国生物化学家在战后来到美国，帮助科学家们解决一场科学大论战。然而，尽管媒体对这次访问持积极态度，但事情的发展比爱默生想象的还要糟糕。

瓦尔堡不习惯在一个不能让他像普鲁士军官那样加以控制的实验室里工作，因而处处都有怨言。尽管他的英语相当流利，但他却只说德语。爱默生只得赶紧去找一名会说德语的实验室助理。瓦尔堡原本答应在厄巴纳做几场讲座，现在却又反悔了，可能是因为他不好意思说英语。他说他只对其他教授的讲座进行点评。[13]

瓦尔堡被安排住在教员中心，而海斯则被安排住在伊利诺伊大学兄弟会的一个房间里。有一天，瓦尔堡来到兄弟会。那是充满了喜剧色彩的一幕。可想而知，瓦尔堡对此地十分反感，坚持要让海斯搬出来。于是，爱默生便让人在瓦尔堡的房间里为海斯放了一张小床。然而，麻烦事接连不断。恼怒的爱默生在给同事的一封信中写道："我根本不知道他接下来还会给我出什么难题。"在另一封信中，他说他的研究工作已经落下了很多，"因为要帮瓦尔堡收拾烂摊子，压力太大了。瓦尔堡几乎每天都有办法把整个实验室弄得乱七八糟"。[14]

更糟糕的还在后头。随着冬天的到来，实验室里的暖气打开了。瓦尔堡说太热了，要求关掉暖气。其他研究人员不得不穿着大衣进行实验。与此同时，瓦尔堡不断提出新的理由，解释为什么爱默生及其同事得出的结果与他自己的测量结果相矛盾。他第一天说爱默生等人在培养藻类植物时所用的光照不当，第二天又说他们在配制缓冲液时选择的化学品不对。

瓦尔堡一次次地抱怨，爱默生也一点点地接近自己的忍耐极限。爱默生以前从来不乘坐当地的公共交通工具。然而据说有一次在瓦尔堡爆发后，他坐上了一辆公共汽车在校园里兜风，试图让自己平静下来。

获得诺贝尔奖的物理学家弗兰克曾师从埃米尔，他也是参与光合作用之争的研究人员之一。弗兰克在给同事的信中写道："大家都知道这个人是天才。不幸的是，他也是个疯子。"他还补充说："只有那些真正要和他打交道的人才能清楚地感受到他的疯狂。"

鉴于弗兰克认识瓦尔堡的父亲，他很可能明白瓦尔堡不肯在光子数目之争上让步的深层原因。瓦尔堡一直相信生物学也可以像物理学一样实现数学之美。"在一个完美的世界里,"瓦尔堡曾说,"光合作用一定是完美的。"根据当时对光合作用的认识,总共需要传递给4 个电子、2 个氧原子来完成整个反应循环。在瓦尔堡的父亲的帮助下,爱因斯坦已经发现每个光子只能释放 1 个电子。因此,只要光子数目大于 4 就足以推翻瓦尔堡的测量结果,否则就违反了已知的宇宙法则。

瓦尔堡甚至曾经向爱因斯坦本人请教,问他为什么假设只需要1 个光子的能量就可以释放 1 个电子。爱因斯坦似乎并没有把这个问题当回事。他说:"嗯,那可是很多能量。"[15]

尽管瓦尔堡给爱默生找了很多麻烦,爱默生还是尽全力帮助瓦尔堡在美国其他院校谋取一份长期工作。这个过程并不顺利。当生物化学家马丁·卡曼(Martin Kaman)来见瓦尔堡时,爱默生介绍说卡曼是"物理学家"。卡曼感到很困惑。爱默生后来解释说,他不得不撒谎,因为瓦尔堡不尊重其他生物化学家。如果瓦尔堡知道了真相,他肯定会立马送客。

瓦尔堡完全没有意识到爱默生为他所做的努力。相反,他变得疑神疑鬼,担心爱默生会向美国国务院"检举"他有政治问题,从而阻止他的签证续签。瓦尔堡给纳粹上台后被他解雇的研究员肯普纳写信说,大家都知道爱默生"精神不正常"。瓦尔堡问当时在美国杜克大学任职的肯普纳是否愿意告知国务院爱默生患有精神病,以免有人相信爱默生的检举内容。

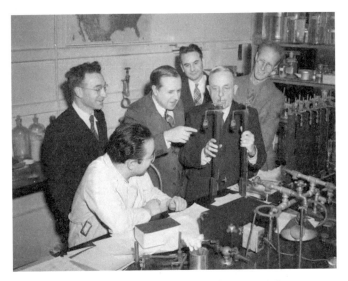

瓦尔堡在伊利诺伊大学实验室，摄于 1949 年

图片来源：1949 年 1 月 9 日，《香槟 – 厄巴纳新闻报》。

　　瓦尔堡真的害怕遭到检举，这也许是纳粹统治下的生活给他留下的心理阴影——他的一名雇员向纳粹当局检举他的事才过去 5 年。在写给肯普纳的那封信中，瓦尔堡不仅说出了自己的猜疑，还联想到了自己的过去。"如你所见，"瓦尔堡写道，"我仍在努力寻找自己的归属地，哪怕只是一个很小的地方也可以。"

　　虽然爱默生没能帮瓦尔堡找到一个新的实验室，但他仍然希望他和瓦尔堡至少可以解决他们关于光合作用的争议。6 个月后，瓦尔堡的访问以一场奇怪的比赛结束。该比赛在今天看来就像是一场电视真人秀——瓦尔堡和爱默生各自进行了光合作用实验，然后将实验结果呈交给两位公正的评委。大多数亲自做过相关实验的科学家认为爱默生关于光子数目的判断是正确的，但两位评委中，有一位是任职于美国国家癌症研究所的伯克。他曾经是瓦尔堡的学生，也是其科学研究的不懈拥护者。

比赛陷入了僵局。1949 年 1 月，瓦尔堡离开厄巴纳，自称在这场"全美国都在观看"的戏剧中大获全胜。他懒得向当时十分沮丧的爱默生告别。[16]

为事业战斗下去

瓦尔堡的签证在他快要离开厄巴纳时得以延期，他转而到马里兰州贝塞斯达的美国国家癌症研究所与伯克一起工作。身边有了一位忠实拥趸的瓦尔堡感到非常满意。瓦尔堡之所以喜欢伯克，原因显而易见。瓦尔堡一生中有许多崇拜者，但没有人像伯克一样对他那般爱戴和忠诚，也没有人像伯克一样那般大方地接受海斯的存在。伯克是一名业余画家，为瓦尔堡和海斯都画过肖像，还与海斯保持了几十年的私人通信往来。

也许最重要的原因是，在瓦尔堡看来，伯克在与自己的对手展开论战时，其凶猛程度不亚于瓦尔堡本人。如果说有什么不同的话，那就是伯克比瓦尔堡更投入其中。在生命的最后几十年里，瓦尔堡有时会考虑退出科学论战。他曾对伯克说，继续发表"毫无意义"的辩论文章也是徒劳。每当瓦尔堡流露出这种反常的情绪时，伯克就会敦促他这位导师为"事业"而战斗下去。他经常提起"敌人"的最新动向，以此来刺激瓦尔堡。

瓦尔堡和伯克一起工作了半年，然后又换了一个地方。这次，他来到了马萨诸塞州伍兹霍尔的海洋生物研究所（Marine Biological Station）。瓦尔堡带来了爱默生为他找的那名会说德语的助理，充分发挥了此人的作用。瓦尔堡还是不习惯用英语做讲座，于是便让助理替他做光合作用讲座，而他则坐在观众席上听着。当助理说瓦尔堡"认为"只需要 4 个光子时，瓦尔堡从座位上跳了起来。他用英语质问道："你这话是什么意思？不是我'认为'，是我确定。"[17]

瓦尔堡在伍兹霍尔至少还说过一次英语。在与一群美国科学家进行讨论时，瓦尔堡和他的德国同事弗兰克在光合作用问题上发生了争执。"瓦尔堡用带有德语口音的英语对弗兰克大喊'你错了'，"一名目击者回忆说，"弗兰克也用同样的口音还嘴说'错的是你'。"一位科学家不得不出面安抚他们。尽管如此，瓦尔堡在伍兹霍尔逗留期间也有不那么尖刻的时候。一天，瓦尔堡和一群生理学学生去附近的一座岛上野餐。在野餐时拍摄的一张照片中，瓦尔堡穿着长袖长裤坐在海滩上，周围是一群穿着泳裤、光着膀子的年轻科学家。他看起来非常放松。其中一人回忆说，瓦尔堡当时坐在一棵树旁吃龙虾，而海斯则无微不至地伺候他。[18]

瓦尔堡不希望自己余生都在不同的实验室之间辗转，但他还是没能在美国找到一份长期工作。瓦尔堡已经 65 岁了，有些院校认为他年纪太大了，所以不愿意聘用他。年龄的确是个问题，但考虑到他的名气和成就，年龄问题本应可以忽略。在返回德国前不久，瓦尔堡参加了海洋生物研究所举行的一场晚宴，也许那时他才终于开始明白，他在美国找工作时还面临着一个更大的阻碍。晚宴上，加州理工学院某位教授的妻子看向瓦尔堡，问他为什么"在纳粹犯下那些恶行的时候"还留在德国。

"我要保护我的同事，"瓦尔堡撒谎道，"不然还能怎么办？"

女人想到一个办法——"你还可以自杀啊！"[19]

瓦尔堡和在座的其他宾客闻言，无不目瞪口呆。终于有人对这位达勒姆的皇帝说出了真相：他的新衣根本不存在。

Ravenous

第 13 章

人体细胞，两台发动机

瓦尔堡高兴地回到了德国。"这趟美国之旅不虚此行,"他在 1949 年 12 月给一位熟人的信中写道,"我真的在那里交了很多朋友,他们都不信我会离开美国。"[1]

当月晚些时候,前一年报道瓦尔堡癌症研究的《纽约时报》记者在头版发表了关于他光合作用研究的报道。报道中指出,光合作用只需要三四个光子,表明瓦尔堡通过"极具独创性的新技术"颠覆了此前有关该课题的看法。这一离谱的说法是为了支持另一个说法——瓦尔堡通过一系列"划时代"的光合作用实验发现了种植藻类植物的新方法,这将大大增加世界粮食供应量。

提高粮食种植效率一直是瓦尔堡的研究目标之一。《纽约时报》宣称他已获得成功的报道一定让瓦尔堡非常满意,而且很快就有更多的好消息传来。1950 年 5 月 8 日,在有驻柏林美军指挥官马克斯韦尔·D. 泰勒将军(General Maxwell D. Taylor)出席的仪式上,美军将瓦尔堡在达勒姆的研究所归还给了他。作为威廉皇帝学会中被认为没有受到纳粹影响的少数成员之一，瓦尔堡在许多德国科学实验室几乎无法运转的时候获得了新设备和资金。1951 年 12 月，瓦尔堡在给一位美国同事的信中写道："细胞生理学殿堂浴火重生，比以往任何时候都更加美丽。"

同年 6 月，就读于海德堡大学的物理化学学生马丁·克林根伯格（Martin Klingenberg）来到瓦尔堡的细胞生理研究所，瓦尔堡带他参观了一番。克林根伯格惊讶地在那里看到了当时最先进的设备。与他在海德堡大学的实验室相比，瓦尔堡的细胞生理研究所简直就是"天堂"。[2]

大约就在瓦尔堡重新回到细胞生理研究所的同时，他收到了一件从瑞典寄来的包裹，里面的物品将影响他余生对癌症的思考。寄件人为科学家乔治·克莱因（George Klein），包裹里装的是一种生长在腹腔液中的癌细胞。瓦尔堡此前曾研究过极薄的肿瘤切片，但当时的样本不可避免地包含了一些非癌细胞。相比之下，这些腹腔液中的细胞使瓦尔堡得以培养出近乎纯粹的癌细胞。

瓦尔堡将新培养出的癌细胞放入玻璃容器中，然后将玻璃容器连接到他的测压计上。近 30 年来，他一直在研究癌细胞的呼吸作用，但这次测量的结果与之前测量的结果明显不同。瓦尔堡在 20 世纪 20 年代发现，即使发酵作用增强，有氧呼吸也可以继续以稳定的速度进行。然而，这样的结果并不完全符合瓦尔堡根据巴斯德研究结论所做的推断，即发酵作用和呼吸作用总是保持一种跷跷板式的关系，当呼吸作用减弱时，发酵作用增强。

新的实验为瓦尔堡解决了这个问题。这些腹腔液中的细胞几乎不需要氧气，似乎完全依靠发酵作用。瓦尔堡写道，它们会发酵，就像"大量繁殖的圆酵母"。在瓦尔堡看来，这些新实验是一个巨大的进步，是他期待已久的证据，证明了他一直以来都是正确的。后来，克莱因的老板请瓦尔堡为克莱因写一封推荐信，瓦尔堡欣然应允。"乔治·克莱因对癌症研究做出了非常重要的贡献，"瓦尔堡写道，"他给我寄来了细胞，我用这些细胞解决了一个有关癌症的问题。"[3]

1950 年 12 月，瓦尔堡和海斯前往斯德哥尔摩参加诺贝尔奖设立 50 周年纪念庆典，他在那里发表了关于癌症研究的演讲。演讲开始前，瓦尔堡和海斯用癌细胞代谢实验的数据制作了 4 张图表。在瓦尔堡发表演讲的过程中，海斯拿着一根木棒踱来踱去，时不时地指一下图表。演讲结束后，瓦尔堡对在座的诺贝尔奖得主们说，他刚刚讲的内容就是他们需要了解的全部癌症生物学知识。瓦尔堡说，其余的都是"垃圾"。[4]

虽然瓦尔堡自我怀疑的时刻越来越少，但严格来说，直到 1952 年他还是会质疑自己的。那一年，他去了哥本哈根，在嘉士伯实验室（Carlsberg Laboratory）做了一系列讲座。丹麦生物化学家赫尔曼·卡尔卡（Herman Kalckar）陪同瓦尔堡和另一位科学家去游览埃尔西诺的城堡（《哈姆雷特》中的故事就发生在那里）。卡尔卡回忆道，当日天气很好，阳光明媚、天朗气清。在游览这座著名城堡的过程中，瓦尔堡仿佛毫无异常。他透过铁栅栏向下面的黑暗空间望去，嘴里说着"这个地方很适合中西部帮那群人"。"中西部帮"是瓦尔堡给爱默生和伊利诺伊大学的一些科学家取的外号，这些人在光合作用问题上与他意见相左。

这是瓦尔堡惯有的说话风格。但那天晚些时候，瓦尔堡看向卡尔卡，问了一个完全不符合他风格的问题："为什么英国和美国的生物化学家对我如此排斥？"

卡尔卡吓了一跳。他尽量圆滑地说，可能部分是由于瓦尔堡那些"观点强烈且坚定的注脚"。

"给我举个例子。"瓦尔堡说。

卡尔卡便举了一个例子。他指出，瓦尔堡称 20 世纪传奇生物化学家弗雷德里克·高兰·霍普金斯爵士（Sir Frederick Gowland Hopkins）为"浪漫主义者"，这是一种侮辱，暗示霍普金斯会超出实验数据所支持的范围进行推测。

"我真的这样说过吗？"瓦尔堡如此问道。他似乎真的很惊讶自己竟然说过那样的话。瓦尔堡告诉卡尔卡，他一直都很欣赏霍普金斯。卡尔卡写道："瓦尔堡当时十分坦率。也许是哈姆雷特的城堡起了作用。"[5]

不管瓦尔堡那天下午是怎么了，这在他生命的最后几十年里都是稀有之事。次年，瓦尔堡得知又有了新的证据可以支持他的癌症

观点，他更加确信自己一直以来都是正确的。在 20 世纪 20 年代，瓦
尔堡只证明了发酵作用的增强是大多数癌症的基本特征，他可以用有
毒的化学品干扰细胞对氧气的利用，从而使培养皿中的细胞像癌细胞
一样发酵。他当时并未证明剥夺细胞的氧气会导致动物患上真正的癌
症。1953 年，美国研究员哈里·戈德布拉特（Harry Goldblatt）和格
拉迪丝·卡梅伦（Gladys Cameron）声称他们已经做到了这一点。虽
然戈德布拉特承认他们的实验不能证明氧气短缺会导致人类患上癌
症，但他指出，癌症通常发生在体内血液供应受限、细胞接触氧气较
少的部位。

瓦尔堡对戈德布拉特和卡梅伦的研究结果感到高兴，经常在自己
的文章和信件中提及。长期以来，他一直认为化学物质和辐射会破坏
细胞，使其无法正常利用氧气，从而导致癌症。这项新研究表明，即
使细胞机制本身没有受损，向细胞输送氧气的过程若发生中断，也可
能导致癌症。致命癌症的起因可能就像堵塞的腺体一样无害。无论氧
气利用受到了怎样的阻碍，结果都是一样的——细胞需要通过发酵作
用来获取更多的能量。

戈德布拉特和卡梅伦的发现以及 20 世纪 50 年代初其他人的相关
发现，帮助瓦尔堡完善了他在 30 年前首次提出的癌症观点。他现在
声称，当细胞为产生足以维持生存的能量而从呼吸作用转向发酵作用
时，就会导致一场"生存竞争"。那些最没有能力用发酵作用取代呼
吸作用的细胞可能很快就会死亡，而那些适应性比较强的细胞即使呼
吸困难也会紧紧抓住生命。

这场发生在令细胞窒息的环境中的"生存竞争"可能是一个漫长的过程，这就解释了为什么癌症往往在人们接触致癌物多年后才会形成。随着时间的推移，细胞不停地吸收葡萄糖并分裂。其中，发酵效率最高的细胞将在达尔文进化论中的生存竞争里获胜并不断增殖，最终成为主宰。唉，正如瓦尔堡从一开始就断言的那样，发酵效率高的细胞要付出惨重的代价才能获得胜利。由于仅靠发酵作用所提供的能量无法维持具有组织特异性的"分化"细胞的结构，因此在缺氧环境中生存下来的"分化"细胞最终变为原始的"未分化"细胞，它们会不停地吸收营养并生长。"分化细胞就像放在斜面上的小球。是因为受到有氧呼吸的阻止，所以它才没有滚下来，"瓦尔堡曾如此解释，"如果有氧呼吸被抑制，它就会向下滚动，达到去分化的水平。"

瓦尔堡认为，在地球的大气层充满氧气之前，所有的细胞都是靠发酵作用生存的。**正如他所想象的，回归发酵作用相当于进化逆转。癌症的发生是细胞回归其原始起源的过程。**瓦尔堡指出，甚至连"爱因斯坦都是从单细胞发酵生物中进化而来的"。

瓦尔堡起初得到了最基本的观察结果，即与非癌细胞相比，癌细胞吞噬的葡萄糖更多，进行的发酵作用也更强。除此之外，瓦尔堡提出的所有论点都是推测，而他却无法容忍别人提出推测性理论。瓦尔堡在他生命的最后 20 年里陈述上述癌症观点时，听起来就像是爱因斯坦在解释物理学的基本理论一样。"如果对生命过程的解释是将其简化为物理学和化学的话，"瓦尔堡写道，"那么如今对于癌细胞的起源就没有别的解释了，无论是特殊的，还是一般的。"[6]

关于癌症问题的争论

此时的瓦尔堡十分确信自己的癌症观点是正确的，哪怕别人只是产生了考虑其他观点的念头，在他看来都十分荒谬。1953 年，获得诺贝尔奖的德国生物化学家布特南特联系瓦尔堡，希望在德国建立一个新的癌症研究中心。瓦尔堡告诉布特南特，没有必要建立什么癌症研究中心，因为他已经解决了癌症问题。

因此，1953 年最后一周发生的事情只会给瓦尔堡造成沉重的打击。当大多数美国人与家人一起欢庆佳节时，美国的一些顶尖科学家正在波士顿参加一个癌症研讨会，其中包括悉尼·温豪斯（Sidney Weinhouse）。温豪斯为人谦逊，是宾夕法尼亚州一家癌症研究所的研究员。此前不久，他在癌细胞的呼吸作用研究中利用了一种新工具，即放射性碳分子，使更精确的测量成为可能。

当轮到温豪斯在波士顿研讨会上展示他的数据时，他没有反驳瓦尔堡最基本的断言，即癌细胞的发酵反应比非癌细胞的多。但他确实反驳了瓦尔堡提出的一个论点，即发酵是细胞在难以利用氧气产生足够能量时做出的反应。温豪斯研究的癌细胞似乎是呼吸正常的。

温豪斯的结论基本上证实了瓦尔堡在 20 世纪 20 年代早期的发现——即使癌细胞进行发酵作用，呼吸作用仍在继续。但是，他的结论彻底驳倒了瓦尔堡此前不久利用从腹腔液中提取的癌细胞而得出的研究结论。瓦尔堡声称发酵作用在癌细胞中取代了呼吸作用，温豪斯则认为发酵作用伴随着呼吸作用。次周，一份科学快报以《癌症理论被推翻》（*Cancer Theory Overthrown*）为标题对温豪斯的研究结果进行了概述。伯克立即写信将此事告知瓦尔堡。他写道："温豪斯就是'癌症研究领域的爱默生'。"[7]

对温豪斯来说，他可能不过是对一项重要的科学发现进行了小小的修正。但瓦尔堡无法容忍这样的修正。在他看来，温豪斯已经宣战了。一年后，瓦尔堡在斯图加特的一次演讲中宣布他在这场战争中取得了胜利：

> 以前只是定性，现在变成了定量。以前只是可能，现在确定无疑。如果我们知道癌细胞的大规模发酵是如何产生的，或者更全面地说，如果我们知道呼吸作用受损和癌细胞过度发酵是如何产生的，那么今天就没有人可以怀疑我们对癌细胞起源的理解。[8]

这篇演讲由伯克翻译成英文，发表在 1956 年 2 月的《科学》杂志上。次月，《纽约时报》刊登了一篇标题为《德国生理学家确信已发现癌症病因》（*German Physiologist Is Sure That He Has Discovered the Cause of Cancer*）的文章。文章开头称瓦尔堡"可能是当代癌症研究中最杰出的人物"，其余的段落读起来就像是瓦尔堡本人写的。这篇文章指出，当"发酵作用完全取代呼吸作用时，正常细胞就会变成癌细胞"。[9]

虽然温豪斯不像瓦尔堡那样义愤填膺，但他并不打算退缩。
1956 年 8 月，《科学》杂志刊登了温豪斯对瓦尔堡演讲的回应。温豪斯坚持认为科学研究结果并不支持瓦尔堡关于癌症起源的理论。他试图通过提及生物化学家亏欠瓦尔堡"良多"来缓和语气，但也只能缓和这么多了。

《科学》杂志还在同一期中刊登了瓦尔堡对温豪斯的回应。可想而知，瓦尔堡没有那么圆滑，但他的确试图收回自己那些极为大胆的断言，表明呼吸"受损"可能包括癌细胞中那些呼吸作用仍在继续但未能"抑制"发酵作用的情况。瓦尔堡写道，大部分的分歧都是"措辞之争"。

瓦尔堡不肯收回的是他更深层次的断言，即发酵作用的增强是癌症最基本的特征。"癌症的问题不在于解释生命，而在于发现癌细胞与正常生长的细胞之间有何差异，"他以一贯的优雅且高傲的口吻写道，"幸好，即使不知道生命到底是什么，也能做到这一点。设想有这样两台发动机：一台由完全燃烧的煤驱动；另一台由不完全燃烧的煤驱动。即使一个人对发动机及其构造和用途一无所知，他也可能会发现其中的区别。例如，他可能会闻出来。"[10]

化疗就是代谢疗法

1950 年，当瓦尔堡在达勒姆重新开始他的职业生涯时，癌症治疗还停留在几十年前的水平。人们用放射疗法杀死恶性肿瘤细胞，外科医生挥舞着手术刀对付肿瘤，但医学界仍然缺乏它最需要的东西——可以延长患者生命的抗癌药物。

20 世纪 50 年代，这种药物开始出现。它们现在被称为化疗药物，但是与埃利希在 20 世纪初创造"化疗"这个术语时所想象的精确武器相去甚远。化疗药物会攻击所有快速分裂的细胞，不管那些细胞有没有癌变。它们会对人体造成严重损害，导致患者乏力恶心，有时甚至奄奄一息。穆克吉写道，化疗被证明是"对埃利希梦想的可怕扭曲"。[11]

但是，为现代化疗铺平道路的不是埃利希，而是著名的德国科学家哈伯。作为威廉皇帝物理化学研究所所长，哈伯在第一次世界大战期间发起并监督了德国的毒气战计划。当瓦尔堡在东线作战时，哈伯的毒气部队占用了威廉皇帝生物研究所为瓦尔堡预留的实验室空间。

哈伯被称为"现代生物战之父"，有时被描绘成邪恶的主谋。他光头，戴着夹鼻眼镜，看上去很符合邪恶主谋的形象。尽管哈伯不像他在达勒姆的一些同事那样才华横溢，但他是一个非常有创造力的化学家，对自己越过技术障碍的能力有着瓦尔堡式的信心。

瓦尔堡曾经对妹妹说，哈伯故意让自己在晚上醒来进行思考，这样他就可以不断地产生新的想法。这些想法往往非常怪诞。第一次世界大战结束后，哈伯花了数年时间试图从海洋中提取微小的黄金颗粒，以偿还德国的债务。[12]

如果说哈伯有能力作恶，那他也是个复杂的恶棍。在他合群的外表下，隐藏着极为痛苦的、几乎是卡夫卡式的内心。他曾经说过，他觉得自己好像生活在"一块巨石"下，每隔一段时间，巨石就会被掀开，让他可以透透气、晒晒太阳。尽管按照纳粹的标准，哈伯是"百分之百血统的犹太人"，但人们在第一次世界大战结束后广泛认为他是德国的英雄，因此在 1933 年，哈伯本可以保住他的工作，起码在短期内不会被免职。但与其他许多身居要职的人不同，哈伯不愿意对周围的一切漠然置之。他没有解雇自己手下的众多犹太雇员，而是从威廉皇帝学会辞职，然后逃离了德国。

几个月后，深怀爱国之心的哈伯仍然对自身命运的急转直下感到震惊和困惑。1933 年 12 月，他在给同事的信中写道："我从未做过任何一件与德国现在那些统治者为敌的事情，甚至从未说过任何一句与他们为敌的话。"不久之后，哈伯死于心力衰竭。他的研究成果在他死后继续发挥作用，最臭名昭著的便是他对毒气的研究。旨在用于害虫防治的毒气研究催生了齐克隆 B，纳粹后来用这种毒气杀害了哈伯的数名亲戚。[13]

第一次世界大战期间，哈伯的毒气部队生产出的武器中有一种气味像大蒜的化学毒剂，它在扩散时会形成一种闪着微光的淡黄色雾气。这种后来被称为芥子气的武器令士兵们恐惧不已。芥子气渗进士兵的制服里，使他们的皮肤发痒、灼热、起泡，就好像他们是在没有火的情况下遭受炙烤。防毒面具基本上对芥子气毫无作用。然而，大多数遭受到芥子气攻击的人活了下来。

希特勒本人在第一次世界大战的最后几个月曾遭遇芥子气。在《我的奋斗》中，他称自己当时感到"痛苦，而且每过一刻钟就会加重一点儿"。希特勒写道："我的眼睛就像烧红的煤块一样。"[14]

早在 1919 年，有两位研究人员就注意到，那些在遭遇芥子气后幸存下来的士兵不仅仅是皮肤伤痕累累，提醒着他们自己曾遭受过怎样的苦难。这种化学毒物还会摧毁骨髓的造血细胞，使受害者无法集结抵御感染所需的免疫细胞大军。这一研究结果发表在一本不起眼的杂志上，几乎彻底被人忽视和遗忘。

1920—1935 年担任耶鲁大学医学院院长的米尔顿·温特尼茨（Milton Winternitz）并没有忘记上述研究结果。温特尼茨是一名化学家。第一次世界大战期间，他曾在一个研究如何抵御哈伯毒气的部队中亲自研究芥子类化合物。第二次世界大战期间，温特尼茨被任命为战争毒气伤亡处理委员会（Committee on the Treatment of War Gas Casualties）主席。在担任这一职务时，他请耶鲁大学药理学家路易斯·古德曼（Louis Goodman）和阿尔弗雷德·吉尔曼（Alfred Gilman）研究芥子类化学剂的治疗潜力。

古德曼和吉尔曼在查阅有关芥子气袭击幸存者的文献时发现了关键线索。白血病、淋巴瘤等血液癌症的患者体内的免疫细胞会不停地增殖。免疫细胞供应受限反而使其因祸得福，这是他们唯一的生存希望。

作为第一步，古德曼和吉尔曼将一种相关的芥子类化合物注射到患有血癌的小鼠体内，迅速杀死了小鼠的免疫细胞，而且没有引起暴露于皮肤时会产生的水泡。1942 年 8 月 27 日，在齐克隆 B 第一次被投放到纳粹毒气室后不久，一位只知姓名首字母缩写为 J.D. 的 47 岁波兰移民被注射了这种芥子类化合物。此前，医生已经在他身上用尽了针对非霍奇金淋巴瘤（non-Hodgkin's lymphoma）的所有其他治疗方案。第一次注射后还不出 4 天，J.D. 的活动次数就变多了。他告诉护士说他的喉咙感觉好些了。在接下来的几周里，他的病情持续好转。在他第一次注射过去一个月后，他的病历显示癌变的"颈部淋巴结和腋窝淋巴结都消失了"。[15]

不出两个月，J.D. 复发非霍奇金淋巴瘤，不久就去世了。但他对这种芥子类化合物的反应是癌症医学史上的一个转折点。当哈伯为自己在毒气武器方面的研究工作辩护时，他称用毒气毒害士兵并不比用子弹射击他们更加恶劣，最终的结果都是一样的，都会造成伤痛或死亡。癌症科学家现在得出了相反的结论。化疗的毒性效应可以说是合理的，因为化疗药物最终和魔弹一样，起到了挽救生命的作用。

最初的癌症化疗究竟是如何起作用的？当时的人们还不太清楚这一点。科学家们现在知道芥子类化合物会形成化学键，阻止快速分裂的细胞复制其 DNA。随后的化疗通过干扰细胞使用一种 B 族维生素的方式来阻止细胞分裂，这种 B 族维生素是细胞在合成新分子时所需的物质。化疗其实就是代谢疗法，这一点哪怕在如今也经常被忽视。化疗药物作用于那些在瓦尔堡看来对癌症至关重要的酶，破坏细胞在转向发酵作用时开启的代谢途径。

虽然温豪斯证明了瓦尔堡的癌症研究结果在具体细节上是错误的，但化疗证明了瓦尔堡的广义观点是正确的——**在癌症问题中，新陈代谢具有根本的重要性。**

Ravenous

第 14 章

我们自己创造的奇怪新生物

在某些方面，瓦尔堡的战后生活与战前经历相比有了深刻的转变。他失去了洛克菲勒基金会的资助，拥有的资源比以前少了很多。为了帮助瓦尔堡，埃里克·瓦尔堡在英国设立了一项基金，以供自己的堂兄购买科学类图书。瓦尔堡至少用了其中一部分资金来维持他的骑马习惯。"再也不能在德国买到像样的马裤和马靴了。"他向堂弟如此解释道。

瓦尔堡现在还有了其他变化。1948 年，威廉皇帝学会重新成立，更名为马克斯·普朗克学会（Max Planck Society）。1953 年，瓦尔堡的研究所正式更名为马克斯·普朗克细胞生理研究所（Max Planck Institute for Cell Physiology）。瓦尔堡曾目睹普朗克对纳粹的不尽如人意的抵抗，一直在官方活动中佩戴他那枚印有德国皇帝肖像的旧徽章。瓦尔堡仍然对前雇员检举他的事感到愤慨，所以战后想要聘请一批新员工。后来，克雷布斯问瓦尔堡为什么要解雇所有的员工。瓦尔堡告诉他，那些老员工不仅不忠诚，还成了老糊涂。克雷布斯指出，他们比瓦尔堡本人年轻 15 ~ 20 岁。瓦尔堡说："不同的人衰老的速度不同。"[1]

但瓦尔堡的战后生活最引人注目的方面不是变化有多大，而是变化有多小。大屠杀已过去 5 年，而瓦尔堡却仿佛还生活在 1933 年。他又开始研究癌症和光合作用了，又开始和每一个与他意见相左的人展开激烈争执了。他和海斯每天早晨都骑上马，像往常一样在达勒姆穿行。他们冬天在柏林郊区的湖泊和树林中散步，在温泉度假村度假。瓦尔堡甚至还培养了一个新的爱好，成了一名狂热的水手。

瓦尔堡蓄势待发的姿态在 20 世纪 50 年代并不罕见。虽然许多臭名昭著的纳粹分子被抓获并接受审判，但绝大多数人顺利地在德国又过起了普通生活，其中包括在种族灭绝计划中起主导作用的那些人。新成立的西德共和国至少有 25 名内阁官员曾经是纳粹组织的成员。到了 1957 年，其司法部中几乎有 80% 的官员都是前纳粹党成员。在战争的最后几个月里，"一级杂种"拉尔夫·乔达诺（Ralph Giordano）的家人都躲在朋友家的地下室里。用他的话来说，德国愿意让这么多纳粹分子重返社会，相当于"与作恶者和平相处"。希特勒统治下的那些德国人所犯的罪行只是德国的"第一宗罪"，"第二宗罪"是"压制和否认第一宗罪"。[2]

癌症到底从何而来

德国公众对癌症的恐惧在战后也基本没有改变。德国人仍对食品和空气中所含化学物质的危害深感担忧，这种担忧催生了一场声势浩大的战后环保运动。当然，大多数战后的德国环保主义者并非纳粹分子。但是，考虑到纳粹对环境污染物着魔般的关注，也就难怪一些过去曾助纣为虐的人最终站在了这场运动的最前沿。

战后德国最著名的环保主义者之一是阿尔温·塞弗特（Alwin Seifert）。他于 1971 年出版的《无毒园艺与耕作》（*Gardening and Ploughing without Poison*）一书在德国售出 25 万册，激励年轻一代选择有机食品。塞弗特的许多书迷大概并不知道他在纳粹统治下曾被称为"帝国景观倡导者"，也不知道他对有机农业的支持曾经影响了希特勒、希姆莱、赫斯等人的思想。

纳粹领导人被塞弗特所吸引是有原因的。他有时会谈到非本土植物在德国土地上大量繁殖所造成的威胁，其措辞与纳粹关于犹太人的言论如出一辙。直到前不久，历史学家们还在争论塞弗特到底是一个坚定的纳粹分子，还是为了推销自己的观点才使用纳粹用语。不管答案是什么，德国历史学家丹妮拉·塞德尔（Daniella Seidl）在 2009 年有了一个令人不安的发现：塞弗特的双手上沾染的不仅仅是施加了天然肥料的土壤。他一直是达豪芳草园的常客，那里是希姆莱的集中营，也是充满有机食品的天堂。塞弗特曾针对达豪芳草园的各个方面为希姆莱提供建议，他甚至从达豪带了几名囚犯到他的家里做工。

20 世纪 50 年代德国环保运动的口号是："让我们的食物尽可能天然！"提出它的是前纳粹分子沃纳·科拉特（Werner Kollath）。科拉特曾编写过一本关于种族卫生的教科书，他在书中哀叹立法未能阻止劣等人生育后代。和希特勒一样，科拉特也认为人类原本都是素食主义者，德国人应该戒掉肉食而改吃植物。历史学家科琳娜·特雷特尔（Corinna Treitel）写道，科拉特的口号"深深根植于第三帝国"。[3]

科拉特还以推广"天然食品"的概念而闻名，他在 1958 年出版了一本关于"文明病"的书，其中重述了利克在 30 年前提出的大部分证据。他并非当时唯一提出这种观点的人。癌症是一种"文明病"的观念在第二次世界大战结束后的前几十年里经历了广泛的复兴，这要归功于大量关于移民人口癌症发病率的新兴研究。研究发现，日本本土女性患癌症的可能性远远低于生活在美国的日裔女性，而具有西非血统的美国黑人的癌症发病率远远高于西非人。这些研究表明，癌症不能完全通过老龄化、基因突变、运气不好来解释。生活在错误的国家似乎才是最大的风险因素。

这些研究结果使得战后欧洲和美国的癌症专家得出结论：70%或以上的癌症是由环境因素引起的，此类因素包括饮食。至少在当时，人们并不认为这是坏消息。如果大多数癌症可以追溯到现代生活方式上，那么从理论上讲，就像牛津大学流行病学家理查德·皮托（Richard Peto）曾说的，"人类有许多生活方式可以防止这些癌症发生"。这是他在 1964 年的一份世界卫生组织报告中含糊做出的结论。该报告指出，"大多数人类癌症"似乎是"可以预防的"。[4]

虽然表明癌症是一种"文明"疾病的证据变得越来越有说服力，但在具体是"文明"的哪些方面导致了这种疾病的问题上，学界仍然没有什么进展。战后，人们把更多的注意力集中在空气中、食品和饮料中所含人工化学品的危害上。几十年来，德国人一直在关注人工化学品的危害。美国从这时开始迎头赶上，而敲响警钟的人是一位德国移民。

威廉·C. 修珀（Wilhelm C. Hueper）是一位医生兼研究员。年轻的修珀在 1923 年离开德国，之前他曾研究过石蜡隆胸的危害。和他那一代的许多德国医生一样，修珀一直关注不断上升的癌症发病率，并且非常熟悉有毒化学品的危害性。修珀曾在第一次世界大战期间为德国作战，为前线运送哈伯研发的毒气武器。

修珀对染料工厂中化学品的危害特别感兴趣，因为 1895 年有一位德国研究员将其与膀胱癌联系在一起。正是这些苯胺染料使埃利希产生了魔弹的设想，后来又使修珀产生了有关全球性灾难的设想——如果染料以及德国科学家所研究的其他化学品只是一个开始呢？修珀坚持认为，癌症发病率之所以"在所有文明国家都显著上升"，是因为"新的合成物质"正在"源源不断地"进入现代生活。

1934 年，修珀受雇于美国杜邦公司（DuPont），在一间位于特拉华州的实验室中工作。他不仅研究苯胺染料的危害，还研究杀虫剂、氟利昂、特氟隆等一长串进入普通美国人生活的化学品的危害。他很快发现，给狗喂食化学染料中的一种化合物可以诱发狗的膀胱癌。尽管这一发现得到了广泛认可，但修珀还是在工作仅三年后就被迫离职。他声称，他曾多次被阻止进行那些可能将杜邦公司生产的化学品与癌症联系得更紧密的实验，而且他的许多研究成果也被阻止发表。

修珀是出了名的"粗鲁",他是"典型的德国人",很容易像瓦尔堡一样疏远同事,这对他可能并不能起到什么积极作用。[5]

修珀也像瓦尔堡一样无法停止工作。他知道已经有大量的科学文献将特定的工业化学品与癌症联系起来,但没有人对工人可能面临的所有威胁进行汇总。1938 年初,修珀决定着手此事。当时,他还没有找到新工作,于是成天趴在餐桌上填写一张又一张的档案卡,每张档案卡上各记录一种致癌物质的信息,然后把它们堆成一座座死亡之塔。结果便是,他在 1942 年出版了长达 896 页的致癌毒物目录《职业性肿瘤与相关疾病》(*Occupational Tumors and Allied Diseases*)。

尽管修珀的书一开始遭到了忽视,但在美国,对于人工化学品可能导致许多癌症的担忧变得越来越普遍。修珀在《美国医学会杂志》(*Journal of the American Medical Association*)上发表的几篇未署名的社论也助长了人们的恐惧。他在工业界和政府中的敌人越来越多,但有一点不容忽视,那便是他对癌症的看法有可能是正确的。西方国家的总体癌症死亡率仍在上升,这在很大程度上是由于肺癌患者数量的增加。1948 年,修珀成为美国国家癌症研究所环境性癌症研究组(Environmental Cancer Section)的第一任组长,巩固了其"美国职业性致癌因素之父"的地位。

虽然修珀在写书时采用了一种严谨而又科学的风格,但他并非不会使用华丽的辞藻。他曾将致癌物质称为"生物死亡炸弹",因为此类物质"对人类生存的威胁不亚于军方为未来行动准备的原子弹武器

库"。修珀的一位朋友曾回忆说,他有让人"震惊和恐慌"的本事。⁶

1962 年,海洋生物学家、科学作家卡森在《寂静的春天》一书中提及了修珀,修珀因此获得了一定的名气。这本书记录了工业化学品对地球以及人类和其他物种的健康的破坏,销量达数十万册,激励了整整一代人更认真地思考环境问题。当时的美国总统肯尼迪也是卡森的崇拜者,曾在开启一项关于化学污染物和人类疾病之间联系的调查时引用过她这本书。该书出版一年后,美国国会通过了《清洁空气法》(Clean Air Act),后来又通过了《荒野法》(Wilderness Act)、《清洁水法》(Clean Water Act)和《濒危物种保护法》(Endangered Species Act)。卡森的书以一种鲜有人能够做到的方式改变了美国。

据卡森自己说,修珀是她创作《寂静的春天》的灵感来源,也是她这本书的主要素材来源之一。卡森在开始创作这本书时给一位朋友写信道:"修珀博士说,他认为现在正是出版这本书的时机,因为人们开始想要了解事实了。"

虽然《寂静的春天》绝不是反犹太主义或种族主义书,但读起来就像是写于 20 世纪 30 年代的德国。卡森在书中称"阴险"且"狡猾"的化学物质一直潜伏在我们周围。它们"长期滞留于土壤中,渗入有机体内,然后彼此相传,形成了一个中毒与死亡的链条"。有时,这些化学物质"神秘地顺着地下溪流传播,最后来到地面上,借由空气和阳光的魔力化合成新的物质,毒害植物,导致牲畜染病,使曾经纯净的井水受到污染,对饮水者造成未知的伤害"。就连卡森论述癌症的章节标题"四分之一"也无意中与纳粹时期的抗癌宣传影片《八分之一》相呼应。[7]

《寂静的春天》引用了修珀的话,将对抗癌症的斗争比作 19 世纪末对抗传染病的斗争,当时"巴斯德和科赫的杰出工作"确立了细菌和许多疾病之间的"因果关系"。修珀指出,可以从癌症追溯到暗藏的化学物质,就像从结核病和霍乱追溯到暗藏的微生物一样。和希特勒与瓦尔堡一样,修珀也在自己身上看到了科赫的影子。

修珀熟知瓦尔堡对癌症的看法。在 1942 年出版的那本有关环境致癌物的巨著中,修珀回顾了瓦尔堡的癌症研究和其他理论。两人可能在 1949 年有过交集,当时瓦尔堡是美国国家癌症研究所的访问科学家。因此,修珀对《寂静的春天》的影响也许是瓦尔堡在这书中占据突出地位的原因。瓦尔堡是卡森在癌症章节中介绍的第一位科学家,书中对他的理论进行了详细讨论。

正如卡森所解释的,人工化学品可能会通过破坏细胞呼吸的方式导致癌症,从而引发从呼吸作用到发酵作用的转变。卡森还回顾了瓦尔堡的可怕假设,即多次吸收小剂量的化学毒物可能比一次吸收大剂量的化学毒物更危险。就杀虫剂与食物防腐剂而言,大剂量会杀死细胞,而小剂量虽然不会杀死细胞,但是会逐渐抑制细胞呼吸,使细胞癌变。

卡森认为,按照同样的逻辑,瓦尔堡对癌症起源的解释也可以说明放射疗法等多种治疗方法为什么既可以治疗癌症又可能导致癌症。这些疗法可能会杀死早已呼吸困难的衰弱细胞，但与此同时，它们也会破坏原本健康的细胞的呼吸作用。卡森写道："按照瓦尔堡的标准，大多数杀虫剂过于符合完美致癌物的标准，让人恐慌不安。"[8]

对于癌症的焦虑

如果瓦尔堡和修珀在 1949 年有过交集，那么后者对前者的影响可能大于前者对后者的影响。至少从表面上看，瓦尔堡与德国这位环保专家有很大的不同。瓦尔堡把生命简化为一连串的生物机制，他是那些浪漫主义"回归自然"运动的拥护者长期以来鄙视的实验科学家。然而，尽管瓦尔堡一如既往地致力于实验科学，他也有浪漫主义的倾向，并且也在后来发现致癌物无处不在。

瓦尔堡的焦虑早于修珀。1926 年，洛特在日记中记录了瓦尔堡对死亡的强烈恐惧。20 世纪 30 年代初，在他的新房建好后不久，他开始对铺设镶木地板时所用的沥青感到担忧。1930 年，洛特在日记中写道："他老是提起沥青味，因为沥青工会得癌症。"海斯反对破坏他们的新家，洛特称他"想要留下镶木地板"，但瓦尔堡占了上风，找人把沥青去除了。

战后，瓦尔堡的妄想症变得更加明显。他的姐姐克特和妹妹洛特在 20 世纪 40 年代末去世。据信，两人的离开对他造成了很大的打击。瓦尔堡一直是雪茄烟民，但在 1950 年，67 岁的他戒掉了雪茄。他拒绝接受医生的 X 线检查，在汽车尾气的问题上也变得神经兮兮。

瓦尔堡还开始向西德卫生部长递交请愿书。他呼吁在西柏林的城市周围建一条保护性的"绿化带"，同时敦促政府禁用危险物质，包括食用色素以及用于调味剂和防腐剂的化学物质。20 世纪 50 年代初，他助力推动国会通过了一项新法律，要求在罐头食品的标签上列出所有的化学添加剂。他说，以前旨在保证食品安全的法律没有起到应有的效果，因为"凡是有利可图的毒物"都会成为例外。[9]

战后瓦尔堡在他家附近买了一块地，用来扩建他的园圃。汉斯写道，瓦尔堡不使用杀虫剂，而是"鼓励山雀筑巢"；他会密切注意毛虫和其他害虫。除了各种各样的蔬菜，他还种了树莓、梨、苹果、杏子、草莓和红醋栗。瓦尔堡还养了很多动物，有兔子、火鸡、母鸡、鸭子、鹅等。这些动物的粪便成了蔬菜和果树所需的肥料。

在战后依然与瓦尔堡保持着朋友关系的克雷布斯写道："总而言之，他在食物方面的突发奇想和种种忧虑，有时会让负责所有饭菜的海斯非常恼火。"这似乎是一种保守的说法。虽然瓦尔堡雇用了一名园丁来打理庭院，但是由瓦尔堡的偏执所造成的负担都由海斯背负。瓦尔堡只喝他新购买的那块地里的井水，所以海斯要去取水，还要检查里面是否有杂质。海斯每周都要留出一个晚上来烤面包。据说，他烤的面包配上他自制的山羊黄油特别美味。瓦尔堡不准海斯在商店里购买面粉，因为他担心面粉漂白剂会致癌。

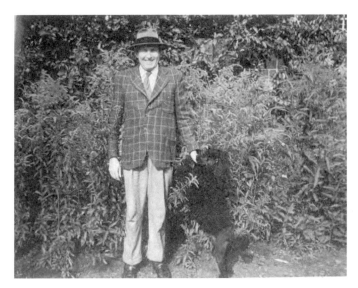

雅各布·海斯，日期不详

图片来源：弗雷克·伯克（Frederic Burk）私人收藏。

　　据瓦尔堡的邻居们说，细胞生理研究所在这段时期变得越来越像一个"农场"。瓦尔堡专门找了一群奶牛，甚至还用他的一台离心机把这群奶牛产的奶做成奶油和黄油。与此同时，他几乎不再外出就餐。瓦尔堡去餐馆时会带着一个罐子，里面装着海斯为他烤的面包和一个茶包。他有时会因为自带食物到餐馆而被里面的工作人员数落。一位同事记得，一天晚上瓦尔堡点了一块蛋糕。瓦尔堡叉了一口放入嘴里，才嚼了两下就顿住了，接着把嘴里的蛋糕吐了出来。他解释说，他尝到了一种"癌症"的味道。

就连瓦尔堡的盟友也开始觉得他令人难以忍受。生物化学家纳赫曼松是瓦尔堡的狂热崇拜者之一。他回忆说，他在 20 世纪 50 年代末见到瓦尔堡时会"竭力避免讨论癌症或光合作用"。纳赫曼松补充说，他并不是唯一一个采用这种策略的人。[10]

"文明"导致了癌症

《寂静的春天》有一篇令人悲伤的后记。写这本书的时候，卡森正在接受乳腺癌的治疗。这本书出版两年后，她便去世了，没能亲眼看到自己这部作品的巨大影响力。

修珀于 1979 年去世。直到生命的最后一刻，他仍然在提醒人们注意环境致癌物。修珀在去世前不久获得了美国国家卫生研究院颁发的一个著名奖项，这在当时似乎是对一位毕生致力于癌症预防之人的一种迟来的颂扬。正如斯坦福大学历史学家普罗克特在《纳粹抗癌战争》中所记载的，修珀"比任何人都更能使食物、空气和水中所含污染物的致癌风险引起科学界关注"，但是他有一个"秘密"。

第一次世界大战结束后，修珀曾短暂加入一个早期纳粹民兵组织，他对纳粹的支持在他移居美国后似乎也并未减弱。1933 年希特勒成为总理后，修珀开始在纳粹德国谋求职位，他给德国教育部部长伯恩哈德·拉斯特（Bernhard Rust）寄了一封信。向拉斯特求助是正确的选择，毕竟此人亲自监督了德国犹太科学家的解雇事宜，他的副手门采尔后来还折磨过瓦尔堡。在给拉斯特的信中，修珀将他那位担任纳粹官员的兄弟列为介绍人，还在信末写上了"希特勒万岁！"。[11]

修珀不只是在空想希特勒统治下的新生活。1934 年夏天，他和妻子回到德国，希望可以填补一个曾经由犹太科学家担任的职位。"因为希特勒引发的动荡，出现了一些空缺的职位。"修珀在他那本没有出版的毫无悔改之意的回忆录中这样写道。

但是修珀没有找到一个满意的职位，于是他又回到了美国。1936 年，修珀发表了一篇关于种族与疾病的演讲，指出了健康种族与携带较多基因缺陷的种族融合所存在的风险。这篇演讲稿被翻译成德语，发表在一家种族主义杂志上。20 年后，修珀提出，深色皮肤的人对致癌物更有抵抗力，因此更适合与危险化学品打交道。

修珀对纳粹的支持可能会让那些记得他是公共卫生改革者的人感到震惊。正如普罗克特所说："《寂静的春天》里的英雄怎么会在纳粹运动中看到希望呢？"但是修珀的过去并不能构成否定卡森这本书的理由。就这本书的不足之处来评判卡森也不公平。修珀长期以来一直否认吸烟与癌症的关系。卡森跟随他的脚步，忽视了她那个时代中最强的致癌物。批评卡森的人还指出，她对杀虫剂滴滴涕（DDT）的担忧有些言过其实。她的作品推动了滴滴涕的禁用，这在后来导致欠发达国家因疟疾而死亡的人数大大增加。但是，至少在战后的最初几十年里，就有关工业化国家癌症发病率上升的解释而言，人工化学品是大多数可预防癌症的罪魁祸首这一假设与其他假设一样站得住脚。[12]

　　并非所有人都认为有关人工化学品致癌作用的假设是对后工业社会癌症发病率上升的最佳解释。在 20 世纪 60 年代，另一种观点也重新流行起来，即还未被发现的病毒才是大多数癌症的源头。但与致癌病毒不同的是，食品和产品中的化学物质很容易被发现。到 20 世纪 70 年代中期，对化学致癌物的恐惧使许多美国人陷入了瓦尔堡式的偏执。美国环境保护署署长拉塞尔·特雷恩（Russell Train）说："在我们的空气、水、食物和我们接触的物品中，到处都是我们自己创造的奇怪新生物。"他警告说，美国人正在玩"一场残酷的化学轮盘赌游戏，其结果要在多年以后才会见分晓"。[13]

　　除修珀以外，布鲁斯·埃姆斯（Bruce Ames）可能是美国最致力于向人们灌输化学物质致癌这一观点的人。埃姆斯是伯克利一位备受推崇的生物化学家兼遗传学家。1964 年，埃姆斯在儿子让他打开一包薯片时看到了包装袋上所列的成分，之后他便开始研究化学物质致癌的问题。他想出了一个巧妙的检测方法。埃姆斯首先改造出一种不消耗特定氨基酸就不能生长的细菌。然后，他把细菌放在不含那种氨基酸的培养基中，让细胞接触任何他想要测试的化学物质。由于细菌缺乏在这类环境中生长的基因，因此每当一个新的菌落出现时，都是形成突变的证据。新形成的菌落越多，突变率就越大。反过来，突变率越大，相关化学物质致癌的可能性就越大。

　　研究表明，可以使细菌形成新菌落的化学物质通常也会在实验动物身上引起癌症，至少在剂量极高的情况下如此。这种检测方法很快被称为埃姆斯试验（Ames test），并得到广泛采用。1975 年，《纽约时报》报道称，美国人"已经接触到大约 2.5 万种合成化学物质"，而且"每年都会新增接触数百种新化学物质"。在一篇题为《致癌化学物质似乎无穷无尽》(*The Parade of Chemicals That Cause Cancer Seems Endless*) 的文章中，《纽约时报》哀叹道，一旦某种化学物质被管制或禁用，它"就会从公众争论中消失，被下一种'月度致癌物'所迅速取代"。[14]

经过长达一个世纪的探索，一幅连贯而又非常可怕的画面正逐渐成为人们关注的焦点，它描绘了"文明"是如何导致癌症的。

仅仅过了几年，这幅画面就土崩瓦解了。

Ravenous

第 15 章

癌症的主要病因

瓦尔堡的鸿门宴

1965 年，美国科学家克林特·富勒（Clint Fuller）、安德鲁·本森（Andrew Benson）和哈伦·伍德（Harlan Wood）意外地收到了来自德国的邮件。每个信封中都装有更出人意料的东西：一张由瓦尔堡开出的个人支票，金额为 4 000 德国马克，在当时约合 1 000 美元。正如随附的信件所解释的，瓦尔堡希望这三位科学家前往法德边境风景优美的斯特拉斯堡市参加一个研讨会，在那里他们将有幸对瓦尔堡最新的光合作用论文做出回应。

三人很快由惊讶转为困惑。那时，瓦尔堡又卷入了一场关于光合作用的争论中，这次是关于光合作用释放的氧气是来自水还是来自二氧化碳的问题。瓦尔堡确信答案是二氧化碳，而被他邀请来参加研讨会的人以及该领域的大多数人都确信是水。不过，4 000 德国马克是一大笔钱，而且斯特拉斯堡是一个美丽的城市，所以三人还是乘飞机到了欧洲。虽然他们有点儿困惑，但是如果瓦尔堡想要听他们说他大错特错，他们还是很乐意照办的。

在研讨会的前一天，富勒、本森和伍德遇见了一位主持此次研讨会的德国教授，便趁机打听了一下研讨会的相关情况。教授解释说，瓦尔堡策划了一个"鸿门宴"。瓦尔堡之所以邀请富勒等三人，只是为了让他们"公开投降"，承认瓦尔堡一直以来都是对的。

不用说，三人闻言都大吃一惊。他们无意向瓦尔堡"投降"，更不用说"公开投降"了。第二天，研讨会的与会者聚集在会场的台阶上欢迎瓦尔堡，就好像瓦尔堡是一位赏光莅临的外国显要人物。瓦尔堡最终到达时，显得很有派头。富勒后来回忆说，当时一辆长长的黑色奔驰停了下来，车牌上写着"MP-B1"，即马克斯·普朗克学会柏林一号。司机先从车上下来，打开后座的车门。在众人满怀期待的注视下，瓦尔堡身穿米色西装、头戴富勒所说的"高顶宽边牛仔帽"从车里走了出来。在 81 岁时，瓦尔堡终于成了真正的主角。

瓦尔堡先是上下打量了富勒一会儿，然后才和他握手。"富勒先生，你太年轻了！"瓦尔堡说。富勒觉得瓦尔堡是在夸自己，但他并不百分之百确定。

研讨会开始后，瓦尔堡率先发言。海斯陪着他走上讲台，手里拿着两张卷起来的图表。瓦尔堡和海斯一起展开了第一张图表，举起来向众人展示。其实，没什么可看的，上面只有一张照片，其中展示了一个被瓦尔堡用于测量的玻璃器皿。瓦尔堡解释说，他可以用这个简

Ravenous

单的容器在几小时内精确测量光合反应。

说到这里，是时候展开第二张图表了。这张图表和第一张不一样，上面是一长串复杂方程式，这些等式都是基于用放射性碳进行的光合作用实验得到的。据说，温豪斯当初正是用这种技术"推翻"了瓦尔堡的癌症研究。瓦尔堡解释说，这样的研究可能需要几天的时间才能完成，而且测量的精度要低得多。

瓦尔堡对这两种研究方法进行了极为偏颇的介绍，然后望着台下的众人说："各位自行判断。"[1]

轮到富勒、本森和伍德发言时，三人没有理会瓦尔堡所讲的内容，而是展示了与之完全对立的数据。研讨会结束后，瓦尔堡并没有流露出任何不悦之色。他与斯特拉斯堡市长一起举办了一场精心准备的晚宴，对当天下午发生的事情只字未提。他甚至邀请刚刚在研讨会上反驳了他说的每一句话的那三个美国人参观细胞生理研究所。

那天晚上，瓦尔堡可能显得异常大方，更有可能的是，他已经完全沉浸在自信不疑的状态中，根本不会去考虑自己可能是错的，反而认为同行的强烈反应本身就证明了他是对的。瓦尔堡在给伯克的信中写道，发现越重大，受到的"阻力就越大"。

爱默生在 1959 年去世前不久发现光合作用中有两种光反应，这意味着超过 4 个光子的测量结果并不违背爱因斯坦关于光子和原子如何相互作用的解释。这是一个非常明显的信号，表明瓦尔堡一直以来都是错误的。但后来，一位德国生物化学家偶然看到了瓦尔堡的一本旧笔记本，他发现瓦尔堡对这个消息有不同的反应。"爱默生终于证实了我的研究结果。"瓦尔堡如此写道。[2]

林道演讲，瓦尔堡的最后一次"演出"

"鸿门宴"之后的一年，瓦尔堡在巴伐利亚州林道镇的一次诺贝尔奖得主聚会上发表了讲话。在将近一个小时的演讲中，他大部分时间在夸大呼吸作用受损在癌症中的作用。自从他发现腹腔液中的癌细胞发酵率异常高以来，他就一直在这么说。他引用了当时人们广泛接受的估算数据，指出大约 80% 的癌症是可以预防的。从瓦尔堡的角度来看，不重视癌症预防比不重视癌症治疗更令人恼火，因为正如他在演讲中所说的，"癌症的主要病因比任何其他疾病的主要病因都更清楚"。[3]

这次演讲被称为"林道演讲"，是瓦尔堡的最后一次演出，但获得的评价褒贬不一。虽然瓦尔堡所传达的关于预防和新陈代谢的宽泛信息一如既往的重要，但世人已经厌倦了他那些离谱的滑稽行为。德国《明镜周刊》（Der Spiegel）发表了一篇对这次演讲表示轻视的文章，指出瓦尔堡现在几乎每年都在发表关于癌症的虚假声明。瓦尔堡曾经告诉汉斯，赢得学术斗争的秘诀是比科研对手活得更久。他没有想到，人活得太久的话，也有可能要眼睁睁看着自己曾经的显要地位消失，看着自己的理论被遗忘。[4]

出席林道聚会的诺贝尔奖得主们肯定知道，瓦尔堡关于癌症"主要病因"的想法是有误导性的。瓦尔堡使用的是科赫的措辞，但他巧妙地改变了术语。癌症是在细胞用发酵作用取代呼吸作用时产生的，瓦尔堡在这一点上完全正确，但癌症的"主要病因"并不是向发酵作用的转变，而是导致这种转变发生的原因。

最有资格在 20 世纪 60 年代确定癌症主要病因的研究人员不是瓦尔堡，而是著名的英国流行病学家理查德·多尔（Richard Doll），他在 20 世纪 50 年代将吸烟与癌症联系起来。多尔的癌症研究之路充满了偶然。17 岁时，多尔决定成为一名数学家，却因为在考试前夜喝了大约 1.7 升含 8% 酒精的麦芽啤酒而失去了获得剑桥大学奖学金的机会。后来，多尔选择成为一名医生。20 世纪 30 年代，当多尔在伦敦圣托马斯医院（St Thomas'Hospital）接受培训时，他和他的同学每年都出国考察其他国家的医学教学情况。1936 年，他们来到了德国法兰克福。一天晚上，多尔和一群德国医学生喝酒时表达了他对反犹太主义的担忧。那些德国医学生坚持说只有犹太人才会说这种话，还强迫多尔站在桌子上让他们测量他的脚踝。据说，粗脚踝和扁平足是典型的犹太人特征。

这甚至不是多尔在此行中最令人震惊的时刻。在参加一场关于放射学的演讲之前，有人提醒多尔说，演讲者是"一个狂热的纳粹分子"，所以在他入场时，每个人都要站起来说"希特勒万岁"。多尔拒绝站起来行礼。事实证明，这场演讲和他预料的一样可怕。演讲者展示了一幅 X 射线攻击癌细胞的图画，但那并不是典型的医学插图。

X 射线被描绘成纳粹军队，攻击目标是画着犹太星的癌细胞。多尔
说："一个人不需要很多这样的经历就能意识到，有些邪恶的东西必
须从世界上消除。"

　　多尔虽然以贵族风度闻名，却是一个激进分子。1941 年，多尔
作为英国军医在战场上服役。为了与邪恶的纳粹正面对抗，他申请成
为一名伞兵，结果被拒绝了。最终，他只能在开罗的一个传染病病房
工作。多尔完全有理由认为自己错过了时机，但在战争结束三年后，
历史就又给了他一次机会。在战争中损失了 30 多万士兵和平民的英
国此时正遭受着另一种敌人的袭击，数以万计的英国公民因此丧命。
在 20 世纪 20 年代以前，很少有人被确诊为肺癌，但此时肺癌却成了
一种全面暴发的流行病。仅在 1930—1944 年，英国男性肺癌死亡人
数就增加了 6 倍。[5]

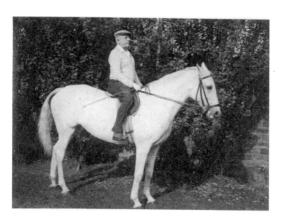

瓦尔堡和他的爱马，日期不详

图片来源：弗雷德里克·伯克的私人收藏。

没有人知道为什么肺癌死亡病例变得如此常见，而这只会让人们对这种趋势更加恐惧。即便心生畏惧的不是大多数人，至少也是很多人。当时的一些医学权威人士称所有的恐慌都是由新的诊断技术造成的错觉，而这也是长期以来被用于否认癌症在 19 世纪末和 20 世纪初呈上升趋势的论点，他们认为，做胸透可以查出肺癌，而从前的肺癌发病率与当代的肺癌发病率没有太大区别，只是从前很多人患有肺癌却没有被诊断出来。

在肺癌发病率上升之前的几十年里，吸烟已经变得远比之前普遍。在那些相信这种流行病真实存在的人当中，吸烟是被怀疑的主要致病因素。但吸烟导致肺癌的证据并不明显。美国外科医生埃瓦茨·格雷厄姆（Evarts Graham）的讽刺性评论很好地揭示了 20 世纪 30 年代和 40 年代的医疗态度。他指出，在吸烟人数增加的同时，尼龙袜的销量也在增加。格雷厄姆的怀疑后来被证明是错误的，他自己的研究后来也证明了这一点，但他提出了一个重要的观点。两种趋势同时发生并不意味着其中一种趋势导致了另一种趋势，吸烟和肺癌也是如此。正如怀疑论者所指出的，吸烟只是与肺癌一起变得越来越普遍的众多可能致癌的因子中的一种。施用在植物上的杀虫剂比以往任何时候都更多；驾车之人以及人们吸入的汽车尾气也在同一时期急剧增加；汽车的增加意味着铺有致癌沥青的路面也随之增加。如果吸烟是 20 世纪 40 年代末导致肺癌的犯罪嫌疑人，那么它也跟许多其他看起来很危险的"嫌疑人"一起站在了警方的指认队列中。

20 世纪 40 年代末，英国政府首次向备受尊敬的流行病学家兼统计学家奥斯汀·布拉德福德·希尔（Austin Bradford Hill）寻求帮助，以解开肺癌之谜。希尔想为他的团队招一位医生。他知道多尔虽然还不到 40 岁，但对数字很在行。如果可以，多尔和希尔本可能会进行一个真实的实验，将背景相似的受试者随机分配到不同的组。一组吸入较多汽车尾气，一组吸烟较多，还有一组可能会吸收较多的化学物质。对照组则继续像往常一样生活。这样的研究被称为随机对照试验，是确定因果关系的唯一方法。希尔也在这种方法的设计中出了自己的一份力。但是，这样的研究非常不道德，可能会对受试者造成巨大伤害，而且必须持续进行好几年，甚至几十年才能得出有关癌症病因的有意义的数据。多尔和希尔需要一种更现实可行的方法，于是转向了流行病学，即研究人群健康状况和疾病模式的学科。

尽管巴斯德和科赫非常成功地将传染病的病因追溯到了特定微生物上，但流行病学在减轻 19 世纪和 20 世纪早期疾病负担方面发挥了最大的作用。多尔的科研偶像是英国医生约翰·斯诺（John Snow）。斯诺在 1854 年找到了伦敦致命霍乱暴发的源头，创立了现代流行病学。他通过绘制患者居住地和饮用水来源的地图解开了霍乱暴发的谜团。原来，死者都喝了同一个水泵抽出来的水。多尔和希尔以及整个英国所面临的问题是，类似的技术是否适用于像癌症这样的慢性疾病，毕竟它的潜伏期长达数年且有多种多样的病因。[6]

作为第一步，多尔和希尔在伦敦及其周边地区选择了两组住院患者。其中一组由 649 名被诊断出肺癌的患者构成，另一组为对照组，由年龄相仿但未患癌症的住院患者构成。然后，这两组人都被要求回答有关生活状况的调查问题。调查内容分为 9 个部分，而有关吸烟的问题只占其中一部分。多尔本人也吸烟，他倾向于汽车尾气和道路沥青假说。

这些调查是由社会工作者进行的。多尔在拿到调查结果后，用钢笔将其记录下来，自己进行计算，就像会计填写损益账簿一样。当他做完这些工作的时候，他已经戒掉了吸烟的习惯。研究发现，每天吸烟 25 支或 25 支以上的人患肺癌的可能性是不吸烟者的 50 倍。

后来科学家又历时数年进行了多次研究，才让世人相信香烟是导致肺癌死亡人数增加的罪魁祸首。修珀依然坚持认为人工化学品是癌症发生的真正原因，他成了吸烟假说最直言不讳的怀疑者。

多尔和希尔以及美国研究员厄恩斯特·温德尔（Ernst Wynder）和格雷厄姆几乎在同一时间进行了类似的研究，他们现在被誉为最早通过现代科学研究明确地将吸烟与癌症联系起来的人。然而，德国人在这方面领先了 10 多年——当涉及癌症研究时，经常发生这种情况。1939 年，德国医生弗朗兹·H. 米勒（Franz H. Müller）发表了他自己通过复杂的流行病学研究取得的成果，得出了一个更加有力的结论。1950 年，希尔和多尔只写道，吸烟是肺癌死亡人数上升背后的"一个重要因素"；而米勒得出的结论是，吸烟是"唯一最重要的原因"。

德国人在纳粹时期发表了一系列关于吸烟和癌症的开创性研究结果，米勒的论文只是其中之一。虽然他们的努力基本上没能遏制人们吸烟，但纳粹发起了世界上最激进的反吸烟运动，包括在工作场所禁止吸烟、设立成瘾者咨询中心、发明不含尼古丁的香烟。纳粹典型的做法是，设法将这种保护生命的倡议与旨在毁灭生命的信念结合起来，称吸烟是堕落的犹太人、黑人和吉卜赛人的恶习。烟草在欧洲的传播被归咎于犹太资本家。就像吸烟者一样，尼古丁本身也被认为是对雅利安裔遗传物质的威胁。

希特勒年轻时每天吸烟多达 40 支。他声称自己已经戒烟，在意识到吸烟使他浪费了很多钱后"把身上的香烟都扔进了多瑙河"。更有可能的原因是他太穷了，无法维持自己的吸烟习惯。1942 年，他说他的戒烟决定堪称"拯救德国人民之举"。希特勒认为，如果他继续吸烟，他可能早就死了。[7]

1950 年，希尔和多尔发表了他们关于吸烟和癌症的里程碑式的研究结果。几十年后，多尔进行了一系列创新性的癌症流行病学研究，帮助人们确定了包括石棉在内的许多新的致癌物。因此，在 20 世纪 80 年代初，当美国政府希望更好地了解为何那么多美国人患有癌症时，多尔显然是他们可以求助的对象。他和同事皮托一起查阅了当时所有的相关文献，最终在 1981 年发表了长达 112 页的报告——《癌的成因》(*The Causes of Cancer*)。此后多年，该报告一直是癌症病因方面的权威资料。

和瓦尔堡一样，多尔和皮托也认为 75% 至 80% 的癌症是可以避免的，这并不奇怪。他们把美国 30% 的癌症死亡病例归因于吸烟，这也不足为奇。真正令人吃惊的研究结果不是何种因素导致了癌症，而是何种因素没有导致癌症。据多尔和皮托估计，空气和食物中所含人工化学品导致的癌症死亡人数只占所有癌症死亡人数的2%。他们将另外4%的癌症病例归因于工作场所的有毒化学物质。

多尔被指责为大企业的托儿，但他并不是当时唯一反对化学致癌物假说的癌症权威。20世纪70年代，埃姆斯对致癌物的检测使他成为环保主义者心目中的英雄。到了20世纪80年代，埃姆斯等人也开始测试天然化学物质。结果发现，这些天然化学物质也会导致细菌变异和生长。植物中的致癌化学物质甚至比喷洒在植物上的杀虫剂中所含的致癌化学物质还要多。这些研究结果有时会使整个领域受到嘲弄，毕竟根据研究，一杯咖啡中就含有19种不同的致癌物。埃姆斯进行了一次又一次的检测，最终得出了这样的结论：人类接触到的99.9%的"有毒化学物质"是"纯天然化学物质"。他承认道："在我看来，将污染归为癌症的病因多半是舍本逐末了。"

埃姆斯也会被指责站在企业利益的一边，而不顾普通美国人的利益。但总有更好的理由可用来为化学致癌物假说辩护。当埃姆斯发现自然界充满了有毒化学物质时，他的重点不是植物会致癌，而是他的埃姆斯试验无法告诉人们是什么导致了癌症。同样，多尔和皮托也知道，他们基于调查的流行病学方法还远远不够完美。毕竟，人们并不一定知道他们多年来可能接触到了什么化学物质。多尔和皮托在他们的分析中也对动物进行了研究，但是远不能确定导致大鼠患癌的高剂量化学物质是否也能在低剂量接触的情况下导致人类患癌。[8]

　　多尔和皮托得出的结论是，只有一小部分美国人的癌症是由人工化学品引起的，因为他们没有令人信服的相反证据。但在《癌的成因》中，他们将美国不到 1/3 的癌症死亡病例归因于吸烟。因此，在每年数以十万计的癌症死亡病例中，仍有大部分尚未查明病因。

Ravenous

第 16 章

癌症与饮食

不出所料，瓦尔堡认为他的"林道演讲"是一场胜利。他在给一位同事的信中写道："在林道提出的道路似乎是成功的。如果果真如此，对达勒姆的研究结果有异议的声音将被压制下去，就像巴斯德当时遇到的情况一样。他治好了那些狗，大家就没有异议了。"[1]

次年，在伯克的帮助下，瓦尔堡出版了他那篇演讲稿的修订版，书名是《癌症的主要病因及预防》(*The Prime Cause and Prevention of Cancer*)。瓦尔堡在这本书的前言中强调了维生素补充剂对癌症预防的重要性。瓦尔堡对维生素的看法与他对化学毒物的担忧有关。他认为，人工化学品会干扰那些使细胞能够利用氧气的酶，从而导致癌症。维生素可以提供这些酶的关键成分，这意味着缺乏维生素可能会导致酶功能紊乱，就像遇到了毒药一样。

瓦尔堡关注补充剂并不是什么新鲜事。20 世纪 20 年代，他研发了一种矿物质片剂，由一家德国制药公司进行销售。自 20 世纪 30 年代以来，他一直在研究以维生素为基础的癌症治疗方法，当时他在辅酶方面有了重大发现。到了生命的最后几年，瓦尔堡又开始深信摄入大量维生素可以预防癌症。1968 年，一位同事给瓦尔堡写了一封信，询问他怎样看待某种基于维生素的疗法。瓦尔堡建议将配方中的维生素 B_2 含量增加到原来的 10 倍。[2]

瓦尔堡可能提出了一些极端的、毫无根据的断言，但缺乏某些维生素可能导致癌症的观点并非全无道理。多尔和皮托在《癌的成因》中的"饮食"一章探讨了维生素和癌症之间的关系，其中就谈到了食物的天然成分，而不是添加到食物中的人工化学品。多尔和皮托发现有关维生素和癌症的数据并不确定，但与瓦尔堡不同的是，他们还考虑了人们的饮食可能导致癌症的其他方式。他们逐一研究了这些可能性，从食物中的脂肪和纤维含量到可能致癌的天然化学物质，再到烹调如何可能将原本安全的食材变成潜在的危险。

他们用意良好，但要查明有多少癌症可能与饮食有关，远比确定人工化学品的危害更困难。由于几乎不可能对人进行持续多年的饮食控制实验，因此多尔和皮托主要依靠的是流行病学研究，只跟踪人们选择的饮食、调查他们是否出现健康问题。多尔曾用同样的方法研究吸烟和癌症，但这种观察性研究需要受试者准确记录自己每天的饮食情况，而大量文献表明，绝大多数人无法做到这一点。

多尔曾经指出，还有一个障碍是"我们的饮食并不单一"。大多数膳食包括许多不同的食物，以及脂肪、蛋白质和糖类的各种混合物。在营养和癌症的研究中，吸烟者和非吸烟者那种黑白分明的界限是不可能重现的。正是因此，许多种食物在一项研究中被证明会导致癌症，而在另一项研究中被证明可以预防癌症。

即使数据是准确的，并且一种食物或饮料可以成功地从其他饮食中分离出来，人们也很难就饮食和癌症之间的关系得出确定的结论。如果一项研究发现吃大量蔬菜的人患癌症的可能性较低，这可能意味着吃蔬菜可以降低患癌风险，但是也可能意味着吃大量蔬菜的人倾向于某种食物吃得少或锻炼多，即不吃某种食物或加强锻炼才可以预防癌症。研究人员会针对这些可能性进行统计上的调整，但再多的数学操作也无法消除所有可能的混杂因素。正如加州大学洛杉矶分校的流行病学家桑德·格林兰（Sander Greenland）曾经说过的，确定吸烟是导致癌症的一个原因就像"瓮中捉鳖"。而评估大多数其他环境原因更像是无的放矢。[3]

《癌的成因》中"饮食"一章最后一节的标题是"营养过剩"，其中提到了一个观点——癌症可能是由饮食过量造成的。在该报告中复杂得令人难以置信的科学讨论中，这个看法听起来几乎简单得可笑，但多尔和皮托对待它的态度很严肃。他们写道，考虑到一些惊人的研究结果，可能应该把营养过剩放在"饮食"一章的开头部分。

饮食过量或体重过重容易导致癌症的观点并不新鲜。苏格兰外科医生托马斯·登曼（Thomas Denman）在 1810 年出版的《癌症治疗观察》（Observations on the Cure of Cancer）一书中写道，"虽然可能尚未证实，但人们确实认为发福者或肥胖者"更容易患癌症，而且

超重人群患癌 "更快、更棘手"。在接下来的一个世纪里，又有许多
癌症权威得出了同样的结论。英国癌症专家 W. 罗杰·威廉姆斯（W.
Roger Williams）在 1908 年写道："可能没有任何其他单一因素比饮
食过量更能决定癌症在易感人群中的暴发。"[4]

20 世纪初，劳斯等人通过啮齿类动物喂养试验发现低热量饮食
可以预防癌症，从而令癌症与饮食过量和超重有关的观点得到了广泛
支持。这些研究在第一次世界大战结束后淡出主流科学，但在 20 世
纪 20 年代和 30 年代的德国，在众多与食物有关的癌症理论中，饮食
过量理论是最受欢迎的。德国公众对这个话题的兴趣很大程度上可以
追溯到大量吹嘘 "饥饿疗法" 的非科学类书籍。但严肃的研究也认为，
饮食过量是现代癌症问题的重要组成部分。[5] 保险精算师霍夫曼在他
1937 年出版的《癌症与饮食》一书中探讨了饮食可能导致癌症的数
十种不同方式，他后来成为癌症统计方面的世界权威。尽管霍夫曼一
贯承认他对每个假说的怀疑，但他在书的结尾出人意料地就饮食过量
和癌症得出了确定的结论：

> 我认为我已尽了自己的责任，如实陈述我所发现的事实
> 并得出这样的结论：营养过剩在癌症患者中很常见，而且
> 程度非常高；摄食量过度无疑是现代生活中癌症产生的根本
> 原因。[6]

在关于营养过剩的讨论中，多尔和皮托特别提到了芝加哥癌症研
究员阿尔伯特·坦嫩鲍姆（Albert Tannenbaum）。坦嫩鲍姆曾在曼哈

顿计划中研究铀的危害。在进行与饮食无关的癌症实验时，坦嫩鲍姆注意到体重较轻的小鼠患癌症的概率较低。他将职业生涯的大部分时间用于研究这一现象。在一项实验中，坦嫩鲍姆每天给一组 50 只雌性小鼠提供 2 克的标准口粮，给另一组 50 只雌性小鼠提供同样的 2 克食物并让它们尽情地食用玉米淀粉。玉米淀粉是一种由葡萄糖形成的多糖。100 周后，大量食用玉米淀粉的小鼠中有 26 只长出了乳腺肿瘤，而限制饮食的小鼠无一长出肿瘤。

20 世纪早期的研究人员做过类似的实验，也得出了类似的结果，但坦嫩鲍姆在接下来的实验中做了一些早期研究人员无法做到的事情。在进行这项研究之前，他首先让两组小鼠接触一种强效化学致癌物。60 周后，限制饮食的小鼠中有 11 只长出了皮肤肿瘤，而摄入相同食物以及玉米淀粉的小鼠中有 32 只长出了皮肤肿瘤。坦嫩鲍姆发现，化学致癌物本身就能导致小鼠患癌，但接触过化学致癌物的小鼠在喂食充足的情况下患癌概率更高。[7]

坦嫩鲍姆发现，给小鼠喂食不足可以防止或延缓他所研究的每一种癌细胞的生长。坦嫩鲍姆喂给小鼠的食物越少，效果就越好。随着每一次新实验的进行，他越来越确信自己有了重大发现。他经常给小鼠称重的事情成了同事们的笑料。尽管坦嫩鲍姆的研究结果得到了其他科学家的证实，但这一结果并没有使营养学研究成为癌症研究的一种主流。这些研究在 20 世纪初看起来都不像是前沿科学，更不用说在战后时期了。对喂养试验的怀疑是有理由的，毕竟对小鼠有益的低热量饮食未必也对人类有益。

为了验证他的研究结果是否适用于人类，坦嫩鲍姆查阅了 20 世纪 40 年代末保险公司的记录，并毫不意外地发现了这样的现象：人过中年体重越重，死于癌症的可能性就越大。坦嫩鲍姆写道，避免超重"可能会预防相当数量的人类癌症，至少癌症的发生时间可能会推迟"。[8]

饮食与癌症的多种联系

饮食过量似乎与癌症有关，这个大反转对德国人来说比较费解。20 世纪初，德国人对癌症和粮食供应都感到恐慌。事实上，许多西方社会在 20 世纪下半叶拥有丰富的营养物质，这与德国长期以来对粮食供应的焦虑不无关系。

瓦尔堡一直想通过提高光合作用的效率来提高粮食产量。然而，为德国乃至全世界找到方法大大提高粮食产量的科学家不是瓦尔堡，而是在第一次世界大战期间研发毒气武器的威廉皇帝学会化学家哈伯。哈伯的计划是通过解决德国的氮问题来确保粮食供应。

虽然氮在科学界以外可能不如碳、氧和氢另外三种构成有机世界的主要成分那样受到重视，但人类却不能没有氮。动物通过吃植物或以植物为食的动物来获取氮，而几乎所有的植物都从土壤中获取氮。如果没有足够的氮，庄稼就无法生长，人类就无法进食。19 世纪，随着世界人口的增长，农业生产增加，土壤中的氮迅速减少。对于那些意识到氮耗竭问题的有远见的科学家来说，这是一场生存危机，就像今天全球变暖的威胁一样。用哈伯的传记作者丹尼尔·查尔斯（Daniel Charles）的话来说，氮在 20 世纪早期"成了生命链条中最薄弱的一环，是一种比水、阳光或任何其他营养物质都更稀缺的物质"。

为解决氮问题，德国竭尽了全力。粪肥是一种极好的肥料，因为它含有氮。在 19 世纪，欧洲人一船船地运输太平洋众多岛屿上的鸟粪，但是鸟类排便的频率有限。后来人们在智利的山区找到了新的解决方法，那里可以开采由氮与氧键合而成的硝酸盐。这种方法非常有效，但只是暂时的。到 20 世纪末，欧洲每年从智利进口超过 100 万吨的硝酸盐。供应迟早会耗尽。

对那个时代的欧洲科学家来说，土壤中缺乏氮是一场令人抓狂的危机。毕竟，氮无处不在。在人类呼吸的空气中，氮占比接近 80%。然而，这种氮是由一对氮原子紧紧地锁在一起而形成的气体。科学家没有办法把这两个氮原子分开，因此也没有办法使它们与氧键合成植物生长所依赖的分子。查尔斯写道，空气中的氮"就像一个口渴的水手周围的海水一样，根本无济于事"。[9]

1908 年，也就是瓦尔堡首次测量海胆卵呼吸的那一年，哈伯发明了一种装置，将空气中的氮气置于极高的温度和极高的压强下。那些氮原子终于屈服，放开了自己的孪生兄弟。在装置内部，氢分子在一旁等待着与氮键合，由此产生的氮氢化合物就是氨。氨与氧气自然反应，形成植物所需的营养分子。

这一突破并没有立即给全球农业生产带来革命性的变化。当德国
工业可以大规模生产氨时，第一次世界大战已经打响了。这种氨并没
有以人造肥料的形式进入德国的农田，而是被用于制造军用炸药。但
随着时间的推移，哈伯合成的氨中所含的氮确实越来越多地渗入了土
壤中，并造成了极大的影响。在捷克裔加拿大科学家兼作家瓦茨拉
夫·斯米尔（Václav Smil）看来，哈伯的制氮工艺是"20 世纪最重
要的发明"。斯米尔认为，如果没有它，世界人口不可能从 1900 年的
16 亿增长到 20 世纪末的 60 亿。1997 年，斯米尔估计在当时至少有
20 亿人是因为哈伯的制氮工艺而存活下来的。[10]

希特勒曾计划通过征服东欧来解决德国的粮食危机。如果他当初
不是那么渴望战争，也许就会注意到，被他赶出德国的一位犹太科学
家已经找到了解决方法，而且这种方法为德国提供的食物会比乌克兰
所有粮田能种出的粮食都要多。

瓦尔堡可能也从哈伯的研究成果中获得了启发——不仅仅是粮食
生产的启发。虽然瓦尔堡认为饮食非常重要，但他的兴趣仅限于人工
化学品的危害和维生素的防护作用。他对营养过剩和癌症之间的联系
不感兴趣。哈伯在氮方面的成功以及随后农业产量的增加都提醒着人
们注意营养和生长之间存在的基本关系。虽然在哈伯的一生中，瓦尔
堡和其他癌症科学家几乎都忽视了这一关系，但它并非无人知晓。

1889 年，英国外科医生斯蒂芬·佩吉特（Stephen Paget）在杂志
《柳叶刀》（The Lancet）上发表了一篇文章，探讨为什么癌症会扩散

到一个组织而不是另一个组织。他写道："当一株植物结籽时，它的种子会被带到四面八方，但是种子只有在适宜的土壤上才能生存和生长。"佩吉特所说的"种子"是指癌细胞，而"土壤"是指人体，即"种子"生长的环境。

第一位明确指出从饮食中以糖类形式摄取而得到的葡萄糖与瓦尔堡的嗜糖癌细胞之间存在联系的研究员可能是癌症研究先驱安娜·戈德费德（Anna Goldfeder），她在 20 世纪 20 年代末进行了一系列喂养试验。戈德费德在研究报告中称，动物摄入高糖饮食时，肿瘤生长速度变快。瓦尔堡的研究也许能说明其中原因。戈德费德写道："应将生物体视为适合肿瘤生长的土壤。"[11]

瓦尔堡可能错过了戈德费德的研究报告，但他还遇到过很多其他契机，足以让他转而考虑除氧气以外的癌症生长因素。1926 年，在瓦尔堡的推荐下，威廉皇帝学会邀请丹麦癌症科学家阿尔伯特·菲舍尔（Albert Fischer）作为访问科学家到威廉皇帝生物研究所进行为期三年的访问研究。瓦尔堡不仅和菲舍尔在同一栋楼工作，并且很了解菲舍尔。1929 年，菲舍尔提出人体细胞可以和植物细胞相类比。他说癌细胞就像"杂草"。癌细胞之所以比周围的其他细胞长得快，是因为它们能更好地吸收所处环境中的营养。[12]

年轻的奥地利医生弗罗因德在 19 世纪 80 年代发现血糖升高和癌症之间的联系后，试图治愈当时还是皇储的弗里德里希。他也从种子和土壤的角度思考癌症问题。1938 年，德国入侵奥地利，弗罗因德

逃往英国。75 岁的弗罗因德在英国为一个新的癌症研究项目争取到
了经费。那时，他已经不再专注于研究血糖升高在癌症中的作用，但
仍然坚信癌症是一个系统性问题，只能通过整个人体的新陈代谢情况
加以了解。

在弗罗因德看来，显微镜本身导致了科学家误入歧途，使他们得
以窥视癌细胞，结果却一叶障目。"我们不该局限于研究恶性肿瘤细
胞对有机体的作用，"弗罗因德写道，"而应该研究有机体对恶性肿瘤
细胞的作用。"

1946 年，弗罗因德在去世前不久出版了《癌症的代谢疗法》
（*Metabolic Therapy of Cancer*）一书。在书中，他敦促癌症科学家跳
出癌细胞的范围，考虑作为癌细胞生长土壤的人体。"将任何种类的
生长与营养联系起来都是顺理成章的，"弗罗因德写道，"尽管农民必
须考虑到种子的质量，但他们把收成好坏主要归因于土壤所具有的性
质和成分，也就是养分。每个门外汉都知道饮食对成长的重要性。"

"奇怪的是，"弗罗因德接着写道，"医学界采取了不同的态度。"[13]

被遗忘的瓦尔堡

在《癌的成因》一书中，多尔和皮托中途探讨了医学界对营养过
剩的态度。他们想知道，既然有证据表明动物的摄食量对癌症风险有
"重大影响"，为什么坦嫩鲍姆的喂养试验"对癌症研究几乎没有产

生任何影响"。他们怀疑部分原因是低热量饮食对大多数人来说不切实际，但还有一个更深层次的问题。"我们仍然不清楚如何用饮食限制来保护实验动物。"多尔和皮托如此写道。

坦嫩鲍姆也曾为同样的问题而纠结。她在 1959 年指出，了解低热量饮食如何预防癌症"可能真的有助于了解癌变本身"。然而，当时仍然"没有任何答案"。[14]

《癌的成因》一书中的结论反映了人们并不确定饮食在癌症中的作用。多尔和皮托估计，美国 35% 的癌症死亡病例是由饮食造成的。这一数据表明饮食是导致癌症的最大原因，2015 年的一篇综述也表明多尔和皮托的研究结果非常站得住脚。

但这不过是一个有根据的猜测。多尔和皮托表示，在美国，癌症死亡总人数由饮食导致的病例占比实际上可能低至 10%，也可能高至 70%。"长期以来，饮食是流行病学家兴奋和沮丧的来源。"他们如此写道。[15]

坦嫩鲍姆、多尔和皮托都没有想到，瓦尔堡关于癌细胞发酵的发现也许可以解释种子和土壤之间、营养过剩的癌细胞和摄食过量的人体之间所存在的根本联系。这种疏忽也许是可以理解的。瓦尔堡本人也没有看出其中的联系。

虽然这两种现象似乎是相关的，但没有人能够对这种关系做出充分的解释。第二次世界大战结束之后，代谢综合法尚未诞生，这是一种可以将瓦尔堡关于癌细胞发酵的发现与长期观察摄食量、体重和癌症所得的数据相结合的方法。

代谢综合法最终会出现，而随着它的出现，人们可能会找到一个最佳答案，以解释为什么癌症在 19 世纪和 20 世纪的西方世界变得如此常见。但是瓦尔堡关于癌细胞如何吸收营养的发现还没来得及帮助人们解开这个长期存在的癌症之谜，奇怪的事情就发生了——他的发现被世人遗忘了。

第四部分

甜蜜的，
致命的

（21世纪）

Ravenous

浮士德：

我心中不胜欢喜！

是否要让鬼魂们帮我取来想要之物，

帮我厘清含混之处，

帮我完成渴望之事？

我要让鬼魂们飞到印度去取黄金，

飞到海中去捞东方产的优质珍珠，

飞到新大陆每个角落，

去寻找香甜的果子和精美的衣物。

Ravenous

第 17 章

遗忘与回归

贪婪的代谢
Ravenous

80 多岁的瓦尔堡偶尔会做一件他曾经无法接受的事情——旷工。天气好的时候，瓦尔堡会叫年轻的玻璃吹制工奥斯滕多夫开车送他去附近的哈弗尔河。在下午剩下的时间里，两人会乘坐瓦尔堡的北欧民船在缓缓流淌的哈弗尔河上平静地航行。瓦尔堡会给他这位年轻的雇员讲解自己最喜欢的书，或该地区在神圣罗马帝国时期的历史。

在 20 世纪 60 年代，虽然瓦尔堡仍然对科学"全身心投入"，但他有了一个重要发现——生活的意义远不止实验研究。瓦尔堡和海斯与达勒姆的两位老妇人成了朋友，有时还会从花园里摘些花送给她们。老妇人则会把爱乐乐团的门票送给他们当回礼。瓦尔堡一直是爱狗人士，他特别喜欢自己那只近 200 磅的大丹犬诺曼。白天，诺曼坐在瓦尔堡的黑色奔驰车后座上随他往返于细胞生理研究所。晚上，诺曼趴在瓦尔堡卧室的沙发上吃"夜宵"。[1]

瓦尔堡依然非常自我。他不喜欢人们赛船，所以故意把船开到河中央去干扰他们。奥斯滕多夫对瓦尔堡的印象总体上很好，但在那种

时候，他什么也做不了，只能尴尬地坐在瓦尔堡的帆船上。瓦尔堡还
在德国北部的叙尔特岛购买了一处新的乡村住宅。他曾解释说，之所
以选择此处，是因为"这是整个德国人烟最稀少的地区"。周围没有
什么邻居惹瓦尔堡生气，他就把怒火对准了飞机在头顶飞过时发出的
噪声。[2]

对瓦尔堡来说，工作量即便减少了，也还是有很多工作要做。
20 世纪 60 年代末，他继续每年发表 5 ～ 10 篇关于光合作用和癌症
的论文。尽管瓦尔堡故意无视现代研究，但他还是能感觉到自己的研
究逐渐过时了。1953 年，沃森和克里克研究了富兰克林利用 X 射线
晶体学技术获得的 DNA 图像，破译了 DNA 分子的结构。现代分子
生物学突然成为人们关注的焦点。DNA 分子是染色体的主要组成成
分，同时也是主要的遗传物质。它的功能就像细胞核中的编码一样，
其他分子通过读取该编码来合成或表达蛋白质。**在不考虑新兴分子生
物学的情况下研究细胞的内部运作似乎成了一件荒谬的事，就像在对
编码一无所知的情况下试图理解复杂的计算机程序一样。**

瓦尔堡发现自己身处这个新的科学时代，一点儿也不高兴。达勒
姆声名狼藉的威廉皇帝人类学、人类遗传学和优生学研究所在不知不
觉中变成了现代遗传学研究所，这对改善他的心情更是毫无帮助。但
更深层次的问题直达瓦尔堡科学思想的核心。在瓦尔堡看来，分子生
物学界现在痴迷于基因研究，使得问题越探讨越复杂，同时也掩盖了
基本的观察结果。瓦尔堡说："就好像我们必须先确定核酸序列才能
就鼠疫杆菌发表自己的看法。"[3]

德国学者沃尔夫冈·勒菲弗（Wolfgang Lefèvre）在 20 世纪 60 年代末见证了瓦尔堡的不合时宜。当时，勒菲弗就读于柏林自由大学。这是一所美军于战后在达勒姆建造的学校，与瓦尔堡的寓所隔街相望。他记得自己和其他学生有时会彻夜喝酒抽烟，同时进行激烈的政治讨论。当他们终于跌跌撞撞地出去呼吸新鲜空气时，已是第二天早上，此刻街对面的瓦尔堡早已骑在马上。海斯总是站在马的身边牵着缰绳，陪着瓦尔堡绕着他的房子一圈圈地散步。[4]

1965 年春，伯克给瓦尔堡写信讲了他最近在开会时被一位同事奚落的事——"迪安，你为什么不扔掉你的测压计，开始研究真正的生物化学？"大约与此同时，约翰斯·霍普金斯大学的生物化学家彼得·佩德森（Peter Pedersen）发现有人把瓦尔堡呼吸测压器丢在了走廊的垃圾桶里。新陈代谢研究的时代结束了。佩德森是少数几个继续研究瓦尔堡关于癌症和能量的观点的癌症研究人员之一。据他说，到 20 世纪 60 年代末，人们对瓦尔堡的癌症研究"几乎没有兴趣了"。[5]

随着研究癌症的分子生物学家将注意力转向 DNA 和致癌基因，瓦尔堡对细胞如何从葡萄糖中提取能量的兴趣似乎不仅是过时的，而且是落后的。德国杂志《明镜周刊》在 1972 年刊登的一篇文章声称，德国在癌症 DNA 和病毒研究方面落后了，这都要怪瓦尔堡。德国法兰克福大学的一位生物化学家告诉该杂志，瓦尔堡"单方面地"将癌症研究引向了错误的方向。[6]

如果说瓦尔堡的癌症代谢论现在还有任何残留的话，那么到下一

个 10 年的中期，在加州大学旧金山分校的研究员 J. 迈克尔·毕晓普
（J. Michael Bishop）和哈罗德·瓦默斯（Harold Varmus）发现第一个
致癌基因之后，它就消失了。致癌基因原来是正常的人类基因，只是
发生了突变。博韦里当初只是凭直觉感到染色体掌握着癌症的秘密，
而这是第一次可以用现代科学的语言对此加以解释。

癌症代谢论和癌症基因论均起源于 20 世纪前 10 年对海胆的研
究。基因论占了上风后，人们几乎从癌症科学中完全抹去了瓦尔堡的
名字。1988 年，一位生物化学家震惊地发现，当时的年轻科学家甚
至没有听说过瓦尔堡。[7]

基因论并不抵触人们普遍持有的观点，即大多数癌症死亡病例是
由环境造成的，而且有可能是可以预防的。吸烟、有毒化学品、饮食
仍然可以说是癌症的"病因"。对突变基因的强调只是提供了一种更
精确的方法来解释环境致癌物是如何造成损害的。但新兴分子生物学
可能同样会破坏更广泛的癌症预防工作。因为突变只会在分裂细胞复
制 DNA 时偶然发生，所以现在任何癌症都可以被认为是运气不好的
结果。

在新兴的致癌基因时代，预防也显得不那么紧迫了。在毕晓普和
瓦默斯发现致癌基因之后，人们认为治愈癌症只是时间问题。两人发
现的 SRC 基因只是其中一种致癌基因，肯定还有许多其他致癌基因。
为了战胜癌症，研究人员只需要找到这些基因并设法使其无法表达。
魔弹可能还没找到，但癌症科学家们终于找到了他们的射击目标。

被忽视的瓦尔堡和新陈代谢

就在人们对瓦尔堡的记忆逐渐淡去的时候，一位科学家出人意料地踏上了重返瓦尔堡研究之旅。1985 年夏天，在毕晓普和瓦默斯发表其突破性发现的 9 年后，邓文志（Chi Van Dang，译名为音译）完成了他在约翰斯·霍普金斯大学的住院医师实习，并决定在加州大学旧金山分校做肿瘤学临床研究员。邓文志和他的妻子玛丽把尽可能多的东西连同他们的波斯猫一起塞进红色丰田雄鹰汽车里，然后尽可能按照美国汽车协会地图上的路线向西驶去。

从巴尔的摩到旧金山的车程只是邓文志漫长旅途中的一段。邓文志现在是国际路德维希癌症研究所的科学主任。他出生于越南，有 9 个兄弟姐妹。虽然家里没有电视，但是有电影可看。他的父亲是越南第一位神经外科医生，晚饭后经常拿出用于 8 毫米胶卷的投影仪给孩子们播放关于外科手术技术的影片。由于没有更好的娱乐方式，邓文志和他的兄弟姐妹只得坐在那里观看。"有些镜头非常可怕。"邓文志如此回忆道。[8]

1967 年，越南战争愈演愈烈，邓文志的父母把邓文志和他的一个哥哥送到了密歇根州弗林特的一位整形外科医生家，这位外科医生与邓文志的父亲相识于越南。邓文志的家人留在战区，他自己却来到了美国，这使当时 12 岁的他感到很内疚，但他很好地适应了新生活。虽然邓文志有时会因自己是亚洲人而受到骚扰，但他在弗林特的新同学几乎都不知道他是越南人，这让他松了一口气。

邓文志后来考入了密歇根大学，在那里学习化学。他从未打算成为一名癌症研究员。和当时许多对医学和科学感兴趣的年轻人一样，他也想成为分子生物学革命的一分子。邓文志回忆说，那感觉就像分子生物学的"黄金时刻"。而推动分子生物学革命的研究员毕晓普和瓦默斯当时在加州大学旧金山分校，所以还有什么地方比那里更适合体验这一黄金时刻呢？

邓文志花了些时间才适应旧金山的生活。他有时会开车爬上陡峭的山坡，却发现他的丰田手动挡汽车每次在换挡的时候都会往下滑，而有时癌症研究之旅也会给人带来同样的感觉，就好像是西西弗斯永无休止地推石上山。但是，邓文志仍然坚持不懈。1976 年，越南南方共和国不复存在，邓文志正式成为无国籍人士，但他对医学的信仰却无可动摇。邓文志的 9 个兄弟姐妹中有 7 人成了医生，其中一人是牙医。

在学习治疗癌症患者的过程中，邓文志申请一个博士后职位时获得了由毕晓普和瓦默斯亲自面试他的机会。但在参加面试时，邓文志突然惊慌地意识到自己对新兴的分子生物学世界仍然知之甚少。当瓦默斯问他想研究什么课题时，邓文志最多也只能想到"致癌基因"。瓦默斯听后点点头，问他对哪一种癌症相关基因最感兴趣。邓文志愣住了。这是一个非常合理的问题，但他回答不上来。邓文志如实告诉这位著名的科学家他不知道。"我当时几乎一无所知。"邓文志在很久以后如此说道。

瓦默斯让邓文志加入当时正在研究 MYC 基因的加州大学旧金山分校研究员团队。MYC 基因是许多新发现的致癌基因之一。当时，人们对 MYC 基因知之甚少，只知道当 MYC 基因过度表达时，即对应蛋白质的数量过多时，可以驱动细胞生长和增殖。邓文志等人开始研究后发现：MYC 基因不仅仅是链条上的一个信号，它还给一种蛋白质编码，这种蛋白质是一种与 DNA 结合的转录因子，它的作用是开启或关闭大量其他基因，会极大地重塑细胞的行为。邓文志在癌细胞的任何地方似乎都能找到 MYC 基因影响的痕迹。

在加州大学旧金山分校完成博士后研究后，邓文志回到了约翰斯·霍普金斯大学，仍然决心找到受 MYC 基因影响的众多基因。由于缺乏当今的现代基因测序工具，这一搜寻过程进展极其缓慢。现在只需要几天就能完成的工作在当时可能会持续几个月，甚至几年。但邓文志及其实验室的博士后们不断向前推进研究。就像制图师描画新发现的陆地的等高线一样，他们将每一条偶联反应链，也就是信号通路绘制在图表上。后来，人们将这些图表复印并挂在世界各地癌症实验室的墙上。它们复杂得惊人。邓文志和他那一代的癌症生物学家不仅仅是发现了一片新大陆，而且是发现了一片相互关联的迷宫，或者说大部分相互关联的。负责营养供应并将营养物质分解为能量的代谢酶并没有出现在邓文志的图表上。这些酶有自己对应的独立图表，而在 20 世纪 80 年代，这些图表越来越难以在分子生物学实验室中找到。

因此在 1997 年，也就是在邓文志花了 10 多年追踪 MYC 基因对细胞的影响后，他发现 MYC 基因甚至影响到了乳酸脱氢酶（LDH），

不禁惊讶不已。乳酸脱氢酶作为发酵过程中的关键分子之一，不应该
与致癌基因相关。它属于新陈代谢图中的管家酶。邓文志跟随 MYC
基因来到了一个新的地方，此地根本不在他最初绘制的地图上。

邓文志本来可能会把这个发现放在一边，但他一直觉得关注那些
似乎没有任何意义的发现是很重要的。邓文志说，这样的发现可能会
"对人有所启发"。因此，邓文志没有忽视代谢酶，而是开始尽可能
多地查阅有关代谢酶的资料。他很快就发现，瓦尔堡曾在大约 60 年
前分离出乳酸脱氢酶并解释了它在发酵中的作用。

瓦尔堡时代的文献证实了邓文志的发现，即乳酸脱氢酶的活性在
癌细胞中会增强。MYC 基因的过度表达不仅会使细胞分裂异常频繁，
也会使细胞过度吸收营养和发酵。

邓文志说："人们当时的看法是，新陈代谢只是为了支持其他活
动。"也就是说，人们认为新陈代谢与癌细胞的其他活动在某种程度
上是分离的。然而，邓文志阅读和思考得越多，就越认为这种看法不
合理。**癌症就像一个建筑项目，项目中的不同团队必须合作。**邓文志
说："必须协作才能有序地进行建筑施工。砖块和水泥不会自动出现
在它们应该在的地方。"[9]

邓文志在 1997 年发表的关于 MYC 基因和乳酸脱氢酶的论文最
初受到了大多数同事的极大怀疑，人们对他的研究成果缺乏热情。这
在邓文志的意料之中，他知道细胞代谢研究已经过时了。但随后发生

的一件事着实让邓文志感到意外。一位同事把他叫到一边说,人们之
所以对他的研究结果持否定态度,可能也与年长的犹太研究人员对瓦
尔堡心存挥之不去的怨恨有关,因为瓦尔堡当初决定留在纳粹德国,
可能还因为瓦尔堡比较轻松地活了下来。

这种想法并不十分离谱。瓦尔堡自己也开始相信犹太研究人员正
是因为这个才开始针对他。战争结束后,确实有许多犹太科学家质疑
瓦尔堡关于癌症和光合作用的断言。但是,当时有无数的科学家都曾
因为各种各样的理由而憎恨瓦尔堡,其中既有犹太人也有非犹太人。
在那些认为瓦尔堡在光合作用和癌症的问题上都观点错误的人当中,
并不只有犹太科学家。[10]

在分子生物学的新时代到来之际,瓦尔堡的名声可能也促使一
些研究人员把他的癌症代谢论抛诸脑后。2000 年,致癌基因研究
先驱罗伯特·温伯格与人合著了开创性论文《癌症的特征》(The
Hallmarks of Cancer),在其中列出了细胞中导致癌症的 6 种基本变
化,但不包括以瓦尔堡效应为特征的葡萄糖摄入和发酵作用的增加。
温伯格在 2006 年出版的备受推崇的癌症教科书第一版中也没有提及
瓦尔堡,他毫不掩饰自己对瓦尔堡的厌恶。他说:"我承认我对瓦尔
堡心怀不满,因为他与纳粹有过紧密联系。"温伯格解释说,瓦尔堡
的所作所为令他反感,因为他的父母在 1938 年逃离了德国。

即便如此,温伯格坚持认为他对瓦尔堡的怨恨并没有影响到他的
工作。温伯格解释说,他之所以忽视瓦尔堡,是因为他不相信"癌细

胞糖代谢的改变"是"导致癌细胞行为异常的根本原因"。此外，几乎所有人都忽视了瓦尔堡和新陈代谢。温伯格说："当我开始深入从事癌症研究时，瓦尔堡更像是历史遗迹，可以说是被人遗忘的历史注脚。"

在温伯格看来，针对瓦尔堡的愤怒并不普遍，归根到底也与他在纳粹德国的过去无关。更确切地说，大多数科学家之所以不喜欢瓦尔堡，是因为他"对癌症的描述过于简单化"，以及他从"臆想的宝座上盛气凌人地发号施令的普鲁士做派"。[11]

温伯格的看法可能是正确的。事实上，瓦尔堡在战后有许多极为忠实的支持者都是犹太人，包括纳赫曼松、克雷布斯和戈德布拉特。瓦尔堡曾将反对他的情绪称为"反瓦尔堡症"。而最能导致人们产生这种情绪的不是瓦尔堡在战前和战时持有的政治观点，而是他在战后的科学观点。[12]

线粒体，生物学的两面神

如果邓文志是唯一一位在 20 世纪 90 年代末重新发现瓦尔堡研究成果的科学家，那么所谓的"反瓦尔堡症"可能会继续影响科学界的观点。但是，当邓文志查阅 20 世纪 30 年代的科学论文时，斯隆－凯特林癌症中心时任主席兼首席执行官汤普森也开始了他自己重拾瓦尔堡观点的曲折之旅。和邓文志一样，汤普森是在瓦尔堡的发现被公认已经过时的时期长大成人的。"没有人愿意研究生物化学，因为人们已经取得了该领域所有的伟大发现，"汤普森说，"我当时的想法就是，'还是研究点新鲜的课题吧'。"

汤普森是出了名的性情急躁。他在达特茅斯踢球时，教练要求他把更多精力放在训练上而非科学上，他就退出了球队。此后不久，汤普森决定他不仅要放弃踢足球，还要放弃上正在就读的大学。1972年，19岁的汤普森以大二学生的身份申请了达特茅斯医学院。他与面试自己的医生大吵了一架，但还是被录取了。[13]

到了 20 世纪 90 年代中期，汤普森已经在芝加哥大学有了自己的实验室，研究着"新鲜的课题"。他的研究重点不是癌症，而是免疫学。他发现了一个基本问题。当人受到感染时，免疫系统会召集大量细胞攻击侵入物。如果反应足够强烈，就会形成一个肿块。这个肿块就像肿瘤一样，是由快速生长和分裂的细胞形成的。但与癌细胞不同的是，新的免疫细胞只是临时工。随着感染的治愈，这些不再被需要的细胞开始死亡。这是一种集体自杀的行为，而正是这种细胞自动消失的行为激发了汤普森的想象力。他想知道，人体如何区分要保留的细胞和要杀死的细胞，从而仅清除那些不需要的细胞。

这不是一个新问题。德国有一位著名的进化生物学家奥古斯特·韦斯曼（August Weismann），瓦尔堡曾在弗赖堡大学听过他的讲座。早在一个多世纪前，韦斯曼就对细胞有组织地死亡感到惊叹，这种现象现在被称为细胞程序性死亡或细胞凋亡，后者源于"凋落"的希腊语。尽管细胞凋亡长期被忽视，但它在多细胞生物学中可以说是与细胞分裂同样重要的活动。在胚胎的发育过程中，细胞凋亡就像雕刻家在石头上凿出人的形态，有助于塑造人体。如果不是细胞凋亡杀死了结缔组织，人类的手指和脚趾就会长蹼。细胞在生长和增殖的同时也在不断死亡。人们认为，人体内每天约有 100 亿个细胞死亡。在某些情况下，一些细胞，比如感染痊愈后的免疫细胞会因为不再发挥作用而死亡。在其他情况下，细胞凋亡会清除人体中无法修复的受损细胞。

尽管细胞凋亡在生物学中起着重要作用，但在汤普森的时代，控制这一过程的确切机制仍不清楚。从某种意义上说，汤普森要破解的是一桩谋杀疑案。他已有一个怀疑对象——一组被称为 BCL-2 家族的蛋白质。从其他实验室进行的研究来看，BCL-2 蛋白质显然在细胞死亡中起了作用，但汤普森无法确定这些蛋白质具体有什么作用。最奇怪的是，BCL-2 蛋白质与线粒体相互作用，而线粒体是细胞的微型发电站。

线粒体参与细胞凋亡的事实使得这桩疑案更加有趣起来。1913 年，瓦尔堡在检查一只豚鼠的肝细胞时得到了一项重要的观察结果。他怀疑，细胞之所以能够呼吸氧气，是因为他在显微镜下看到的细胞内部的那些小颗粒。瓦尔堡称这些颗粒为"基粒"（grana），而且余生都坚持称之为"基粒"，在科学界其他人都开始称之为"线粒体"很长时间之后也没有改变。[14]

汤普森立刻有了一个让他激动的发现，它同时也是一个相当重要的问题，即在新兴的分子生物学世界，没有人知道线粒体。线粒体属于陈旧的生物化学世界，那是瓦尔堡及其同事的世界，是现代分子生物学几十年前就应该抛弃的世界。

如果汤普森想要在了解人体如何清除不需要的细胞方面取得任何进展，那么首先，他实验室里不幸的人就得重新学习过去那个时代的科学知识。这种工作只能交给那个最不可能表示拒绝的人。在汤普森的芝加哥实验室里，那个人就是新来的马修·范德·海登（Matthew Vander Heiden）。海登是美国中西部人，说话轻声细语，刚刚开始攻读医学博士学位。

在某些方面，海登与汤普森截然相反。海登来自威斯康星州一个曾经以割草机工厂闻名的小镇。他为了勤工俭学在实验室清洗研究设备，其间发现了自己对科研工作的热爱。汤普森并不清楚海登非常适合回归过时的科学。海登的妻子是生物学家布鲁克·贝维斯（Brooke Bevis）。贝维斯说，海登很难扔掉任何他还能用的物品，不管是手表、电话、锅碗瓢盆，还是实验室设备。"这样的例子不胜枚举，"她说，"无论走到哪里，他都带着中西部人的感性。"[15]

为了让自己重新熟悉线粒体，海登又把他在大学时代用过的生物课本找了出来。课本里有很多关于线粒体的知识。他读到了传奇进化生物学家林恩·马古利斯（Lynn Margulis）的研究成果。马古利斯曾于40年前在芝加哥大学研修，他揭示了线粒体的起源——线粒体是10亿多年前寄居在另一种单细胞生物体内的远古细菌的后代。

事实证明，这是一种共生关系，它孕育了真核细胞，为各种植物和动物的形成奠定了基础。线粒体可以用氧气燃烧葡萄糖，而宿主细胞可以使葡萄糖发酵。正是因此，人体细胞中才会如瓦尔堡所说，有"两台发动机"。虽然这两种生物是一起进化的，但线粒体仍然保留了自己的一小部分基因，所以即使细胞也有分裂的"人格"。

当谈到线粒体在细胞中的作用时，海登的旧生物化学课本就不那么令人兴奋了。课本中认为，线粒体在细胞中的作用是相当单一的，人们已经完全弄清楚了。细胞就像是建筑，而线粒体被认为是这座建筑中地下室里的能量来源。它们提供能量和热量，使分子生命中真正有趣的方面得以持续下去。

由于需要更多的线粒体和新陈代谢方面的专业知识，海登与美国西北大学的纳夫迪普·钱德尔（Navdeep Chandel）进行了合作。钱德尔当时是芝加哥大学另一所实验室的细胞生理学学生，是当时为数不多的对线粒体结构感兴趣的年轻研究人员之一。

1996 年，当两人开始对 BCL-2 蛋白进行实验时，时任美国埃默里大学研究员的王晓东（Xiaodong Wang）有了一个惊人的发现。事实证明，线粒体并不是在外围参与细胞自杀过程，而是驱使细胞自杀。当线粒体由于细胞损伤或缺乏燃料而无法继续发挥功能时，它们就会崩溃并发出信号，促使线粒体外的其他蛋白质开始切割细胞。

细胞的线粒体可以从内部杀死细胞，这本身就令人震惊。线粒体

与宿主细胞的关系原来比共生关系更险恶。更奇怪的是线粒体发出死
亡信号的方式——当燃烧葡萄糖的细胞机制停止时，线粒体的外膜就
会破裂，让里面的分子像城市起火后逃离的难民一样冲出来。在逃逸
的分子中有细胞色素 c，这是一种酶，它通过将电子传递给氧使呼吸
成为可能。细胞色素 c 对激活死亡信号至关重要。**生物化学家兼作家
尼克·莱恩（Nick Lane）说："在生物学中，没有什么能与这个两面神
相提并论。"**原来，这种赋予我们生命的蛋白质同时也是一个杀手。[16]

　　一旦明确了是线粒体在指挥细胞凋亡，海登和钱德尔就能够渐渐
弄清 BCL-2 蛋白的作用了。就像紧急救援人员在暴风雨来临前修补
大坝的裂缝一样，这些蛋白质会填满线粒体膜上的小孔，保持膜内外
电荷平衡，防止细胞色素 c 逃逸。电子会继续向氧运动，而相关线粒
体也会继续发挥作用。

　　如果线粒体受损严重或无法获得葡萄糖或氧气，"大坝"就无法
再支撑下去。当感知到线粒体出现功能障碍时，BCL-2 家族的其他蛋
白质会在线粒体膜上打出更多的小孔，整个系统就会崩溃，使细胞色
素 c 得以逃逸出去，向细胞发出电压不足的示警。单个线粒体出现功
能障碍不会引发细胞死亡，但如果有足够多的线粒体开始出现功能障
碍，电压不足就会变成断电，细胞就会自我毁灭。

　　比细胞凋亡的确切机制更重要的是海登关注的更广泛的图景：人
们对细胞生命因果关系的共识越来越落后。线粒体内部之所以存在能
量释放反应，不仅仅是为了应对细胞的需求。**线粒体还左右着细胞的**

行为，甚至左右着细胞最重要的决定——是生还是死。

海登将在细胞凋亡方面取得的突破称为"分水岭"。他说，当时的感觉是，"天哪，我们并没有真正了解新陈代谢。"他们在汤普森实验室里就新陈代谢得出的新观点十分令人惊讶，但几乎同样令人惊讶的是，在汤普森实验室之外，很少有人对此感兴趣。"就生物学的工作原理而言，这是最基本的，"海登说，"但我环顾四周，发现没有人在进行这方面的研究。"[17]

回归代谢研究

汤普森开始研究人体如何清除不再需要的免疫细胞。海登和钱德尔对线粒体和细胞凋亡的研究至少提供了部分答案。数百万多余的免疫细胞被驱使着自杀，这说明它们的线粒体发电站受到了破坏。汤普森想要确定是什么造成了这种破坏。

汤普森将注意力转向了指示细胞存活和生长的信使，即生长因子。由于生物学家马丁·拉夫（Martin Raff）等人的研究成果，人们已经知道生长因子是防止细胞凋亡必需的。当一个细胞没有接收到从其他细胞发出的信号时，该细胞的自杀过程被称为"疏忽致死"。拉夫曾经说过，每个细胞每天早上醒来都想着自杀，必须由离它最近的邻居说服它不要自杀。

虽然汤普森已经知道生长因子可能在其中发挥影响，也知道它们必须通过线粒体来杀死细胞，但他还不知道这个过程是如何展开的。现在范德堡大学拥有自己实验室的杰弗里·拉斯梅尔（Jeffrey Rathmell）当时是汤普森实验室的一名年轻研究员，他开始与海登合作寻找答案。在一项实验中，拉斯梅尔把一个人体细胞放在一个含有葡萄糖等细胞生长和增殖所需营养物质的小培养皿里。正如汤普森所说，这是一种"能让酵母细胞在余生中都保持幸福的环境"。[18] 然而，当拉斯梅尔检查这个孤独的人体细胞时，他看到的并不是一个幸福的画面。由于没有生长因子提醒这个细胞吸收营养，它绝食了。缺乏营养的情况会被线粒体记录下来，48 小时内，细胞就会凋亡。拉斯梅尔用不同类型的细胞反复测试，结果都一样。

汤普森和他的同事们意识到，人体会通过隔离生长因子将细胞饿死，从而去除不需要的细胞。正如汤普森描述的，细胞在学会集体生活时必须做出艰难的牺牲。他解释说，细胞"在构成多细胞生物后真正放弃的"是毫无顾忌地吸收营养的自由。[19]

汤普森继续在实验室中进行免疫学研究，但他发现自己对细胞死亡了解得越多，对癌症的思考就越多。癌细胞与绝食的被孤立细胞相反，它可以随心所欲地吸收营养，即使在人体内没有任何用途也不会被饿死。"癌细胞真的在说：'让我们无视所有的控制，只要有营养就生长。'"威尔康奈尔医学院（Weill Cornell Medicine）迈耶癌症中心（Meyer Cancer Center）的主任刘易斯·坎特利（Lewis Cantley）说，"它只是恢复了野性。"[20]

随着一项项新发现的出现，汤普森越来越确信回归代谢研究将改变现代分子生物学，并为癌症研究开辟新的道路。拉斯梅尔就不那么肯定，尽管他对自己的研究感到兴奋，但瓦尔堡理论的复兴才刚刚起步。在 20 世纪 90 年代末，学术期刊仍然对发表代谢方面的论文不感兴趣。除了邓文志和少数瓦尔堡时代的顽固派分子，比如约翰斯·霍普金斯大学的佩德森，几乎没有人看好这个领域。在外界看来，汤普森实验室似乎仍在试图通过研究载着燃料出现的卡车来理解一个极其复杂的建筑工地。[21]

拉斯梅尔在参加了一场重要的科学会议后变得忧心忡忡。当时，他和其他博士后研究人员用海报展示了自己的研究成果。在这一环节中，年轻的科学家站在自己的海报旁边，著名的年长科学家则在那些海报前漫步而行。拉斯梅尔在他的海报旁静静地等待着，感觉自己就像实验中被孤立的细胞一样。"那个地方不大，有 400 人在里面走来走去，却只有一个人在我的海报前停下来，"他回忆说，"而那个人停下来也只是为了说我错了，说我是在浪费时间。"

因此，在 1999 年，当汤普森决定迁至宾夕法尼亚大学研究新陈代谢时，拉斯梅尔有理由替他感到担忧。汤普森回忆称，拉斯梅尔说他这样做可能会危及实验室里所有年轻科学家的职业生涯。汤普森一如既往的自信，鼓励他的学生们坚持到底。他有了新的计划——找出使细胞不需要得到生长因子的允许就能吸收营养的基因。汤普森认为，如果他能找到这些基因，也许就不仅可以把瓦尔堡的代谢研究引入分子生物学时代，而且可以解释癌症形成的原因。[22]

Ravenous

第 18 章

复兴的代谢研究

贪婪的代谢

Ravenous

汤普森希望将瓦尔堡的科学研究引入分子生物学时代，将癌细胞吸收大量葡萄糖并使其发酵的旧知识与致癌基因如何向癌细胞发出分裂和增殖信号的新知识联系起来。但在此之前，汤普森面临着一个相当大的障碍，即研究代谢酶需要掌握瓦尔堡时代专业的生物化学知识，而汤普森及其实验室的大多数成员仍然缺乏这种专业知识。

汤普森召开了一次实验室会议，6 位博士后和博士达成了一致意见——给团队的每个成员都分配一种不同的代谢酶，并要求他们学习如何在现代实验室中研究这种酶。这意味着要挖掘瓦尔堡及其同代人所著的关于酶的经典论文，也意味着要花很多时间向瓦尔堡时代的传奇生物化学家布里顿·钱斯（Britton Chance）请教。当时，已经80 多岁的钱斯还在宾夕法尼亚大学。"我们来到布里顿的实验室，他则推出那些 20 年没用过的旧机器。"汤普森回忆说，"我们掸掉上面的灰尘，重新开始使用它们。"[1]

钱斯于 2010 年去世，却在生前帮助汤普森回到了瓦尔堡的科研领域，这多少有点儿讽刺意味。钱斯在 20 世纪五六十年代曾与瓦尔堡书信往来，并于 1966 年夏天前往柏林拜访瓦尔堡。钱斯的笔记显示，瓦尔堡花了大部分时间给他讲光合作用和癌症。

虽然我们尚不清楚钱斯是否与瓦尔堡争论过，但他不太可能认为瓦尔堡的论点有说服力。钱斯研究过瓦尔堡关于腹腔液中的癌细胞几乎完全依赖于发酵作用的说法，并得出了与之相反的结论。据钱斯所知，癌细胞的线粒体发电站处于良好的工作状态。[2]

事实证明，钱斯提供的帮助超出了汤普森的预期。"他全都知道，"汤普森说，"那些科学论文中没有提及的内容全部是他告诉我们的。"汤普森实验室坐上了科学界的时光机。钱斯甚至还保留着一台最早的瓦尔堡呼吸测压器，虽然当时已经没人再使用这种测压计了。一天下午，实验室的成员聚集在这个装置周围进行研究，他们充分意识到，自己的新研究可以追溯到瓦尔堡一生都在盯着的那些简单的 U 型管。

即使有钱斯的帮助，汤普森也不知道他在新陈代谢方面的直觉是否正确。当海登需要决定是继续留在实验室工作还是去完成医学博士课程的医学培训部分时，汤普森叫他回到医学领域。因为如果他们真的发现了一个重要的研究领域，那么即便再过几年，这个领域也依然会在那里等着他。与此同时，人们仍然认为代谢研究早已过时，甚至连发表相关的研究成果都很困难。

到 2004 年，也就是汤普森及其实验室开始进行新陈代谢研究的
7 年后，他的疑虑逐渐消退。汤普森找到的正是他一直在寻找的基因
类型。这并非一个全新的发现；这种名为蛋白激酶 B（AKT）的基因
已经被确认是一种可以驱使细胞分裂和生长的致癌基因。但汤普森发
现，AKT 基因还有一个似乎更为重要的作用——驱使细胞吞噬葡萄
糖并发酵，从而开启瓦尔堡效应。汤普森发现，只需将突变的 AKT
基因嵌入健康细胞，使细胞产生活性过高的 AKT 蛋白，就可以开启
"完整的瓦尔堡效应"。[3]

AKT 基因并不单独起作用。就像城堡里的指挥官指挥门卫放下
吊桥以便运送木料一样，AKT 基因合成的蛋白质会指挥其他蛋白质
打开细胞膜通路，让葡萄糖进入细胞。AKT 基因还会将葡萄糖已经
到达的消息传递给哺乳动物雷帕霉素靶蛋白（mTOR）。mTOR 是一
种蛋白质，在根据现有葡萄糖供给量决定细胞接下来的行为方面起着
关键作用。根据不同的组织类型和可用的葡萄糖量，葡萄糖可能会被
分解并燃烧，为细胞提供热量和能量，也可能会被储存起来供以后
使用。

在健康细胞中，AKT 基因会等待生长因子发出适当的信号，然
后再让葡萄糖进入细胞。这些信号会通知细胞说葡萄糖到了。但当
AKT 基因过度激活时，就像在癌症中经常发生的，城堡的指挥官不
再等待信号传来，而是直接放下吊桥，让细胞不停地吞噬葡萄糖。瓦
尔堡效应和发酵作用很快就开始了。曾经知足的细胞现在变得贪得
无厌。

汤普森、邓文志等处于代谢研究复兴前沿的研究人员逐渐认识到，控制细胞摄入和使用燃料的代谢酶不仅仅是其他基本细胞生理过程的副产品。正如一位著名的癌症基因研究人员在 2004 年描述瓦尔堡效应时所说，代谢酶的存在不仅仅是一个"附带现象"。它们被编入癌细胞信号网络，位于癌症的源头。在产生促使细胞过量摄取葡萄糖的突变之前，有些细胞可能会产生刺激生长的突变，但这样的细胞不太可能存活。"如果在水泥不够的情况下把大量砖块垒在一起，"邓文志说，"最后肯定会倒塌。"[4]

汤普森认为过量摄取葡萄糖不会对所有组织都造成同样的威胁。他怀疑，癌症之所以很少在脂肪细胞和肌肉细胞中产生，是因为这些组织能够更好地管理流入的能量。就像城堡有巨大的地窖可以储存多余的木料一样，细胞也可以储存大量葡萄糖，而不是将其燃烧。

器官中的上皮细胞则处于比较危险的境地。当 AKT 基因不停地通知上皮细胞摄取葡萄糖时，上皮细胞中的葡萄糖很快就会超出细胞的处理能力，促使细胞设法调整。汤普森认为可以将瓦尔堡效应理解为这种调整。他解释说："葡萄糖摄取过量可能就是瓦尔堡效应的实质。"

由于 AKT 蛋白活性过高而过量摄取葡萄糖的细胞不一定会癌变。被称为肿瘤抑制因子的基因旨在阻止细胞的自我毁灭冲动。细胞可能仍然会记录内部损伤并转向凋亡，也可能会在免疫反应的诱导下这样做。即使增殖细胞不能被消灭，这些新出现的细胞集落在变成致命的癌症之前仍必须开发出新的招数。它们需要通过进化来阻挡免疫系统的攻击，同时还要生长出新的血管来满足增加的食欲。最终，新集落中的一些细胞将不得不挣脱束缚，独自冒险去寻找新的生长之地。

但是，如果一个可以随心所欲吸收营养的细胞还没有癌变，那么它就会对周围的邻居构成新的威胁。汤普森说，如果一个细胞能够在这种贪婪的状态下存活下来，那就说明"它真的从来没有想过要自杀。现在它会想，'我有很多燃料，还可以做很多事情。'"[5]

过量摄取营养的细胞可以做的一件事就是建造新细胞。有了发酵作用提供的大量能量，线粒体就不必再为能量的事操心了，它会把许多营养物质留给建筑工程，就像城堡里的士兵在得到大量木料时可能会看到一个建造新城堡的机会。但就细胞而言，士兵们本来并不渴望得到木料，他们甚至从来没有要求过。但现在木料已经运到了，他们的想法也就多了起来。别说一座城堡了，用这些木料建造两座城堡也足够。

此时，细胞的线粒体就像城堡里的工场一样，在几十个作为工匠的酶的帮助下，把作为木料运来的营养物质变成子细胞所需的各种部件，而子细胞就是新的城堡。线粒体能够为脂肪、蛋白质、DNA 等新细胞成分创造基础材料，生物学家怀疑线粒体的这种特殊能力正是它和宿主细胞之间的共生关系发生演变的原因。宿主细胞学会了利用线粒体提供的能量，但其最有价值的收获并不是能量的增加，而是自我复制的能力。[6]

大量消耗葡萄糖的癌细胞

过量摄取葡萄糖的癌细胞还以其他创造性的方式利用多余的葡萄糖。2009 年，宾夕法尼亚大学的乔治娅·哈齐瓦西利乌（Georgia Hatzivassiliou）和凯瑟琳·韦伦（Kathryn Wellen）在汤普森实验室做博士后研究时有了一项关键发现。那时人们已经知道，癌症不仅仅是一种由基因错误或基因突变引起的疾病。每个细胞的 DNA 中都携带着完整的基因组，也就是人体的蓝图。肺细胞之所以不同于肝细胞，是因为表达的 DNA 编码不同。单个细胞通过表达不同基因来改变其所处状态的现象被称为表观改变。

到 2009 年，人们也知道了营养物质可以影响蓝图的哪些部分被读取。这种现象最著名的例子是蜜蜂。长成工蜂的幼虫和长成蜂王的幼虫之间没有基因上的区别。蜂王之所以发育出卵巢且腹部比工蜂大，是因为它食用蜂王浆。蜂王浆导致相关基因沉默，使从工蜂到蜂王的发育转变成为可能。科学家们现在已经找到了那个基因。

在韦伦和哈齐瓦西利乌取得突破之前，人们一直不清楚葡萄糖是否在改变基因表达方面起着直接作用。在表达新的基因之前，需要先打开细胞内紧密缠绕的 DNA，就像建筑工人需要先把卷起的蓝图展开才能读图一样。韦伦和哈齐瓦西利乌证明了过量的葡萄糖可以触发 DNA 的解旋过程。葡萄糖不仅仅是一个信号。葡萄糖分子本身将转化为蛋白质的组成部分，为基因表达打开相应的 DNA 片段。韦伦称这一过程是将细胞推向新方向的循环。因为营养物质的到来改变了基因表达，而新表达的基因反过来又改变了细胞的代谢状态，使细胞可以消耗更多的营养。

早在 10 年前，海登就发现新陈代谢左右着细胞的生死抉择。韦伦和哈齐瓦西利乌在表观遗传学方面的研究提供了更多的证据，证明新陈代谢会影响细胞的每一个决定。《自然》杂志在 2019 年刊登的一篇论文显示，就连通过瓦尔堡效应产生的乳酸盐也可以直接改变细胞中的基因表达。正如韦伦曾经解释的，一个细胞在不感知自身代谢状态的情况下执行自己的功能，就像试图在不看汽油表的情况下开车旅行一样。"细胞需要评估自己的营养源，"韦伦说，"然后根据相关信息决定自己的行为。"[7]

自然选择偏爱那些根据自己所能获得的营养量来做出决定的细胞，其背后的原因并不难理解。所有的生命形式都是从单细胞生物进化而来的。当食物匮乏时，生物若要进行繁殖和传递基因，最佳做法是节约资源并在饥荒中存活尽可能长的时间，以便在食物最终到来时进行繁殖。研究人员认为，这解释了以下一种现象：在摄入很少的热量的情况下，许多不同物种的寿命都得以延长。科赫发现了同样的现象，他意识到导致炭疽的细菌会在没有食物的情况下变成有弹性的孢子。而当食物充足时，采取相反的策略最有意义。最成功的单细胞生物是那些一遇到食物就会进食并繁殖的生物。

正如汤普森所解释的，癌细胞就像正在生长的单细胞生物，大量消耗葡萄糖。他说："一看到周围有葡萄糖，它们就会行动起来，尽可能多地摄取葡萄糖。当葡萄糖超过它们的生存需要时，它们就会开始尽可能多地自我复制。"

为了充分说明这一点，汤普森曾向学生们展示过一张幻灯片。幻灯片上面有几幅图像，展现的是一片白面包上长了一个霉菌斑点。斑点越来越大，最后变成了一大块难看的黑斑。这张幻灯片的标题是《每个人的第一次癌症实验》（*Everyone's First Cancer Experiment*），它简单而生动地解释了癌症是如何发生的。但在对癌细胞和微生物的进食方式做完基本的比较之后，这一课并没有结束。汤普森告诉学生们，随着霉菌在面包上不断生长，其营养或水分的供应将减少。当这种情况发生时，一些霉菌细胞会脱离那片面包并迁移到另一片面包上。在下一张幻灯片中，学生们看到那片面包上不仅有一大块黑斑，而且在面包的另一面上还有一个小斑点。

"癌细胞就是这样，"汤普森说，"开始先在一个地方生长，不断地增殖，耗尽营养后就设法换一个地方。"这种寻找新的生存空间的行为就是转移，即癌症从身体的一个部位扩散到另一个部位。这就是癌症致命的典型原因。[8]

重新审视癌症的现代疗法

在 21 世纪第一个 10 年的末期，新陈代谢研究人员探讨癌症的方式不仅令人耳目一新，还很令人吃惊。然而，他们也让癌症科学回到了原点。正如瓦尔堡在癌细胞中发现发酵作用时所说，"就上皮癌组织的代谢而言，我们认为我们所发现的最重要的事实是，上皮癌组织”的行为“像酵母”。[9]

瓦尔堡在 20 世纪 20 年代做出了一项极为重要的发现——正如他一直断言的，过量摄取葡萄糖和葡萄糖发酵是癌症形成的根本原因。但在解释发酵作用时，瓦尔堡直到最后都因受到巴斯德的深刻影响而一叶障目。巴斯德认为发酵作用只有在氧气短缺使呼吸作用无法进行的情况下才会发生。瓦尔堡根本没有意识到巴斯德忽略了一个关键的现象——只要有所需的所有葡萄糖和氮，不管有多少氧气，酵母都会发酵和生长。酵母使葡萄糖发酵不是出于必要，而是因为这样可以加工出更多的细胞建筑材料，从而加快生长速度。

即便如此，瓦尔堡的解释并没有人们有时所批评的那样不准确。尽管人们不再认为大多数癌症会像瓦尔堡描述的那样破坏线粒体发电站，但癌症科学家们越来越认识到，线粒体在正常细胞转变为癌细胞的过程中发挥着至关重要的作用。宾夕法尼亚大学的西莉斯特·西蒙（Celeste Simon）是研究癌细胞呼吸作用的主要权威之一。

据西蒙说，随着病情的发展，氧气供应的减少对每一种癌症都有影响。随着癌细胞的不断生长，它们最终必然只能从血液中获得有限的氧气，因而只得使更多的葡萄糖发酵。然而，西蒙解释说，虽然缺氧会促进癌症的发展，但这并不一定意味着缺氧是癌症形成的根本原因。西蒙说，“瓦尔堡确实是一个有远见的人”，但“他提出的一些原理可能并不像他所想的那么站得住脚”。[10]

20 世纪 60 年代，瓦尔堡继续在实验中向细胞提供维持细胞呼吸顺畅所需的维生素或辅酶，以此来寻找治疗和预防癌症的方法。他推断，如果发电站能够维持运转，那么转向发酵作用这台备用发电机的过程可能就会减慢或停止。但瓦尔堡在生命的最后几年也重新燃起了他曾经长期对另一种方法所持有的兴趣，即通过剥夺癌细胞所依赖的葡萄糖来关闭备用发电机。逻辑很简单。这种方法可能无法做到只针对癌细胞，但葡萄糖的缺乏特别容易使细胞受到损伤。正如瓦尔堡在 1926 年所写的，"与人口正常的城市相比，人口过剩的城市对食物供应的中断更加敏感，即便两个城市的居民都同样能忍受饥饿"。[11]

瓦尔堡在生命的最后时期似乎意识到自己已经太老了，无法独自进行癌症实验研究，于是他找到了一位新的科研搭档——曼弗雷德·冯阿登纳（Manfred von Ardenne）。冯阿登纳是一位杰出的德国物理学家，曾在战后参与苏联原子弹计划，正是他为瓦尔堡穿越柏林墙安排了特别许可。1965 年，冯阿登纳宣布了一种新的癌症治疗方法：使患者发烧到 110 华氏度，持续半个多小时，同时给患者服用 DL-甘油醛。瓦尔堡当时正在对这种化合物做实验，用它来破坏细胞使葡萄糖发酵。

大约 45 年后，当时在约翰斯·霍普金斯大学工作的邓文志决定对这种破坏癌细胞发酵作用的陈旧方法进行研究。他首先做了一个简单的实验，目的是了解癌变生长细胞和非癌变生长细胞对营养缺乏的反应。邓文志发现，在葡萄糖存在的情况下，健康生长细胞和癌细胞都会吸收并利用葡萄糖为自己的生长提供能量。但当邓文志从两组细胞中去除葡萄糖时，差异立即变得明显起来。健康细胞在感知到营养的缺乏时会减慢代谢速度，进入静息状态。而癌细胞则无法阻止自己。在癌变过程中，它们失去了能够告诉自己已经没有营养可摄取的内部检查点和反馈回路。癌细胞就像瘾君子一样。如果无法获得葡萄糖，它们就会死去。"与普遍的看法相反，"南加利福尼亚大学的生物学家瓦尔特·隆哥（Valter Longo）说，"癌细胞是愚蠢的。"

邓文志的初步研究让他和其他人重新审视了用现代疗法抑制癌症的想法。但是，这些由分子生物学家转变为新陈代谢专家的研究人员不仅重新拾起了过去几代人的观点，也遇到了瓦尔堡等人在很久以前就已经遇到的难题：癌细胞非常善于寻找新的方式来促进自身的生长。正如麻省理工学院的戴维·萨巴蒂尼（David Sabatini）所解释的，分子通路"可以通往很多不同的方向，而且变化非常快"。

邓文志说："阻断葡萄糖，它们就使用谷氨酰胺。"谷氨酰胺也是癌细胞的主要燃料。"你阻断葡萄糖和谷氨酰胺，它们可能就使用脂肪酸。"[12]

这些难题并没有妨碍瓦尔堡复兴带来新的癌症疗法。汤普森和其他几位著名的代谢研究人员创办的生物技术公司最近研发了一种药物，可通过抑制代谢酶 IDH-2 的突变体来治疗一种白血病。据说，该药物是几十年来在治疗这种白血病方面取得的最重大进展。[13]

与此同时，代谢研究复兴促使研究人员重新思考传统的癌症疗法。海登目前正在探索为什么一种化疗对一种癌症有效而对另一种癌症无效，即使两种癌症具有完全相同的基因突变也是如此。他怀疑答案与产生癌症的特定组织中可用的营养类型有很大关系。海登说："这与基因突变无关。"[14]

癌症与细胞摄取营养的方式

尽管人们对以新陈代谢为中心的新疗法兴奋不已，投资者目前也正在向这类药物投入大量资金，但在由代谢研究复兴产生的所有发现中，最重要的可能会关乎癌症预防而非癌症治疗。瓦尔堡的说法是，癌症起源于细胞营养摄取方式发生改变，虽然从最广泛的意义上讲，他是正确的，但他关于这一过程总是始于呼吸困难的说法是错误的。那么在预防方面，最重要的问题其实非常简单——是什么导致了瓦尔堡效应的出现？

一种可能性是，严格来说，癌细胞之所以想要贪婪地摄取葡萄糖，是因为控制细胞摄取营养的基因不幸发生了突变。如果真是如此，瓦尔堡复兴仍然会从根本上改变人们对癌症的认识，但是不会带来任何癌症预防方面的新发现。

但在 21 世纪初，意想不到的事情发生了。就像在远征中迷路的两支队伍于分开多年后突然相遇一样，两个长期分离的癌症科学领域开始汇合。随着一项又一项新进展表明癌症与细胞摄取营养的方式有关，癌症发病趋势研究人员也取得了自己的进展，证明癌症与超重有关。就连多尔和皮托都没有料到这一点。在《癌的成因》一书中，虽然他们强调了坦嫩鲍姆小鼠过量喂养试验的重要性，但除了女性的子宫内膜癌和胆囊癌，他们仍然不相信超重的人更容易患癌症。多尔和皮托在 1981 年写道，关于人类肥胖和癌症之间存在联系的证据"不是特别有说服力"。[15]

多尔和皮托应该没有预料到他们那些言论很快就会过时。1982 年，美国癌症协会（American Cancer Society）的研究人员挑选了 90 多万名美国人，让他们填写调查问卷，其中包括一些个人信息，比如体重、身高和吸烟习惯。到 1998 年，近 6 万名参与者死于癌症。美国癌症协会急于找出原因。

美国癌症协会的流行病学家尤金妮亚·科勒（Eugenia Calle）也挖掘了这些数据。科勒是一名健身爱好者，经常拖着同事去健身房。她想知道问卷调查研究中那些死于癌症的参与者是否更有可能超重。以前也有人提出过这个问题，但从来没有人在如此庞大的数据里集中寻找过癌症和超重的关系。

在科勒完成数据分析之后，许多研究人员彻底改变了他们对肥胖和癌症的看法。科勒在 2003 年的《新英格兰医学杂志》（*New England Journal of Medicine*）上发表了这项研究，她发现超重或肥胖几乎会增加她所研究的每一种癌症的患病风险。与正常体重的女性相比，体重最重的那部分女性死于癌症的可能性要高出 62%。而最肥胖的那部分男性死于癌症的可能性要高出 52%。科勒估计，每年约有 9 万美国人死于与超重或肥胖有关的癌症。

就连科勒也对这些证据的强度感到惊讶。她说，超重和癌症之间的联系"是规律而非例外"。[16] 2009 年，科勒在亚特兰大的公寓中遭到抢劫，不幸遇害。在接下来的几年里，她的贡献在癌症认识方面的重要性变得越来越明显。随着人们体重的增加，现在已有近 3/4 的美国成年人超重或肥胖，肥胖与癌症的关系变得更加令人信服。美国疾病控制中心（Center for Disease Control）在 2017 年的一项分析中得出了这样的结论：仅在 2014 年，就有超过 60 万美国人被诊断出与体脂有关的癌症。

这一令人痛心的数据并不包括由前列腺癌和其他可能与肥胖有关的癌症所导致的死亡人数，因为相关证据的强度没有那么高。正如美国癌症协会的监测研究科学主任丽贝卡·西格尔（Rebecca Siegel）所说，关于肥胖对癌症发病率的影响，我们目前看到的可能只是"冰山一角"。[17]

人们常说现在抗癌之战连连失利。肥胖研究数据表明，这在很大程度上是由于人们的日常饮食。然而，尽管现在人们普遍认为肥胖将很快超过吸烟成为引发可预防癌症的主要原因，但相关研究并没有表明肥胖会导致癌症。超重完全有可能导致癌症，但也有可能是另一种潜在的现象导致了肥胖和癌症。

肥胖和癌症的关系一直是一大难题，部分原因是要弄清肥胖流行的根源本身就具有挑战性。有太多的问题无法通过饮食量增加这种简单的说法来解答。许多社群有充足的食物，却没有出现高肥胖率或癌症。很明显，当野生动物侥幸获得所需的食物时，它们不会发胖和生病。对动物来说，获得丰富的食物无异于中了自然选择的彩票。因为在营养充足时，种群有望扩张，种群中的个体也有望茁壮成长。同样，在 19 世纪之前，无论人们吃多少食物，肥胖和癌症都罕有发生。正如一位英国专家在 1908 年指出的，饮食过量确实有可能导致癌症，但人们根本不清楚为什么饮食过量会导致细胞的病态生长。[18]

此外，还有一些其他复杂因素。瓦尔堡效应涉及细胞过量摄取葡萄糖，但无论摄入多少食物，人体都能将血糖保持在一个很小的水平范围内。汤普森的研究已经证明，如果健康细胞收不到摄取营养的信号，它们就会饿死。

就在科学家重新开始关注瓦尔堡的代谢研究时，肥胖已经被明确地与癌症联系起来。很明显，这两种现象是相关的。人类的饮食方式与癌细胞摄取营养的方式之间一定存在某种联系，只是这种联系的确切性质并不明显。这时，距瓦尔堡首次观察到癌细胞有多贪婪已经过去了大约 70 年，癌症与饮食的联系之谜仍未解开。

Ravenous

第 19 章

糖尿病与癌症

在 20 世纪的最后几年里，瓦尔堡的研究工作得到了复兴，但他并非孤例。回归代谢研究也是回归埃夫拉伊姆·拉克（Efraim Racker）所做的研究。拉克也是瓦尔堡时代的传奇生物化学家。1938 年，纳粹攻入维也纳时，身为犹太人的拉克刚从医学院毕业。他先是逃到英国，后来又去了美国，在那里发现了细胞如何捕获发酵作用释放的能量。

虽然瓦尔堡最终发现拉克是正确的，但他起初认为拉克对发酵作用的解释包含了太多的步骤，还不以为然地称之为"拉克弯路"。拉克承认自己被瓦尔堡的羞辱惹恼了，但他同时又感到"受宠若惊"，因为"这位伟大的科学家"竟然认为他值得嘲笑。正如拉克所想，被瓦尔堡公开抨击实际上是 20 世纪那些著名生物化学家的必经之难。[1]

和这个领域的绝大多数人一样，拉克对瓦尔堡的性格感到困惑。拉克写道："他才华横溢，自负程度也不遑多让。"他甚至写过一首关于瓦尔堡的打油诗：

有一个伟大的科学家叫奥托，

他的人生信条从未变过，

"我永远是对的，

敌人就是用来怼的，

但给他们寄我的相片可真快活"。[2]

1972 年，时任康奈尔大学教授的拉克创造了"瓦尔堡效应"这个术语，用来描述癌细胞在有氧情况下转向发酵作用的现象。同年，坎特利来到康奈尔大学攻读物理生物化学博士学位。

坎特利如今是威尔康奈尔医学院癌症中心主任。他在西弗吉尼亚州的一个农场长大，家庭并不是特别富裕，但他总能给自己找到乐子。10 岁时，他就能自己拆装汽车发动机了。当他想要放烟花时，父亲带他去药店买硫黄和硝酸钾，鼓励他自己想办法。坎特利说："我竟然活下来了，真是太神奇了。"[3]

拉克并不是坎特利在康奈尔大学的论文导师，但他后来成了坎特利的良师益友。两人会就各种话题展开讨论，其中包括瓦尔堡的癌症理论以及癌细胞消耗过量葡萄糖的原因。坎特利对此很好奇，但这不是他的领域。高中毕业后，他甚至连生物课都没上过。

20 世纪 80 年代初，坎特利在美国的塔夫茨大学研究磷脂酰肌醇（phosphatidylinositol，PI）如何影响基本代谢功能。PI 是一种在细胞膜中发现的脂肪分子。坎特利对寻找致癌基因不感兴趣，但在 20 世纪 80 年代，研究细胞机制难免会遇到致癌基因。1983 年，坎特利了解到有位科学家已经将毕晓普和瓦默斯发现的著名致癌基因 SRC 与一种类似于 PI 的分子联系起来。

当坎特利发现 PI 也被编入癌细胞信号网络时，这种分子在他眼中变得更加迷人起来。PI 本不该和癌症有任何关系。这就好比坎特利在一所房子的地下室里研究水泵，结果发现水泵也以某种方式控制着房子里的电力。

如果说 PI 与癌症的联系很奇怪，那么更令人惊奇的发现还在后面。像细胞中的许多分子一样，PI 分子有一个启动开关。在相应酶的作用下，由 1 个磷原子与 4 个氧原子结合而成的磷酸根离子会附着在 PI 分子上，此时 PI 分子就会被激活，进而激活其他分子。这一点坎特利早就知道了。他还知道磷酸根离子可以附着在 PI 分子的不同部位，而且磷酸根离子最终附着的位置关系重大。

为了找出磷酸根离子附着在与癌症相关的 PI 分子上的位置，坎特利进行了一项名为薄层色谱法的检测。这种方法可以让研究人员根据分子在载玻片上移动的距离来区分不同的分子。坎特利在载玻片上观察到的现象改变了他的一生。与癌症相关的 PI 分子并没有发挥 PI 分子在磷酸根离子附着其上时应有的作用。它在载玻片上移动的距离太远了。虽然相差不过一毫米，但对一位生物化学家来说，那一毫米就是世界上最大的差别。坎特利当时目瞪口呆。"我回家后还在感叹：'天哪！'"

坎特利有充分的理由感到兴奋。多出的那一毫米意味着他发现了一种全新的 PI 分子。生物化学界以外的人很难理解这一发现的新奇性和重要性，但那些研究这种分子的人却会为此而兴奋不已。坎特利的发现在该领域引起了轰动，而他对此的解释是，"对物理学家来说，这就像发现了一个从未有人见过的夸克"。[4]

坎特利很快就确定了一点：磷酸根离子在新发现的 PI 分子上附着于分子环的 3 号位，而不是像人们很久以前在其他 PI 分子上所发现的那样附着于分子环的 4 号位或 5 号位。新发现的 PI 分子被称为 PIP3。坎特利还成功地分离出了将磷酸根离子附着在 PI 分子环 3 号位的酶。这种酶被称为磷脂酰肌醇 3 激酶（PI3K）。在 PI3K 中，K 代表激酶，即将磷酸根离子从一个分子转移到另一个分子的一种酶。

坎特利发现的分子不仅前所未知，似乎还对癌症极为重要。有些人对此感到难以置信。一位同事对坎特利说，如果这是真的，他就"把自己的帽子吃了"。然而，坎特利从未怀疑过自己的研究。1987 年，他在完成这项决定性实验的当天晚上对妻子说，这些分子将"彻底改变癌症科学"。[5]

坎特利比他自己可能想象的还要正确。由于其他研究人员对 PTEN 基因的研究，PI3K 对癌症的重要性变得更加清楚。PTEN 基因是一种肿瘤抑制因子，作用是关闭促发癌症的信号网络。这种基因有时被称为细胞的"制动系统"，因为引起癌症的不是它们的存在，而是它们的缺失。研究人员知道 PTEN 基因通常在癌细胞中缺失，也知道 PTEN 基因的缺失是肿瘤发展的关键一步。到了 20 世纪 90 年代末，PTEN 基因的具体功能变得更加清楚了——它是 PI3K 的天敌。PI3K 将磷酸根离子附着在 PI 分子上并启动生长信号网络，以此促发癌症。PTEN 基因的工作原理是去除磷酸根离子并关闭 PI3K 通路。

随着肿瘤基因组测序工作的展开，更多关于 PI3K 在癌症中发挥关键作用的证据出现了。目前，研究人员已经对 2 万多个人类肿瘤进行了测序，并在 80% 的癌症中发现了 PI3K 通路分子突变现象。因此，PI3K 通路成了最常见的突变通路。坎特利表示，美国大多数癌症死亡病例与 PI3K 或 PTEN 基因有关。

20 世纪 80 年代，坎特利着手研究的是一种众所周知的脂肪分子中的一种非常基本的代谢反应。但到了 21 世纪前几年，人们越来越清楚地认识到，PI 分子使坎特利发现了癌症科学中最重要的分子之一。这是一项重大突破，然而，尽管酶和脂肪分子很重要，但它们本身并不是全部。

在对突变的癌症基因如何使 PI 信号增强产生兴趣之前，坎特利一直在研究一种截然不同的分子如何使 PI 信号增强，这种分子就是胰岛素。如果 PI 信号与癌症有关，就意味着胰岛素也可能与癌症有关，因为胰岛素可以激活 PI 分子。但这是讲不通的。胰岛素不应该导致癌症，它是一个看似与癌症无关的故事中的主角——那就是糖尿病的故事。

糖尿病也是"文明病"

和癌症一样，糖尿病是一种古老的疾病，在 19 世纪之前相对罕见。为这种疾病命名的是希腊医生卡帕多西亚的阿雷泰乌斯。他指出，糖尿病"在人类中并不常见"。盖伦称糖尿病为"尿泻"，并称自己只见过两例。到 19 世纪，糖尿病比古代常见得多，但仍然比今天少得多。1824—1898 年，麻省总医院（Massachusetts General Hospital）收治了近 5 万名患有各种疾病的患者，其中只有 172 名患者被确诊为糖尿病。其他医院的同期数据也显示因糖尿病而住院的患者少得惊人。[6]

然后情况发生了变化。1875 年，每 10 万柏林居民中只有 3.4 人死于糖尿病。到 1890 年，这个比例增加了 2 倍。15 年后，又增加了 2 倍。柏林并不是孤例，在其他西方城市中也出现了类似的增长。1897 年，《美国医学会杂志》指出，"这种疾病的总体发病率似乎正在稳步上升"。在接下来的 20 年里，美国各个城市的糖尿病死亡率增幅高达 400%。[7]

糖尿病死亡病例与癌症死亡病例同时增加，这一点没有被相关人士忽视。弗罗因德在 1885 年的专著中指出，癌症患者血液中的葡萄糖含量升高。这是第一个证明糖尿病和癌症之间存在联系的具体证据，很快又出现了其他证据。英国外科医生威廉姆斯在其 1908 年出版的颇具影响力的著作《癌症的自然史》（*The Natural History of Cancer*）中指出，最近将糖尿病与恶性肿瘤联系起来的报告有所增加。威廉姆斯写道，大多数"专门研究过这一课题"的人"坚持认为糖尿病状态"有利于"恶性病的发展"。

但这种联系还没有强烈到无可争辩的地步。威廉姆斯明确表示，他自己的癌症患者很少同时患有糖尿病，仍然"缺乏确凿的证据"来证明这两种疾病之间存在联系。这种不确定性将持续数年。霍夫曼在他 1937 年出版的关于工业化社会癌症发病率上升的著作中写道，糖尿病的发病率已经开始"与癌症的发病率持平"。但霍夫曼也觉得证据还不明确。[8]

对于癌症和糖尿病之间存在联系的说法，人们的质疑并非空穴来风。最多也只能说这两种疾病在同一时期内变得更加常见。即使要对这一说法抱有信心，人们也必须首先证明糖尿病患者的增加是一个真实的现象，而这从来都不是一件容易的事情。和关于癌症患者急剧增加的报告一样，关于糖尿病患者急剧增加的报告经常遭到质疑。质疑者认为，糖尿病病例之所以越来越多，是因为诊断技术的提高以及人们寿命的延长。美国历史上最著名的糖尿病医生艾略特·乔斯林（Elliott Joslin）也是持质疑态度的人之一。1917 年，他讽刺地写道："一个社群的糖尿病发病率可能是衡量该社群医生智力水平的指标。"[9]

也有人对这些质疑者进行了反驳。他们提出的论点和认为癌症发病率确实有所增加的人提出的论点差不多是一样的，即医生们早在几千年前就知道糖尿病的症状，要在疾病发展到最晚期时发现这种疾病并不困难。自 19 世纪 50 年代，也就是糖尿病患者明显增多的几十年前，医院就已开始使用各种方法检测患者尿液中的葡萄糖含量；老龄人口并不是 19 世纪晚期才出现的，平均预期寿命的提高大部分可以归因于儿童死亡人数的减少。

糖尿病和癌症之间还存在一个有趣的相似之处，尽管它无助于解决争论，但有时会被特别指出。那就是，糖尿病并非在所有地方都变得越来越常见。在遵循传统饮食方式的人群中，这种疾病仍然极为罕见。在许多情况下，土著居民中没有糖尿病患者的现象是由观察到当地没有癌症患者的旅行医生发现的。1905 年，外科医生尼古拉斯·森在去过北极地区后宣称癌症是一种"文明病"，但他同时指出"因纽特人"中"几乎没有"糖尿病患者。麦卡里森爵士在罕萨人中生活了几年，他最令人惊讶的说法是当地人从未得过癌症，但他同时指出罕萨人也从未得过其他几种疾病，其中就包括糖尿病。[10]

很快人们就发现，这类人群中没有糖尿病患者并非因为他们的基因特殊或寿命较短。他们当中较为富裕的阶层通常会率先采用西方的生活方式，而这些人中就会出现糖尿病患者。有时候，糖尿病患者出现的速度非常快，快到令当时的医学专家都十分震惊。从泰国和突尼斯到美国西部的印第安人保留地，同样的发展模式在世界各地都可以看到。

西方生活习惯可能导致糖尿病的最有力证据来自对移民人口的研究。1966 年，内科医生兼研究员乔治·坎贝尔（George Campbell）写道，他在南非研究的贫穷印度劳工中出现了"糖尿病大暴发"。一些村庄中大约有 1/3 的中年印度男性患有糖尿病。这本身就很惊人，但更惊人的是，在印度，每 100 名公民中仅一人患有这种疾病。

以色列糖尿病专家阿哈龙·科恩（Aharon Cohen）记录了在以色列的也门裔犹太人中出现的类似暴发现象。当科恩在 20 世纪 50 年代进行研究时，他的优势在于有条件观察两波移民潮。20 世纪 30 年代初移民到巴勒斯坦的也门人患糖尿病的概率和以色列的其他人一样高。但在 1949 年来到以色列的 5 000 名也门人中，科恩只发现了 3 例糖尿病患者。第一波也门移民仅仅在以色列生活了 15 ～ 20 年，患糖尿病的概率就增加了近 50 倍。

今天的科研人员不再质疑糖尿病是否从 19 世纪下半叶开始变得越来越常见。糖尿病的发病率一直在不断上升。自 1960 年以来，美国的糖尿病发病率增加了 800%，现在估计有半数美国成年人身患糖尿病或处于糖尿病前期。研究人员也不再质疑糖尿病是否与癌症有关。正如美国糖尿病协会（American Diabetes Association）和美国癌症协会在 2010 年发表的一份报告所言，"流行病学证据表明，糖尿病患者患多种癌症的风险明显更高"。与未患有糖尿病的癌症患者相比，患有糖尿病的癌症患者存活的可能性更低。[11]

为自己而活的脂肪组织

要弄清糖尿病和癌症之间的关系并不容易，因为人们对糖尿病本身并没有多么了解。到 19 世纪晚期，人们知道了糖尿病主要分为两种类型，即今天所知的 1 型糖尿病和 2 型糖尿病。1 型糖尿病多发生在儿童中，通常比较严重。2 型糖尿病是一种比较常见的糖尿病，多发生在成年人中，尤其是超重的成年人。**尽管有这些重要的区别，但这两种类型的糖尿病都会导致一个相同的结果——血液中会含有细胞无法吸收的葡萄糖。**

1889 年 4 月，人们在研究胰岛素在糖尿病中的作用时找到了第一个关键性突破。两名德国研究人员陷入了一场关于消化黄油是否需要胰腺分泌物的辩论。为了找到答案，他们从一只狗身上取出了胰腺，然后看到了一个让他们更加感兴趣的现象——这只狗不停地在实验室的地板上小便。它在失去胰腺后立刻患上了糖尿病。

从那时起，人们就知道胰腺会分泌一种允许细胞吸收葡萄糖的神秘物质。这种物质后来被称为"内分泌"物质，世界各地的研究人员都开始寻找它。大约 30 年后，年轻的加拿大外科医生弗雷德里克·班廷（Frederick Banting）读到了一篇关于胰腺的科学文章，对如何捕捉"内分泌"物质有了新的想法。虽然结果证明班廷想错了，但他还是成功地捕捉到了该物质。这种"内分泌"物质后来被称为"胰岛素"，它的发现立即彻底改变了糖尿病的治疗方法。《纽约时报》报道称，"科学界又攻克了"一种"可怕的"疾病。[12]

在接下来的几年里，随着胰岛素疗法的使用越来越频繁，研究人员发现了一种区分两种糖尿病类型的新方法。1 型糖尿病患者依赖胰岛素存活，而 2 型糖尿病患者通常可以通过改变饮食或服用其他药物存活。然而，即使有了这种新的区分方法，人们也依然认为这两类糖尿病本质上是相同的。换言之，如果 2 型糖尿病患者血糖升高，那么他们的血液中就不可能有足够的胰岛素。

这虽然完全说得通，却只是一种猜测。没有人能确切地说出糖尿病患者或非糖尿病患者血液中的胰岛素含量是多少。胰岛素是一种微小的蛋白质，当时还没有测量血液中胰岛素含量的好方法。正如一篇报纸文章所言，测量一个人血液中胰岛素的含量无异于在"一片长100 千米、宽 100 千米、深 9 米的湖水"中测量出一茶匙的某种物质。

至少在罗莎琳·雅洛（Rosalyn Yalow）于 20 世纪 50 年代开始进行相关研究之前，这个问题似乎是无法解决的。作为一名物理学家，雅洛曾轻松地跨过看似无法逾越的障碍。1941 年，她从美国纽约市立大学亨特学院毕业后发现，女性几乎没有机会成为物理学家，尤其是犹太女性。雅洛在哥伦比亚大学找到了一份秘书的工作，希望能够攻读研究生课程。她最终被伊利诺伊大学的物理专业录取，却只是因为战争导致该专业出现了空缺名额。即便如此，雅洛还是得先接受一个条件——她拿到学位后，物理系不会帮她找工作。虽然此事令人震怒，但这仍然是一个机会。在离开纽约前往伊利诺伊之前，雅洛花了点儿时间撕碎了她的速记本。

1947 年，雅洛在位于布朗克斯的美国退伍军人管理局（Veterans Administration）医院工作，在一间曾经是杂物室的房间里研究放射性碳的医疗用途。她雇用了一位名叫所罗门·伯森（Solomon Berson）

的医生和她一起做研究。在 20 世纪 50 年代末，他们取得了突破性进展，所依靠的原理与瓦尔堡用来鉴定呼吸酶的原理相同。瓦尔堡看到光和一氧化碳在争夺酶，雅洛和伯森则从人的血液中提取胰岛素，让它与一种放射性标记胰岛素争夺抗体。与普通胰岛素不同的是，放射性标记胰岛素可以测量，可以用最终脱离抗体的放射性标记胰岛素数量来计算样本中所含胰岛素的数量。这种检测后来被称为放射免疫分析，它逐渐使现代医学发生了革命性的变化。[13]

雅洛在 1977 年获得了诺贝尔奖，但其他研究人员最初未能充分认识到这种新检测法的意义。20 世纪 60 年代初，雅洛和伯森在很大程度上独占了这一领域，他们探索了一系列以前无法解答的关于胰岛素和疾病的关键问题。在他们的众多发现中，有一项尤为突出，那就是人们完全误解了 2 型糖尿病。

1 型糖尿病是一种由于胰腺失去胰岛素生成能力而导致血液中葡萄糖含量升至危险水平的疾病。雅洛和伯森发现，在大多数情况下，2 型糖尿病与 1 型糖尿病截然不同，可以说是完全相反。2 型患者血液中的葡萄糖含量高于正常水平，而且胰岛素含量也高于正常水平，而不是低于正常水平。雅洛和伯森认为，2 型糖尿病的问题不在于胰腺不再产生胰岛素，而在于细胞不再听从胰岛素发出的营养摄取指令。用科学术语来说，这种细胞具有 "胰岛素抵抗性"。胰腺对细胞抵抗的反应是分泌越来越多的胰岛素。

胰岛素抵抗性并不是均匀出现的。肌肉和肝脏的细胞可能对胰岛素的召唤反应迟缓，而脂肪组织则一直很好地听从指令。因为胰岛素会告诉脂肪细胞不仅要吸收能量，还要储存能量，所以血液中克服胰岛素抵抗性所需的额外胰岛素会导致体重增加。雅洛和伯森最先发现肥胖人群的胰岛素水平普遍偏高。随着时间的推移，胰岛素水平升高的影响会不断累积，越来越多的能量会被困在脂肪细胞中。用哈佛大学内分泌学家兼代谢研究员戴维·S. 路德维希（David S. Ludwig）的话来说，"胰岛素就像脂肪细胞的肥料"。

人们对胰岛素水平升高在多大程度上导致肥胖仍有争议，但从糖尿病医生开始给患者注射胰岛素的那一刻起，他们就清楚地知道胰岛素会使脂肪组织吸收和保存营养物质。在接受胰岛素治疗之前，1 型糖尿病患者无论吃多少都是骨瘦如柴。一旦这些患者开始向自己的血液中注射胰岛素，情况就发生了巨大的变化，他们看起来就像有人给一只泄气的动物气球注入了新的生命。弗雷德里克·艾伦（Frederick Allen）是最早开出胰岛素处方的美国医生之一。他注意到，原本面容瘦削憔悴的患者在注射胰岛素后的几天内就会开始变胖，有时在几个小时内就会开始变胖。艾伦写道："这些患者似乎很容易变得肥胖。"[14]

胰岛素的增肥作用不容忽视。这种作用在 20 世纪下半叶变得更加明显，当时 2 型糖尿病患者也开始依赖胰岛素来控制血糖。他们使用的胰岛素越多，体重通常就会增加得越多。鉴于在过去的进化过程中，人类缺乏食物保障，用餐时间不确定，胰岛素在脂肪存储中的作用很容易理解。血液中的胰岛素是有葡萄糖供应的信号，提醒人体不应该浪费自己的能量储备。在人体中有葡萄糖可用的时候燃烧储存的脂肪，就像一个村庄在丰收的时候动用紧急粮食储备一样没有意义。相比之下，若胰岛素水平偏低，则表明人体已经很长一段时间没有摄入葡萄糖了。此时，储存在脂肪细胞内的能量会回流给全身的细胞提供营养。

胰岛素水平应该在用餐过程中上升，然后在餐后几个小时内下降。胰岛素水平一整天都持续偏高的情况被称为高胰岛素血症。此时，脂肪组织会保持储存的能量，即使患者不久前才吃过东西也会感到饥饿。这就好像一个村庄拥有它所需要的所有粮食储备，却无法打开谷仓。1929 年，颇具影响力的维也纳大学内分泌学家朱丽叶斯·鲍尔（Julius Bauer）写道："这里存在着一种无政府状态。"因为脂肪组织此时只"为自己而活"。鲍尔也是在 1938 年逃离纳粹魔爪的杰出的维也纳犹太人。他还注意到，当脂肪组织吞噬营养，不顾其他细胞自私生长时，它就不再参与细胞间的合作了。鲍尔写道，此时不断扩张的脂肪组织就像一个"恶性肿瘤"。[15]

打开胰岛素的"黑匣子"

在 20 世纪末，当坎特利开始思考胰岛素和癌症之间的联系时，激素可能导致癌症的观点已经不新鲜了。1907 年，埃利希写道，"特定的生长刺激体或'激素'"与细胞收集营养和生长的方式"密切相关"。[16] 至少从 20 世纪 40 年代初开始，性激素在某些癌症中起着核心作用的观点就得到了广泛认可。外科医生查尔斯·B. 哈金斯（Charles B. Huggins）在后来进行了将睾酮和雌激素与癌症联系起来的权威研究，但他是在 1931 年结识瓦尔堡后才对这一领域产生了兴趣。[17] 在瓦尔堡的余生中，两人一直是朋友。1950 年，瓦尔堡提名哈金斯为诺贝尔奖候选人。哈金斯于 1966 年获得诺贝尔奖，他在发表获奖感言时说癌细胞的生长是"肿瘤及其土壤相互作用的结果"。

1958 年，利奥·洛布于生命的最后阶段回顾自己在性激素和癌症方面的研究时写道，正常的生长激素可能会"成为导致癌症的重要原因"。他补充道："生长过程可能不仅是肿瘤的特征，尤其不仅是癌症的特征，而且是导致癌症的根本原因。"[18] **胰岛素过多可能会使作为土壤的人体变得肥沃，进而导致癌症。**瓦尔堡的密友迪安·伯克可能是第一个在这方面进行充分探索的科学家。他在 1953 年发表了一篇关于胰岛素和癌症的论文，提出了一个在接下来的 50 年里很少有人再提的常识性观点——由于胰岛素指示细胞吸收葡萄糖，它在瓦尔堡效应中可能起着"特别重要的"作用。

伯克对胰岛素和瓦尔堡效应的兴趣一直延续到 20 世纪 60 年代末。在此期间的大部分时间里，他无法知道癌症患者血液中的胰岛素水平通常异常高，也无法知道癌细胞还有其他胰岛素受体。但到了 1968 年，伯克自信地写道，胰岛素对细胞吸收葡萄糖速率的影响"是正常细胞恶性转化为癌细胞时所伴随的最基本也最普遍的变化之一"。伯克甚至预见到了瓦尔堡复兴中的一个关键概念，他认为过量葡萄糖的主要用途不是提供能量，而是提供合成 DNA 和蛋白质的原料。[19]

瓦尔堡十有八九看到了伯克在 20 世纪 50 年代和 60 年代关于胰

岛素的论文。不管怎样，伯克在通信中对瓦尔堡讲了他在胰岛素方面的研究。伯克在 1954 年 1 月曾就胰岛素对癌细胞中发酵作用的影响写信给瓦尔堡，他似乎经常提起这个课题。"我永远不会放弃，一定要让你相信我们这个新增课题的真实性和重要性。它会让你发现的支配性事实升上真理的旗杆！"伯克在 1965 年给瓦尔堡写信谈起胰岛素和癌症时如此写道，而且还在"真实性"下面划横线加以强调。三周后，伯克又就他的研究给瓦尔堡写了一封信，称胰岛素能使细胞的发酵速率提高 20%。[20]

伯克还一再提醒瓦尔堡，他并非孤军奋战。在那几十年里，伯克所有关于胰岛素和癌症的开创性论文都是与他在美国国家癌症研究所的同事马克·伍兹（Mark Woods）和杰休·亨特（Jehu Hunter）合著而成。亨特是一名黑人癌症研究人员，当时非白人很少有这样的机会。第二次世界大战期间，亨特曾在欧洲与纳粹作战。他所在的全黑人部队绰号为"布法罗战士"，是致敬内战后在美国西部巡逻的黑人骑兵团。亨特曾指出，"黑人曾在法国平原英勇作战"，这是"一个深藏不露的秘密"。[21]

虽然我们不清楚亨特和瓦尔堡是否见过面，但亨特在瓦尔堡的人生中不仅仅是一个偶然出现的角色。瓦尔堡在战后的影响力很大程度上可以追溯到他于 1956 年在《科学》杂志上发表的一篇颇具影响力且文笔优美的论文，即《论癌细胞的起源》（*On the Origin of Cancer Cells*）。瓦尔堡的原文是用德语写的，亨特将其翻译成了英文。瓦尔堡和亨特还曾被列为一篇光合作用论文的共同作者。在 1954 年 1 月

的一封信中，伯克对瓦尔堡讲了他在胰岛素研究上的最新进展。他在
信中称亨特为"学者和绅士"，说亨特"什么工作都能做"。伯克写道，
"亨特上尉"是"天赐之人"。[22]

伯克试图说服瓦尔堡相信胰岛素对癌症的重要性，但瓦尔堡不为
所动。早在 40 年前，瓦尔堡就对发酵作用和癌症产生的原因下了定
论。瓦尔堡听不进去伯克告诉他的关于胰岛素的事，就像他不愿意考
虑埃利希和劳斯等人所做的喂养试验的意义一样。如果瓦尔堡不愿意
认真考虑胰岛素在瓦尔堡效应中的作用，那么其他人也不太可能会。

到 20 世纪 80 年代末，胰岛素研究取得了进展。糖尿病研究人员
逐渐认识到，在 2 型糖尿病的早期阶段，患者血液中的胰岛素水平
可能过高，而不是过低。哈佛大学代谢研究员乔治·卡希尔（George
Cahill）等人已经揭示了胰岛素在决定人体如何以及何时吸收能量和
储存脂肪方面的核心作用。

但是，对胰岛素和癌症之间联系的研究毫无进展。尽管坎特利已
经发现脂肪分子 PI 既可以被致癌基因信号激活，也可以被胰岛素信
号激活，但很难得出任何结论。实际上，人们仍然不知道在胰岛素与
细胞表面的受体连接后，细胞内部发生了什么。坎特利说，整个课题
就是"一个黑匣子"。坎特利给自己安排了撬开"黑匣子"的任务。
他说，他的发现"想想都有点儿可怕"。[23]

Ravenous

第 20 章

胰岛素致癌假说

作为瓦尔堡在战后最亲密的朋友，伯克没能说服瓦尔堡相信胰岛素对癌症的重要性。此时的瓦尔堡已经不愿意接受新观点了。或者说，他一直都不愿意接受新观点。坎特利则不一样。他在西弗吉尼亚州长大，从小拆装汽车发动机。他不会与其他科学家展开论战，也没有自己喜欢的理论要支持。

坎特利发现，胰岛素会激活细胞中的特定分子，而这些分子一旦发生突变就会导致癌症。他的科学研究给他带来了一个无法回避的问题——过多的胰岛素信号传导是否会像基因突变一样过度激活 PI3K 通路，从而使过多的营养物质和生长信号在细胞中泛滥？糖尿病与胰岛素有关，癌症也是这样吗？

虽然还没有充分证据表明胰岛素会引发与癌症相关的信号级联反应，但已经有越来越多的间接证据支持伯克最初的直觉，即胰岛素与癌症之间存在联系。

到 20 世纪 80 年代，科学家已经知道许多肿瘤有异常多的胰岛素受体，也知道胰岛素这种生长因子会导致健康细胞和癌细胞的增殖。

但这一切听起来仍然很荒谬。胰岛素是一种控制细胞摄取营养的代谢激素。就像瓦尔堡效应一样，人们认为它至多是导致有机体中出现癌症的次要因素。就连坎特利也心存疑虑。为了弄清胰岛素对癌症是否真的那样重要，坎特利必须确定胰岛素会让细胞内部发生什么。他在 20 世纪 90 年代初开始进行相关研究，最终得出了明确的发现。坎特利认为 PI3K 是与癌症和瓦尔堡效应有关的分子。尽管在血液中循环的其他生长因子也可以激活 PI3K，但它们均不如胰岛素高效。坎特利称胰岛素是"所有 PI3K 激活剂中的冠军"。[1]

就在坎特利开展这项研究时，癌症流行病学家也观察到了惊人的现象。1995 年，哈佛大学的爱德华·焦万努奇（Edward Giovannucci）发现被诊断患有结肠癌的人往往也会有偏高的胰岛素水平。紧随焦万努奇之后的是鲁道夫·卡克斯（Rudolf Kaaks），他发表了开创性的论文《营养、激素和乳腺癌：胰岛素是缺失的一环吗？》（*Nutrition, Hormones, and Breast Cancer: Is Insulin the Missing Link?*）不仅仅是乳腺癌和结肠癌，似乎每年都有新的证据表明又有一种癌症可能与胰岛素有关。这些癌症包括胰腺癌、子宫癌、肾癌、食管癌和前列腺癌。如果被诊断出癌症的患者胰岛素水平偏高，他们的病情往往也会更加严重。[2]

有时人们说，血液中过多的胰岛素可能只是通过使人变胖而间接导致癌症。然而，胰岛素水平升高是癌症的一个风险因子，即使在非肥胖者中也是如此。反之，超重但胰岛素水平正常的人患癌症的风险似乎并不大。过量的脂肪可能会通过引起炎症和释放额外激素而导致肿瘤，但即使在这种情况下，胰岛素也可能难辞其咎，因为是它首先导致了多余的脂肪堆积。[3]

随着 21 世纪的开始，关于胰岛素在癌症中发挥作用的证据越来越多。坎特利在胰岛素和 PI3K 方面的研究结果与汤普森实验室的研究结果完全吻合。汤普森发现，人体通过饿死不需要的细胞来将之清除。胰岛素则向细胞传递相反的信息。它是一种生长因子，通知细胞吸收营养。与瓦尔堡效应有关的酶 AKT 是 PI3K 的"下游"，是同一通路或反应链中的一部分。一旦 PI3K 被激活，AKT 也会被激活。细胞将拥有过多的营养并开始通过瓦尔堡效应使大部分营养物质发酵。

在这个模式中，胰岛素并不是早期突变的罪魁祸首。随着细胞的分裂和衰老，突变一直在发生。即使是健康的组织也经常发生突变，其中包括与癌症有关的突变。有些发生此类突变的细胞很快就会被杀死，有些则可能导致微小无害的初期癌症。对甲状腺、乳腺和前列腺的研究表明，即使是健康的人体中也常常藏匿着这些无害的癌症。西奈山医疗中心（Mount Sinai Medical Center）胰岛素和癌症研究先驱德里克·勒罗伊斯（Derek LeRoith）说："有很多男性死者生前患有前列腺癌，而非死于前列腺癌。"[4]

胰岛素的作用是在早期肿瘤的"耳边轻声鼓励"。加拿大麦吉尔大学癌症预防处的负责人迈克尔·波拉克（Michael Pollak）解释说，如果细胞受到"胰岛素刺激"，而且存在"大量 PI3K 和 AKT 信号"，它们就会变得"促存活"（pro-survival）。在这种状态下，"即使细胞存在遗传损伤，存活概率也较大"。据多伦多玛格丽特公主癌症中心（Princess Margaret Cancer Centre）的乌克·斯坦博利奇（Vuk Stambolic）称，即使来自胰岛素的"存活信号只有一丝"，也能让细胞"多分裂一次，从而多增加一个癌细胞"。[5]

至少，斯坦博利奇一直隐约意识到胰岛素有助于癌细胞生长繁殖。科学家们在实验室里培养癌细胞时，将细胞置于一种由营养物质和生长因子混合而成的培养液中，让细胞可以摄取营养和生长繁殖。对于许多类型的癌细胞，胰岛素都是其培养液标准配方中的成分。斯坦博利奇和大多数研究人员一样，从未思考过胰岛素被普遍用于细胞培养的原因。这种情况在 2006 年发生了改变，当时他了解到绝大多数乳腺癌患者的胰岛素受体会过度表达。斯坦博利奇说："这让我大吃一惊。"[6]

斯坦博利奇解释说，癌细胞通常有更多的胰岛素受体，因为在适者生存的癌细胞生长环境中，那些最有条件利用血液中高水平胰岛素的细胞更有可能增殖。当斯坦博利奇想到乳腺癌细胞上有那么多胰岛素受体时，他被一个问题迷住了。如果乳腺癌对胰岛素如此敏感，那么降低体内的胰岛素水平是一种有效的治疗方法吗？如果是，它将惠及除乳腺癌以外的癌症患者。因为胰岛素受体在其他很多癌症中也呈现出过度表达的现象，包括前列腺癌、子宫癌、结肠癌和肺癌。

作为第一步，斯坦博利奇开始重新审视他长期以来在实验室里使用的癌细胞培养液配方。他知道其中包含胰岛素，但不知道胰岛素是不是癌细胞存活必需的。为了找到答案，他逐渐让培养的癌细胞脱离胰岛素，就像这些细胞是正在戒毒的瘾君子一样。

这项实验很简单，与一个世纪前埃利希为确定细菌能否在不含血红蛋白的细胞培养液中生长所做的实验没有太大区别。斯坦博利奇得到了惊人的结果——有些类型的癌症可以在没有胰岛素的情况下存活，但其他许多癌症不能。脆弱的细胞有充足的营养和其他生长因子，但如果没有胰岛素，它们很快就会死亡。斯坦博利奇说："这实际上是一种依赖关系。"[7]

胰岛素并不是单独作用于细胞的营养摄取和生长。还有一种核心分子被称为胰岛素样生长因子-1（IGF-1），它是一种与胰岛素密切相关的激素。许多细胞上有杂合受体，对这两种分子都有反应。但是胰岛素水平过高会导致 IGF-1 水平上升，进而造成 IGF-1 信号传导过多。和胰岛素一样，IGF-1 会通知细胞进行生长和分裂，并且人群研究显示 IGF-1 与癌症密切相关。生长激素在很大程度上通过提高 IGF-1 水平发挥作用，由 IGF-1 通知细胞摄取营养和增殖。

和胰岛素受体一样，癌细胞上的 IGF-1 受体通常比周围组织细胞上的 IGF-1 受体多，而且 IGF-1 信号可以防止细胞死亡。至少在对小鼠的研究中，提高 IGF-1 水平会导致肿瘤生长和瓦尔堡效应。反之，降低 IGF-1 水平则会延缓肿瘤生长。[8]

关于 IGF-1 对人体健康的影响，也许最显著的证据来自 20 世纪 90 年代于厄瓜多尔的一个偏远村庄。这个村庄里住着一群侏儒，据说是在西班牙异端裁判所时期被迫改信罗马天主教的西班牙系犹太人的后裔。他们所患的侏儒症被称为拉伦综合征（Laron syndrome），研究人员已经将其追溯到一种遗传基因突变。这种突变会损害患者的生长激素受体，从而影响 IGF-1 的释放。据了解，拉伦侏儒的生活方式并不特别健康，然而研究拉伦侏儒的科学家说这对癌症没有影响。由于体内没有 IGF-1 信号传导，他们几乎对癌症免疫。[9]

就像许多关于胰岛素和癌症之间联系的研究一样，关于拉伦侏儒的研究只产生了间接的证据。但是近年有比较直接的证据出现了。2019 年，加拿大英属哥伦比亚大学的詹姆斯·约翰逊（James Johnson）发表了一篇论文，文中陈述了 5 年来的小鼠胰岛素和胰腺癌实验。结果非常清楚：即使胰岛素水平只降低一点儿，也会"显著减少胰腺癌的发生"。尽管在小鼠身上发现的效果往往不能在人身上体现出来，约翰逊依然相信这些发现"将与人类有临床上的相关性，因为高胰岛素血症与许多不同的人类癌症之间存在很强的联系"。[10]

约翰逊和斯坦博利奇都在加拿大研究胰岛素，这也许并非偶然，因为胰岛素是在加拿大首次被发现的。斯坦博利奇目前的实验室就在班廷及其同事工作过的同一栋大楼里。在那里，班廷和同事等人发现了改变世界的"内分泌"胰岛素。为了激励自己新招收的学生，斯坦博利奇会带他们参观这个具有历史意义的地方。

如今向班廷致敬的是年轻的癌症研究人员，而非糖尿病研究人员，这并没有什么不妥。班廷在 20 世纪 20 年代末转向癌症研究，希望能像为糖尿病患者所做的那样，为癌症患者寻找治疗方法。多年来，他把所有的精力都投入癌症研究中，在一个又一个笔记本上写下了他的想法。"他一直在寻找癌症疗法，"班廷的传记作者迈克尔·布利斯（Michael Bliss）说，"但是并没有什么发现。"班廷于 1941 年死于一场飞机事故，他在生前并没有意识到自己在糖尿病方面取得的重大突破可能正是他寻求的癌症研究突破。[11]

对胰岛素格外敏感的癌细胞

还有更多的证据表明胰岛素的重要性。在对小鼠的研究中，研究人员可以通过改变基因来增强或减少胰岛素信号传导，从而使肿瘤缩小或增大。另一个证据是二甲双胍。二甲双胍是一种流行的抗糖尿病药物，有助于控制血糖水平。这种药物在 20 世纪 90 年代变得极为常见，当时人们并不认为它与癌症有任何联系。但对癌症发病趋势的研究发现，二甲双胍似乎存在显著的附带作用。服用二甲双胍的糖尿病患者患癌症的可能性比服用其他抗糖尿病药物的患者低 25% ～ 40%。坎特利说，二甲双胍"在使人免于癌症死亡上，可能比历史上其他任何一种药物的贡献都更大"。[12]

人们提出了许多不同的观点来解释二甲双胍有助于预防癌症的原因。其中，最简单的解释并不涉及分子生物学或生物化学的专业知识，即二甲双胍能降低 2 型糖尿病患者的血糖水平，也能降低胰岛素水平。

胰岛素水平升高似乎对在器官周围形成保护层的上皮细胞尤其有害。坎特利解释说，许多这样的上皮细胞在正常情况下"很少见到胰岛素"。但当出现高胰岛素血症时，胰岛素水平持续升高，情况就大不相同了。高胰岛素血症患者血液中的胰岛素含量可能是正常人血液中胰岛素含量的"50 倍"。[13]

包括坎特利在内的一些研究人员认为，高胰岛素可能也在推动一个导致危险新突变的过程。就像人们目前对生物化学的许多认识一样，其中涉及的机制可以直接追溯到 20 世纪 20 年代和 30 年代瓦尔堡的研究成果。瓦尔堡阐明了呼吸作用的第一步和最后一步，但正如剑桥大学研究员戴维·基林在 20 世纪 20 年代所阐明的，电子在到达瓦尔堡呼吸酶中的氧气之前是沿着现在被称为电子传递链的分子链运动。瓦尔堡始终都没有原谅基林把"呼吸酶"更名为"细胞色素 c 氧化酶"的行为。[14]

电子传递链存在于线粒体内膜上，本质上是含有铜和铁的微小电线。人之所以需要进食就是因为需要电子为这个系统供电。这些电子是进化中最了不起的发明，但它们也制造了生命的一大弱点：当电子沿着链传递时，有些电子会不可避免地泄漏，导致形成通常被称为"自由基"或"活性氧"的分子。这类分子不稳定，而且渴望得到电子。它们会尽可能地从附近包括 DNA 在内的任何分子中获取电子。

活性氧本身对人体并没有害处。它们是健康信号系统的组成部分，而抗氧化分子已经进化到可以清除它们。只有当"电子加工机械"发生故障时，问题才会出现。有时受损的线粒体会缺乏适当的成分来处理电子流。而在其他时候，比如当细胞中的葡萄糖含量超过应有水平时，系统就会产生超出其处理能力的电子。电子泄漏会增加，活性氧也会随之增多。

再次使用前文中城堡的比喻，这就好像门卫毫不停歇地往城堡里送木料。为了控制混乱的局面，城堡里一些绝望的工人把成堆的木料丢到一边，但这种权宜之计是有代价的：被丢弃的木料着火了，城堡里的每个人都被烟熏得恶心。汤普森说，细胞吸收和燃烧过多的燃料"实际上会诱发自身突变"。[15]

生物化学家莱恩把活性氧比作抢包贼。但是，正如莱恩指出的那样，这种类比并不完美，因为遭到"抢劫"的分子少了一个电子后会变得高度活跃。莱恩写道："这就好像你在包被抢后精神错乱了，自己也成了抢包贼，直到抢了别人的包以后才会安分下来。"[16]

众所周知，活性氧会导致癌症。辐射通过分解生物体内部的水分子来促发突变，这种分解过程会产生活性氧分子、引发夺取电子的链式反应。活性分子不必一路到达细胞核就能攻击 DNA。这些自由基形成于线粒体中，此时线粒体本身的基因可能就会受损。这就好比城堡里有一间屋子起火了，而一些极为珍贵的物品就存放在这间屋子里。

随之而来的线粒体损伤会产生深远的影响，包括妨碍细胞利用氧气，这与瓦尔堡关于癌症成因的看法非常一致。这种情况对细胞来说非常不利，而且只会愈演愈烈。对于那些掠夺电子的自由基来说，细胞核内紧密缠绕的 DNA 是难以攻击的。但是受损的线粒体发出的信号和细胞中多余的营养物质都可能导致新的基因表达，从而使 DNA 解旋，变得更容易突变。

虽然在这种基因不稳定的状态下产生的许多突变与癌症无关，但有些突变会导致癌症产生。KRAS 是最著名的癌症相关基因之一，一旦该基因被激活就会激活 PI3K，加快葡萄糖代谢的速度。随着基因开关一个接一个启动，被称为转录因子的蛋白质将极大地改变细胞核内的基因表达，从而对细胞进行重新编程。此时的 MYC 基因不仅会促发瓦尔堡效应，还会指示细胞清除作为氮源的谷氨酰胺以及细胞分裂和生长所需的其他关键成分。邓文志解释说："细胞更加脆弱了，只要走错一步，情况就会变得一发不可收。"[17]

随着突变的逐渐增加，摄取营养更多、生长速度更快的细胞将在适者生存的竞争里获胜。这就解释了为什么如此多的癌细胞不仅表面有较多的胰岛素受体，而且细胞内的胰岛素信号通路发生了突变。受体和突变都使癌细胞对胰岛素更加敏感。其他突变可能也会出现，但它们不太可能促进癌细胞的存活和繁殖。**对胰岛素最敏感的细胞会吸收较多的葡萄糖，利用葡萄糖构建新的细胞部件、表达新的基因、产生更多的活性分子。这是个致命的循环，而且它的循环速度会越来越快。**

重新关注饮食的影响

胰岛素并不能解释所有癌症的成因。食源性疾病导致 19 世纪晚期胃癌发病率迅速增加。更先进的诊断技术和人口老龄化使得癌症死亡人数的实际增幅显得更加惊人。随着 20 世纪的发展，吸烟、日晒和与癌症相关的病毒都成为导致癌症死亡人数增加的原因。基因和坏运气的共作用是部分癌症的原因。

即使是与胰岛素关系最密切的癌症，也存在细微不同的成因。胰岛素、IGF-1 与其他激素和生长因子相互作用，PI3K 通路与其他信号网络相互交叉。肥胖和炎症在癌症发展中的确切作用尚不完全明了，人们可能还会列出上百种其他影响因素。**问题不在于胰岛素水平升高是不是现代癌症流行的原因，而在于它是不是人们长期忽视的关键因素，以及在最能解释为什么癌症预防工作持续失败的拼图中，它是不是那缺失的一块。**

长期以来，胰岛素和癌症关系的研究一直面临着一个重大障碍，那就是医学研究领域泾渭分明。坎特利解释说，最了解胰岛素的内分泌学家不会考虑癌症问题。同样，肿瘤学家不会考虑胰岛素问题。

但是，科学界很快就接受了其他激素和生长因子可能致癌的事实。"每个人都知道所谓的基于激素的癌症研究范式，"麦吉尔大学的波拉克说，"人们认为前列腺癌中的睾酮和乳腺癌中的雌激素是典型的致癌激素。现在只需要对范式进行扩展，将胰岛素和许多癌症也纳

入其中。"事实上，根本不需要扩展范式。高水平的胰岛素也会导致
性激素增加，这表明胰岛素与乳腺癌、前列腺癌和其他器官的癌症具
有直接或间接的联系。

在波拉克看来，是胰岛素与饮食的联系使胰岛素研究变得如此有
意义，也使胰岛素在癌症预防方面变得如此有前景。虽然一些癌症风
险因素在很大程度上是无法控制的，但胰岛素水平是由饮食习惯决定
的。然而，在波拉克看来，使胰岛素有机会成为研究对象的原因可能
恰恰是其他科学家不太重视胰岛素在癌症中的作用的原因。要想表明
胰岛素可能与每年的数十万癌症死亡病例有关，癌症专家必须克服对
饮食习惯的条件反射式怀疑。这种怀疑也是可以理解的。从医学时代
的早期开始，饮食就一直属于江湖医术和奇迹疗法的领域。非科学思
想者往往提倡通过饮食来治疗癌症，但是这并不会改变癌症和饮食之
间存在本质联系的事实。[18]

瓦尔堡复兴最重要的贡献之一是改变了许多医学专业人士对饮食
和癌症之间联系的态度。杜克大学放射学家兼癌症研究员科林·钱普
（Colin Champ）回忆说，他刚开始做关于癌症和饮食的讲座时，医
生们都会中途离席。现在的反应往往是完全相反的。他说："大家都
十分感兴趣。"

一类规模虽小但发展迅速的研究表明，糖含量极低的生酮饮食可
以使人体摄入的糖类物质大幅减少，从而减少肿瘤获得的葡萄糖，可
能会增强传统疗法对某些癌症的治疗效果。加州大学洛杉矶分校的癌

症代谢研究先驱希瑟·克里斯托夫克（Heather Christofk）研究生时期曾在坎特利的实验室里做科研。她说："细胞外的营养物质会影响肿瘤的新陈代谢，这完全讲得通。因此，改变饮食会影响那些循环的营养物质，进而影响肿瘤的新陈代谢，这也完全讲得通。"[19]

肿瘤学家和癌症历史学家穆克吉当初没有在他的著作《癌症传》中提到瓦尔堡效应，但他现在已经开始研究可以将胰岛素保持在极低水平的生酮饮食如何使阻断胰岛素信号传导的药物发挥更大的效力。他还呼吁将饮食作为一种可与抗癌药物配合使用的疗法多加研究。目前，他正在自己的哥伦比亚大学实验室里与坎特利的威尔康奈尔医学院实验室合作，测试阻断 PI3K 信号传导的药物与降低葡萄糖和胰岛素水平的饮食相结合是否能更有效地治疗癌症。穆克吉在 2018 年写道："肿瘤学和大多数医学领域早就应该将饮食当作药物进行仔细的科学研究了。"

可以肯定的是，穆克吉并没有放弃使用特定化学物质靶向治疗特定突变的可能性。但他同时也表示研究人员该拓宽思路了。穆克吉写道："也许我们一直为基因测序技术所惑，为能够看到癌症遗传核心的神奇感以及忍不住想要用靶向药物穿透那个核心的欲望所惑。"[20]

人们当然会继续寻找抗癌魔弹，但似乎没有人记得，渴望得到魔弹在《魔弹射手》中并不是什么好事，或许就连曾经从这部 19 世纪的德国歌剧中获取灵感的埃利希也不记得了。这是一个浮士德式的道德故事，讲述了不自量力的危险性。魔弹是由魔鬼控制的，马克斯射出魔弹时，差点害死自己的爱人。

就癌症科学而言，尽管人们通常确实无法控制魔弹击中的目标，但寻找魔弹的危险性并不在于此，而是在于分散人们的注意力，让人们难以发现那些不那么复杂但可能更有效的武器。1956 年，瓦尔堡在发表于《科学》杂志上的一篇文章中写道，"与癌症的斗争"正因"各种致癌物和致癌病毒的不断发现"而被削弱。瓦尔堡坚持认为，**问题不在于这些发现正确与否，而在于它们掩盖了"潜在的现象"，因此阻碍了人们采取"必要的预防措施"。这就是正在进行的抗癌之战的矛盾之处。**人们对这种疾病的了解还远远不够，而大量新发现的到来有时会令人眼花缭乱，而并没有澄清问题。

癌症研究领域对饮食的重新关注不仅限于饮食对胰岛素水平的影响。胰岛素水平升高的危害可能确实像许多研究人员现在认为的那样严重，但我们可能还不知道这种危害的范围到底有多广。在 2 型糖尿病早期阶段，较高的胰岛素水平会攻克细胞的抵抗，成功地将葡萄糖从血液中清除。这意味着即使一个人的体内已经开始胰岛素抵抗，衡量血糖而非胰岛素水平的标准血检也不会显示他的健康出了问题。于是就有了这样一个问题：有多少人可能会有患上胰岛素相关癌症的风险而不自知？ 2019 年，北卡罗来纳大学研究了胰岛素抵抗的一些指标，如血液中甘油三酯水平偏高，这项研究得出的结论是："美国成年人代谢正常率低得惊人，即使在体重正常的人群中也是如此。"总的来说，只有 12% 的人可以被视为"代谢正常者"。[21]

如果许多极为危险的癌症都与高胰岛素血症有关，那么一个更为根本的问题就不可避免地出现了——是什么导致了胰岛素抵抗以及随后的胰岛素水平升高？糖类比蛋白质或脂肪更能提高胰岛素水平，因此是最明显的嫌疑对象。在 20 世纪初，低糖饮食通常被用来治疗肥胖和糖尿病。但是，将当今肥胖、糖尿病以及胰岛素相关癌症的流行归咎于糖类的做法使一些重要问题没有得到解答。许多实例表明，有些社群采用富含糖类的饮食，却没有出现任何明显的胰岛素抵抗迹象。如果答案只是"糖类"那么简单，那么在以大米为主食的亚洲文化中，应该比西方文化更早出现肥胖和糖尿病的流行。现实情况却几乎相反。直到 19 世纪末，糖尿病在中国几乎是闻所未闻的疾病。

要让胰岛素致癌假说成立，就必须阐明西方饮食在 19 世纪发生了什么变化，以及这种变化如何导致人们血液中胰岛素水平升高。坎特利又一次相信自己握有答案。

Ravenous

第 21 章

糖与癌症

瓦尔堡的行为越来越不稳定，可他在 20 世纪 50 年代末和 60 年代仍然可以进行实实在在的研究，有时甚至是开创性的研究，这恐怕是最令人惊讶的地方了。虽然瓦尔堡对光合作用释放氧气的来源判断错误，但是他在对自己的理论进行解释时，提到了他发现的一种新机制——碳酸氢盐效应。人们后来对这一机制进行了数十年的研究。

在同一时期，瓦尔堡发现癌细胞中通常缺乏一种被称为过氧化氢酶的抗氧化酶。这是一项重要的观察结果，有助于解释为什么癌细胞特别容易受到因辐射形成的高活性分子的影响。很快，瓦尔堡提出了一种以过氧化氢酶为中心的治疗方法，它能使癌细胞更易受到活性分子的攻击。瓦尔堡提出的疗法在当时看来不太现实，他对这一研究领域的贡献也已被人遗忘，但后来这种疗法却成为他非凡远见的又一例证。2017 年，一篇关于过氧化氢酶的综述指出，目前许多抗癌药物的研发项目寄望于通过平衡癌细胞中活性分子和抗氧化剂的方式来治疗癌症。文中写道："调节过氧化氢酶的表达正成为一种增强化疗效果的新方法。"[1] 而此时距瓦尔堡提出上述想法已过去约 60 年。

有时，瓦尔堡甚至会努力跟上科学发展的脚步。一位同事回忆说自己曾于 20 世纪 60 年代初与瓦尔堡会面，并向他介绍了自己最近在蛋白质方面所做的研究。当时年约 80 岁的瓦尔堡向这位同事抛出了一大堆细节问题。在海斯说午餐已经准备好后，两人又交谈了很长一段时间。

瓦尔堡之所以提出那些问题，可能既是出于兴趣，也是为了显示自己的主导地位。克雷布斯手下工作的一名研究员说，1965 年的某天，克雷布斯曾身穿细条纹西装来到实验室。克雷布斯试图否认自己的着装不同寻常，但最后还是给这位年轻的研究员看了一封发自瓦尔堡的电报。据这位研究员回忆，电报上写着："请你来柏林，我有了一个新的理论。我并不需要你的意见，只是想要个听众。"当时克雷布斯已经 60 多岁了。他飞到柏林，听瓦尔堡讲了一天，然后又马上坐飞机回了家。[2]

瓦尔堡还会以其他方式显示他的主导地位。奥斯滕多夫回忆说，瓦尔堡不在实验室的时候就在书房里，坐在房间中央那张长木桌的桌首用打字机写作。如果房门关着，来人就知道此时不能打扰瓦尔堡。但即使房门开着，来人也不能打扰瓦尔堡，因为他有时会凝视着窗外的花园。唯一能做的就是等待。奥斯滕多夫回忆道："来人会站在那里，把手里的文件弄得沙沙作响，或者轻咳几声，希望引起他的注意。"[3]

瓦尔堡向来如此。在达勒姆的细胞生理研究所里，他总是坐在

20 世纪 30 年代坐过的位置，当年的他即使受到生命威胁也不愿改变自己的做法。但到了 20 世纪 60 年代，当瓦尔堡从书房的窗户向外望去时，眼前的景色已有了些许变化。战后，瓦尔堡为曾教过自己有机化学的费歇尔立了一座雕像。

揭开糖的秘密

1903 年，当瓦尔堡来到费歇尔在柏林的实验室时，年老的费歇尔已经取得了科学史上最伟大的发现之一——他揭开了糖类的秘密。

葡萄糖是一种单糖，是生物体中最普遍、最重要的物质。它是植物在光合作用过程中产生的糖，而在每种动物体内，它的含量一直被严格控制在一个范围内。但是，促使费歇尔对糖类产生兴趣的并非葡萄糖。在 19 世纪晚期，几乎所有德国人都对蔗糖感兴趣，这种食糖能够使许多食物和饮料变甜。无论是过去还是现在，葡萄糖和蔗糖都被通俗地称为"糖"。

在德国，关于蔗糖的故事可以追溯到 18 世纪中期。一天，柏林化学家安德烈亚斯·马格拉夫（Andreas Marggraf）凝视着显微镜下的甜菜粉溶液，发现了一种有趣的现象——甜菜的晶体结构看起来与甘蔗粉的晶体结构非常相似。对此，马格拉夫并不感到十分意外，他知道甜菜汁和甘蔗汁一样甜。但是，弄清楚两种不同的植物含有相同的化学物质是一个重要的突破。甘蔗糖生产已经成为规模巨大的全球性产业；如果能从甜菜中提取出蔗糖，就有可能改变世界经济。

但有一个问题，那就是马格拉夫只能从每颗甜菜中获得很少量的蔗糖。经过了几十年的技术进步，人们才得以有效地提取和精炼甜菜蔗糖。拿破仑是甜菜制糖业的第一个捍卫者，他希望自己的帝国不再依赖英国殖民地出口的蔗糖。1811 年的一幅讽刺漫画描绘了拿破仑傲慢地往咖啡里挤甜菜汁的情景。但随着 19 世纪时代进程的发展，德国人开始主导甜菜制糖业。事实证明，普鲁士的萨克森拥有种植甜菜的理想土壤。[4]

在德国，甜菜蔗糖产量不断增加，蔗糖消费量也随之增加。1800 年，一个普通的德国人每年大约摄入 0.45 千克蔗糖，而当费歇尔在 19 世纪 80 年代转向糖类研究时，德国的蔗糖供应量几乎占世界蔗糖供应量的 1/3。此时一个普通的德国人每年消费约 6.8 千克蔗糖，而且英国人和美国人的蔗糖摄入量已经远远超过了德国人。

蔗糖曾经是奢侈品，原本只加在咖啡、茶、可可饮料、果酱和糕点中，现在却成了日常消费品，有时还会成为肉类和脂肪的替代品。糖果、冰激凌、巧克力和软饮料行业都起源于 19 世纪中期，人们在午餐和晚餐结束时要吃甜点的习惯也是在此时养成的。[5]

尽管蔗糖突然变得无处不在，但人们仍然不太了解它。化学家曾错误地认为所有的糖都只是由碳原子附着在水分子上形成的，因此一度称之为"碳水化合物"。到了费歇尔的时代，人们已经知道糖类是由碳原子、氢原子和氧原子通过不同的排列方式组成的。化学家甚至知道葡萄糖的基本组成成分——碳原子和氧原子各 6 个、氢原子 12 个。但是，谁也不知道碳原子、氢原子、氧原子在不同糖中的排列方式究竟是怎样的。各种糖之所以被归为一类，只是因为它们的味道很甜，而且能够促进发酵。直到 19 世纪 70 年代，一位杰出的化学家还将探讨分子如何在空间中排列的理论称为"稀奇古怪的无聊想法"，认为"任何头脑清醒的研究人员都无法理解"。[6]

为了取得研究进展，费歇尔需要分离出不同糖的纯晶体，但他和其他人都不知道如何做到这一点。凡是吃过糖浆煎饼的人都很清楚那个时代的化学家面临着什么问题——晶体是固体，但糖容易形成糖浆。费歇尔的第一次突破靠了一些运气。和同时代许多伟大的德国化学家一样，费歇尔的职业生涯始于染料研究。在此过程中，他合成了一种名为"苯肼"的化合物，得到了一种淡黄色的溶液。这种溶液看起来像尿液一样。之后费歇尔转而去进行别的研究，未曾想自己还会重新回来研究玻璃烧杯里那些看上去毫无价值的液体。[7]

到了 19 世纪 80 年代中期，费歇尔发现苯肼可以完成一件非常重要的事情——它能够与糖类发生反应，产生他所需要的纯晶体，从而推进糖化学的发展。这只是迈出了第一步。在普通化学家手中，这些晶体可能远远不会变得如此重要。但是，在被父亲评价为"太笨而不适合做商人"之后才转向化学的费歇尔绝不是一位普通的化学家。有了这些纯晶体，费歇尔就可以对它们进行一连串的化学测试，从而对相关化学键的性质产生新的认识。很快，他就开始从零合成新的糖类，使一整类有机分子从黏糊糊的物质中产生出来。

正如耶鲁大学化学家弗雷德里克·齐格勒（Frederick Ziegler）所说的，费歇尔的糖类结构研究对有机化学的贡献，"堪比牛顿和爱因斯坦对物理学的贡献"。还有一位化学家曾将费歇尔对糖类的分析比作"莎士比亚的作品"。[8]

在费歇尔研究的众多糖类中，有一种是果糖。顾名思义，果糖是一种存在于水果中的糖。在费歇尔之前，已经有化学家确认果糖与葡萄糖相似，但不完全相同。这两种单糖以相反的方向偏转光波，而且果糖比葡萄糖略甜。费歇尔现在可以解释为什么果糖和葡萄糖如此相似却又如此不同了：这两种分子所含碳原子、氧原子、氢原子的数目相同，区别仅仅在于原子的排列方式上。

虽然葡萄糖和果糖可以单独出现，但这两种分子也可以相互结合，从而形成蔗糖，即食物和饮料中添加的糖。费歇尔未能确切地弄清楚葡萄糖和果糖是如何结合形成蔗糖的。在他于 1919 年自杀后，这一疑问只能留给其他科学家来解开。尽管费歇尔患有癌症，但人们认为他的死因是长期接触苯肼。事实证明，这种揭示糖类本质的分子其实是有毒的。

在费歇尔的一生中，中毒并不是唯一一件悲哀且具有讽刺意味的事情。他对糖类的研究改变了他从事的领域，然而他那些发现背后的意义却未能立即被现代医学的血液充分吸收。当谈到与营养和疾病相关的问题时，糖类在接下来的几十年里仍不过是一团黏黏糊糊的东西罢了。

葡萄糖和蔗糖并不是一回事

就在费歇尔等人致力于研究果糖和葡萄糖如何结合形成蔗糖时，那个时代的一些医学思想者注意到，还有一个现象也与蔗糖有关，即人们摄入的精制蔗糖越多，患糖尿病和癌症的可能性似乎就越大。1902 年，英国生物化学家罗伯特·普利默（Robert Plimmer）在费歇尔的柏林实验室工作了一年，正好在瓦尔堡到来之前离开。20 年后，普利默和他的妻子维奥莉特合著出版了一本广受欢迎的营养指南《食品与健康》（*Food and Health*）。普利默夫妇写道："就在不久以前，蔗糖还是一种被锁在茶叶罐里的罕见奢侈品。"但随着德国甜菜蔗糖的兴起和价格的下降，蔗糖的消费量"大幅增长"，而且是"仍然在所有文明国家中不断增长"。他们补充道："顺便说一句，癌症和糖尿病这两种文明病的发病率与蔗糖的摄入量成正比。"[9]

糖和糖尿病之间可能存在的联系总是比糖和癌症之间的联系更明显。印度内科医生早在公元 6 世纪就发现糖尿病患者的尿液是甜的。在美国，黑文·爱默生（Haven Emerson）清楚地看到了新出现的糖尿病流行现象，并以令人信服的方式阐明了该现象与糖之间的联系。黑文是瓦尔堡的死对头罗伯特·爱默生的父亲，曾任纽约市卫生部专员。他在 1924 年写道，糖尿病发病率不仅呈上升趋势，而且在过去的 50 年里，其增长速度比任何其他有记录的疾病都要快。

黑文不确定从甘蔗和甜菜中提取的精制蔗糖为何有害。是因为蔗糖对新陈代谢有独特的影响？或者因为它是过剩热量的来源？尽管如此，他确信美国人正在危害自己的健康——"我们有必要吃这么多蔗糖吗？"[10]

黑文证明了从 19 世纪开始，西方糖消费量增加的同时，糖尿病发病率也在上升，而且在第一次世界大战期间，糖消费量下降，糖尿病发病率也在随后几年内下降了。但无论这两种趋势有多相似，也只是一种相关性。乔斯林是美国杰出的糖尿病研究权威，他和黑文研究了同样的证据，但仍然持怀疑态度。乔斯林明白，糖尿病患者需要通过避免摄入糖来控制血糖水平，但这并不代表糖是导致糖尿病的罪魁祸首。

乔斯林的怀疑主要基于一项观察结果。他在 1923 年指出，日本人的饮食"以大米和大麦为主"，但糖尿病"在那个国家不仅发病率较低，而且症状也较轻"。乔斯林说，日本的实例"似乎可以让我们避免错误地"把糖尿病归咎于糖。

这个观点很简单，但乔斯林犯了一个严重的错误。大米和大麦中主要含有的是由葡萄糖聚合而成的淀粉，而不是由葡萄糖和果糖结合形成的蔗糖。这是一个奇怪的疏忽，因为乔斯林知道蔗糖的成分中有一半是果糖。如果乔斯林无视了蔗糖和葡萄糖之间的区别，那很可能是因为他相信蔗糖中的那一半果糖是无害的。[11]

与黑文和其他相信精制蔗糖可能导致糖尿病的人相比，乔斯林的影响力要大得多。既然那个时代的杰出医学思想者都没有把糖尿病和糖联系起来，那其他人就更不可能发现癌症和糖的联系。最倾向于将两者联系起来的人往往是那些去偏远地区治疗过土著居民的医生。麦卡里森爵士曾惊讶地发现，喜马拉雅山脉的罕萨人不易患癌症和其他疾病。他在 1921 年指出，每年进入这个地区的糖似乎比匹兹堡一家"中等规模的旅馆"在一天内消耗的糖还要少。[12]

少数研究人员在 20 世纪下半叶继续指出糖和癌症死亡率之间的可疑关联，其中英国生理学家约翰·尤德金（John Yudkin）最直言不讳。尤德金曾于第二次世界大战期间在英国皇家陆军军医队（Royal Army Medical Corps）服役，他的妻子则在 1933 年逃离纳粹德国。因此，虽然尤德金在 1972 年出版的《纯净、洁白且致命》（*Pure, White, and Deadly*）一书中只讲了糖和营养，但他可能还是忍不住用了一个像是在对纳粹主义发出警告的书名。

尤德金的研究发现，乳腺癌和结肠癌在一个国家的发病率会随着该国居民的糖消费量增加而上升。尤德金欣然承认，这并不能说明两者存在因果关系，而"只是提供了找到可能病因的线索"。但是，这样的线索越来越多。1975 年，多尔研究了不同国家的癌症和糖消费量之间的关系，发现糖可能还与另外几种癌症有关，包括前列腺癌、卵巢癌、子宫癌、直肠癌、睾丸癌和肾癌。几年后，有人对 65 岁以上女性的糖消费量和乳腺癌死亡率进行了研究。死亡率最高的 5 个国家恰恰是糖消费量最高的，死亡率最低的 5 个国家恰恰也是糖消费量最低的。[13]

　　这些研究没有定论，但是可能会引发糖恐慌，因为缺乏说服力的证据往往会使人们对合成化学品产生恐惧心理。几乎就在有证据表明糖与癌症有关的同时，美国对人工甜味剂制造业进行了打击，因为有研究发现摄入过量人工甜味剂的大鼠患膀胱癌的可能性较高。后来发现，这些研究结果并不适用于人类。

　　就西方饮食中的天然成分而言，被列为潜在危险物的并不是添加到饮食中的精制蔗糖，而是肉类和动物脂肪。采用高脂饮食的小鼠确实更容易患癌症，但如果某个证据可以支撑动物脂肪假说，即高脂饮食易使人患癌，那么这个证据可能同样能够支撑糖假说，即高糖饮食易使人患癌。例如，日本女性在移居美国后更容易患乳腺癌，毕竟与日本人相比，美国人摄入糖和动物脂肪的量要高出很多。

　　动物脂肪假说还面临着其他问题。直到 20 世纪早期，世界各地还有一些社群，比如北极地区的因纽特人、北美洲的印第安人部落、非洲的马赛人，虽然他们饮食的主要成分是肉类和脂肪，但很少有人患上癌症。很久以后，人们在 20 世纪 80 年代和 90 年代开展了一系列大规模研究，但都未能找到膳食脂肪致癌的证据。

　　尽管尤德金等人持续指出糖的危害性，但并没有什么用。动物产品才是真正威胁的观点很快就变成了公认的智慧结晶，就像它与费歇尔的苯肼发生了反应一样。甘蔗精制蔗糖、甜菜精制蔗糖和玉米精制蔗糖（一种高果糖玉米糖浆，主要成分是葡萄糖和果糖，本质上与甘蔗糖和甜菜蔗糖并无不同）的消费量在各个国家呈逐年增长趋势。据保守估计，到 21 世纪的头几年，美国人平均每年摄入超过 40 千克的蔗糖，这还不包括水果中的糖。虽然水果中所含的葡萄糖和果糖也有可能使人发胖，但人们通常认为，即使把人体从水果中摄入的葡萄糖和果糖加起来，也比精制蔗糖造成的问题要小，因为人体对前两者的吸收速度较慢，不会导致血液中葡萄糖水平和胰岛素水平急剧飙升。[14]

令人费解的是，虽然早在 20 世纪 70 年代就已经有了相关证据，人们却并没有考虑过这样的事实：糖致癌的可能性至少与动物脂肪致癌的可能性相当。当时，乔斯林等人早已排除了糖代谢紊乱的可能性，但他们得出这个结论时仅仅考虑了与葡萄糖相关的证据。他们似乎又一次忘记了葡萄糖和蔗糖不是一回事，忘记了葡萄糖还有一个分身。

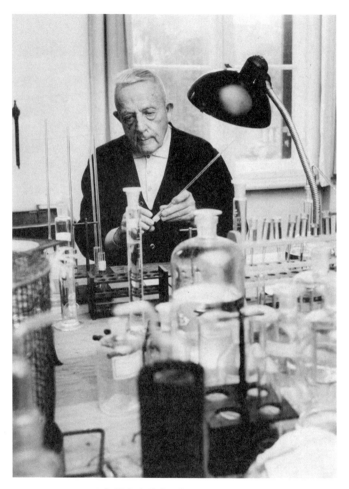

瓦尔堡在实验室，摄于约 1965 年

图片来源：弗雷德里克·伯克的私人收藏。

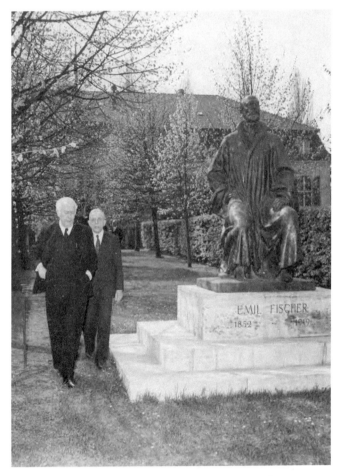

瓦尔堡在埃米尔·费歇尔的雕像旁，1953 年

图片来源：弗雷德里克·伯克的私人收藏。

Ravenous

第 22 章

邪恶分身

贪婪的代谢
Ravenous

瓦尔堡的生命正在接近尾声，他开始为之做准备。1966 年，他坐在摄像机前，断断续续地宣读了一份简短的声明，强调了他眼中自己所取得的最伟大的科学成就。"由于每一项真正的科学发现都意味着一场有胜者也有败者的革命，我们的每一项发现都引发了漫长而痛苦的斗争"，瓦尔堡说，"一切最终都是对我们有利的。"[1]

这份声明听起来像讣告，此事并非偶然。瓦尔堡没有忘记1938 年那个让他震惊的时刻，当时他在一份报纸上看到了自己的讣告，原因是报社把他和一个同名的人弄混了。那人是一位植物学家，长得不太像瓦尔堡，但从瓦尔堡的角度来看，他很适合二重身这个角色。在文学作品中，二重身通常不仅是分身，而且是邪恶分身，也就是阴险的第二自我，与故事的主人公保持着神秘的联系。二重身与主人公既有相似之处又有截然不同之处，就像一面镜子，在进行反射的同时也加以暴露。那个与瓦尔堡同名之人在道德信念的驱使下背离了科研，转而从事犹太复国运动。他也是瓦尔堡，只是与瓦尔堡截然相反。

果糖也是邪恶分身

"二重身"一词最早出现在德国作家琼·保罗（Jean Paul）于18世纪晚期发表的小说《齐本克斯》（*Siebenkäs*）中，故事中的双胞胎彼此分离。葡萄糖和果糖是构成蔗糖的两种分子。在分子二重身的故事中，这出戏从分离开始。蔗糖一旦进入小肠，就会遇到一种可以将葡萄糖和果糖分离的酶。

葡萄糖和果糖放开彼此，随着血液从小肠进入肝脏。对可以为全身细胞提供能量的葡萄糖来说，这段旅程可能才刚刚开始。大部分果糖则会在肝脏中代谢，肝脏将果糖的到来作为将糖类转化为脂肪的信号。脂肪和糖类一样，是由碳、氢和氧组成的。

糖尿病医生忙于追踪血液和尿液中的葡萄糖水平，对他们来说，进入肝脏的果糖似乎无关紧要。果糖看起来是如此无害，以至于到了1979年，美国糖尿病协会开始鼓励糖尿病患者用果糖来代替蔗糖作为甜味剂。而葡萄糖则被认为是那个邪恶分身。[2]

斯坦福大学内分泌学家杰拉德·里文（Gerald Reaven）是最早注意到果糖替代建议的人之一，他现已是胰岛素抵抗方面的权威。1960年，里文在读到雅洛和伯森测量胰岛素水平的新方法后对胰岛素研究产生了兴趣。在接下来的20年里，他进行了大量研究，将糖类摄入与胰岛素抵抗联系起来，还将胰岛素抵抗与高血压、甘油三酯水平偏高和高密度脂蛋白胆固醇水平偏低等一系列代谢问题联系起来。

里文主要关注 2 型糖尿病和心血管疾病。但是，根据人们目前对胰岛素和癌细胞中激活的通路之间联系的认识，里文将注意力转向果糖后所取得的发现可能与癌症完全相关——至少在小鼠中，果糖并非无害。摄入大量果糖似乎会直接引起胰岛素抵抗，进而导致胰岛素水平升高。里文后来在《纽约时报杂志》(*New York Times Magazine*)上说，果糖的作用"非常明显，非常显著"。[3]

在过去的 40 年里，里文关于果糖的发现已经得到了许多研究人员的证实，并且研究对象既有动物也有人。在一项研究中，加州大学戴维斯分校的金伯·斯坦霍普 (Kimber Stanhope) 让超重和肥胖的成年人通过果糖甜饮料或葡萄糖甜饮料摄取 1/4 的热量。饮用果糖甜饮料的人出现了明显的胰岛素抵抗迹象，而饮用葡萄糖甜饮料的人则不然。斯坦霍普告诉美国哥伦比亚广播公司新闻部记者，在看过那些研究数据后，她"开始大大减少自己摄入的含糖饮料和食物"。[4]

此类喂养试验并不能说明更多问题。受试者摄入的果糖比他们正常生活中可能摄入的果糖要多。此外，这些研究只持续了几周或几个月，而由胰岛素抵抗引起的慢性疾病需要经过数年的发展。尽管如此，这项研究清楚地表明，果糖会使肝脏产生大量脂肪。最近的数据表明，果糖会直接激活肝脏中负责制造脂肪的基因。[5]

果糖这种糖似乎比摄入的脂肪更容易让人增加脂肪，这是违反常理的。但是糖类会使身体发胖这一基本概念在几个世纪前就已为人所熟知。在古罗马，人们知道要得到最好的鹅肥肝，就必须先给鹅喂食枣，而枣恰好是果糖的极佳来源。古代人也不太可能对这种养肥鹅的方法感到惊讶。盖伦注意到，当葡萄和无花果成熟时，在地里干活的奴隶就会变胖。几个世纪后，人们在从甘蔗中提取蔗糖的种植园奴隶身上也观察到了同样的现象。

著名的德国生理学家贾斯特斯·冯李比希（Justus von Liebig）在19世纪40年代早期描述了糖类使动物增肥的现象。冯李比希指出，"牛吃的草和根茎中不含黄油"，而且"在喂猪的土豆渣中找不到猪油"。冯李比希还研究了蜜蜂如何将蜂蜜中的果糖转化为一种名为蜂蜡的脂肪，他认为糖类的增肥作用是不言而喻的。冯李比希得出的结论是，"毫无疑问，含有淀粉、蔗糖等成分的各种食物都与脂肪的产生密切相关"，而且其效果是"不可否认的"。[6]

如果想让癌症开心，就给它喂果糖

尽管研究人员仍在研究具体的细胞机制，但现在人们对肝脏变肥到产生胰岛素抵抗的过程已经有了大致的了解。当脂肪在肝脏中积聚时，一些脂肪会被储存在肝脏中，另一些会被运送到全身的脂肪组织中储存起来。当脂肪可以安全地藏在皮肤下的脂肪组织中时，它似乎对新陈代谢没有什么危害。但随着脂肪供应的增加，身体对脂肪的存储能力会耗尽。这样脂肪就会出现在不该出现的地方。肝脏本身会呈现大理石样病变。脂肪会进入胰腺，甚至进入肌肉中。

这种错位的脂肪可能从外部看不见，但远非无害。它会引发炎症，干扰细胞对胰岛素的反应。为了克服这种干扰或抵抗，胰腺别无选择，只能分泌更多的胰岛素。一个危险的循环就这样开始了。增加的胰岛素可能会让人变得更胖，进而导致错位的脂肪增加和胰岛素抵抗增强。

这种胰岛素抵抗理论模式被称为脂肪"过载假说"，有助于解释为什么一些超重的人不会出现代谢异常以及为什么许多被认为体重"正常"的人会出现代谢异常。从某种意义上说，皮下脂肪具有保护作用，因为它提供了一个安全的储存场所。有科学家通过基因工程改造小鼠，使其能够不断扩大脂肪组织，从而增加脂肪的安全存储能力。据说这样的小鼠相当于体重约为 363 千克的人，但它们的新陈代谢仍然很正常。而脂肪营养不良是一种导致脂肪细胞减少的遗传病，患者会在保持极瘦身材的同时产生胰岛素抵抗。

并非只有精制糖会引起胰岛素抵抗。凡是能够被快速消化的高糖食品都会使血糖和胰岛素水平升高，比如啤酒以及由精制面粉制成的面包、意大利面食和谷类食品。如果人体同时摄入了脂肪和这些糖类食品，那么胰岛素的飙升会导致脂肪被储存而非燃烧，因此膳食脂肪也会导致"过载"问题。但似乎没有什么比精制糖更能推动这一过程在早期阶段的发展。其中，汽水、果汁等含糖饮料被认为是危害最大的。

坎特利是研究胰岛素如何激活癌症相关通路的先驱，他也对糖感到担忧。坎特利的著作和文章并不太流行，但他获得了该领域的几项最高荣誉，包括 2015 年加拿大盖尔德纳国际奖（Canada Gairdner International Award），获得该奖通常是获得诺贝尔奖的前奏。换言之，坎特利与电视上或杂货店里那些杂志封面上的节食医生截然不同。但他自己已经戒糖，原因很简单。他在研究中得出了这样的结论：今天的"高糖消费十有八九是发达国家各种癌症发病率上升的原因"。

坎特利得出这一结论的依据是，有证据表明精制糖与胰岛素水平升高有关，而胰岛素水平升高与癌症有关。但他在自己的结直肠癌小鼠模型中发现，高果糖玉米糖浆与癌症之间存在更为直接的关系。在经过基因工程改造、带有结直肠癌相关突变的小鼠中，第一组小鼠每天的摄糖量相当于一罐汽水的含糖量，第二组小鼠不摄糖。结果第一组小鼠体内的肿瘤比第二组小鼠体内的生长得更快、更大。坎特利发现，蔗糖中的果糖既可以启动瓦尔堡效应，又可以为癌细胞生长所需的脂肪分子提供基础材料。他说："证据确实表明，如果癌症患者摄入蔗糖，可能会加快癌症的发展速度。"[7]

虽然蔗糖中的大部分果糖最终进入肝脏，但科罗拉多大学的果糖专家理查德·约翰逊（Richard Johnson）解释说，果糖可以被其他组织代谢。他说，果糖似乎不仅能直接促进结肠癌的发展，还能直接促进乳腺癌、肺癌和胰腺癌的发展。

尽管约翰逊不像瓦尔堡那样认为癌症源于细胞呼吸问题，但他之所以认为果糖是促进癌症发展的"完美营养物质"，正是因为果糖能够帮助细胞在低氧环境中存活。当癌细胞扩散到一个新的部位，而且还没有可靠的血液供应来提供氧气时，这一点尤其重要。约翰逊说："如果想让癌症开心，就给它喂果糖。"

据约翰逊称，同样的现象也可以在生活于低氧环境中的动物身上看到，比如裸鼹鼠。裸鼹鼠地下巢穴里的空气含量比大多数动物能忍受的都要少。裸鼹鼠把一部分食物转化为果糖，从而促进发酵作用，减少对呼吸作用的依赖。对裸鼹鼠来说，果糖是生存所必需的。人类渴望果糖的味道，这表明人类的灵长类祖先也曾从中受益。约翰逊与人类学家彼得·安德鲁斯（Peter Andrews）合作提出了这样一个假说：人类是由从非洲迁徙到欧洲后又返回非洲的史前类人猿进化而来的。他们认为，这些类人猿到达欧洲后，起初在一年中的大部分时间里能找到水果，但大约在 1 200 万年前，严寒时期的到来导致类人猿面临漫长的冬天以及食物的匮乏。

当类人猿处于饥饿状态时，哪怕只是多储存一点儿脂肪的能力也决定着它们的生死。遗传学证据和化石证据都表明，尿酸酶的编码基因正是在这段饥饿时期发生了突变。虽然果糖在这些类人猿体内已经可以转化为脂肪，但尿酸酶的突变导致果糖变得更容易使身体发胖。约翰逊写道，在长时间没有食物的情况下，适者生存变成了"最肥胖者生存"。[8]

越来越多的研究人员对糖和癌症的关系感到担忧，坎特利和约翰逊只是其中两位。麦吉尔大学癌症预防处的负责人波拉克也是其中之一。他说："葡萄糖饮料和果糖饮料真的是你能想象到的最不健康的食物。"人可以摄入少量糖，但只将其当作调味品，"就像胡椒"。

摄入多少糖算过量？这可能因人而异，取决于一个人的基因、年龄、运动习惯和安全储存脂肪的能力。但是，从饮食中添加精制糖到产生胰岛素抵抗，再到出现癌症的过程现在已经得到了充分的认识，而且是基于人们普遍认可的科学研究。因此，科学记者兼作家加里·陶布斯（Gary Taubes）认为，对于癌症等与胰岛素抵抗和胰岛素水平升高有关的疾病，糖可以被认为是主要病因。[9]

陶布斯曾于哈佛大学研修物理学并于斯坦福大学研修工程学。在过去的 20 年里，他一直在研究胰岛素、肥胖以及与现代西方饮食有关的慢性疾病之间的联系并撰写相关文章。他并没有十分肯定地说摄入大量的糖会导致这些疾病，只是说这是与现有证据都相符的最简单的答案，因此按照奥卡姆剃刀原理，即"简单的就是最好的"，它应该被认为是最有可能的解释。

对许多与肥胖相关的癌症来说，"摄糖过量"可能是最简单的解释，但它并非轻而易举得出的解释，而是建立在一个多世纪以来的科研基础上。科学家们必须弄清楚许多问题，其中包括：果糖如何转化为脂肪；肌肉、肝脏和其他器官中的脂肪如何干扰胰岛素信号传导；胰腺如何通过泵出更多的胰岛素来做出反应；升高的胰岛素水平如何激活癌细胞中的瓦尔堡效应和其他分子通路；这些通路如何保证新生的癌细胞存活并得到良好滋养。

瓦尔堡对"简单"解释的喜爱是无与伦比的。他喜欢引用英国生理学家威廉·贝利斯(William Bayliss)的至理名言。1915年,贝利斯写道:"有一点可能是明确的,即真理更可能从错误中产生,而不是从混乱中产生。"他还写道:"一个人最好持有一种明了易懂的观点,即使将来被证明是错误的,也好过脑子里乱糟糟地装着一堆相互矛盾的观点。有人误以为后者比较公正,其实这样往往还不如完全没有任何观点。"[10]

瓦尔堡在有生之年未能看到证明糖与他发现的癌细胞代谢异常有关的最有力证据。即使他看到了,他也不太可能改变自己提出的以氧为中心的解释。可惜的是,瓦尔堡并没有听取贝利斯在1915年出版的那本书中的另一个忠告:**"我们可以毫不夸张地说,科研工作者的伟大并不在于他从未犯过错误,而在于每当相反的证据足够有力时,他愿意承认自己犯过错误。"**

在糖和代谢性疾病方面便有相反的证据。持怀疑态度的人认为,如果糖真的是美国肥胖和糖尿病流行背后的推动力,那么这些疾病的发病率近年来应该有所下降,因为在官方对糖的危害发出警告后,糖的消费量有所下降。这种论据是否"足够有力"值得探讨,但正如陶布斯指出的,如今美国人的摄糖量在一个世纪前是难以想象的。黑文在一个世纪前就已经指出,当时美国人的摄糖量要比其祖父母辈多得多。在陶布斯看来,基于当前的发病趋势,若称糖与代谢性疾病无关,就像把每天吸的香烟从20支减少到17支,然后得出这样的结论:如果肺癌的发病率没有下降,那么吸烟就不会导致肺癌。

摄糖与吸烟的相似之处也可以解释为什么糖和癌症之间的联系如此难以令人接受。尽管在 20 世纪 50 年代才有权威研究将吸烟与肺癌联系起来,但早在那之前,吸烟可能就已经成为最明显的嫌疑对象。1761 年,一位英国医生将吸鼻烟与鼻癌联系起来。到 18 世纪末,人们已经知道扫烟囱的人会患上阴囊癌,还知道唇癌在吸烟斗的人中更为常见。与此同时,在吸香烟变得越来越普遍之后,肺癌也变得越来越常见。人们认为,与吸烟斗的人相比,吸香烟的人将致癌物吸入肺部的深度更大。

作为一名医科学生,多尔本人对吸烟斗和口腔癌之间的联系很感兴趣。然而,多尔就像 20 世纪中期的大多数英美医生一样,在自己的研究最终提供了压倒性的证据之前,他无法想象香烟是新出现的癌症流行现象背后的原因。正如多尔曾经解释的,问题在于"吸香烟是一件很正常的事,而且已经持续了很长时间",所以"很难想象它会与任何疾病有关"。

2016 年,坎特利说也许有一天,人们会"像现在看待大规模烟瘾时期一样看待美国这个大规模的糖瘾时代"。与此同时,几乎所有人都认为需要就糖对健康的影响进行更多的研究。大约 100 年前,乔斯林就指出,如果美国人死于伤寒或猩红热等传染病的比例与死于糖尿病的比例相同,那么政府就会迅速做出反应,"找出疾病暴发的源头"。同样的观点也适用于癌症。[11] 许多使身体状况日益衰弱的疾病都伴随着胰岛素抵抗。到头来,人们对其造成的痛苦已经麻木,这可能是使身体状况日益衰弱的最大原因。

长期以来，即便抛开摄糖导致的后果不说，糖也一直在人类历史和社会中占据着令人不安的地位。制糖业依赖于奴隶贸易，一度与罪恶长期捆绑在一起。20 世纪 30 年代，当纳粹开始整顿因大萧条而遭受重创的德国甜菜制糖业时，这种捆绑关系再次出现。对纳粹来说，支持甜菜制糖业是政治上的权宜之计，是赢得贫穷的农村劳工选票的一个机会。历史学家约翰·珀金斯（John Perkins）写道："在德国，没有任何一个行业能像甜菜制糖业这样与农业部门和农村生活如此紧密地结合在一起，纳粹理论家甚至提出了他们的'血与土'观点，试图保护、歌颂甜菜制糖业并促进蔗糖产量。"

在 20 世纪 40 年代早期，甜菜制糖业还以另一种方式被纳入纳粹的秘密计划。从甜菜中提取出蔗糖后会留下一种棕色的残渣，被称为糖渣。1898 年，德国化学家朱利叶斯·比布（Julius Bueb）发现在封闭的室内加热糖渣可以形成氰化物气体。这种气体后来被称为齐克隆 B，由一家名为德绍糖业化工厂（Dessau Works for the Sugar and Chemical Industry）的公司制造，最终经由第三方经销商进入纳粹的毒气室。[12]

战争开始后，糖等食物在纳粹德国定量配给，但有些人糖瘾太大，无法减少摄糖量。希特勒有多种成瘾的嗜好，但他的糖瘾可能是其中最严重的一种。1928 年，有一次纳粹学生联合会（Nazi Students' Association）主席巴尔杜尔·冯席拉赫（Baldur von Schirach）与希特勒开会时，他惊讶地看着眼前发生的一幕。"喝茶的时候，我简直不敢相信自己的眼睛。"冯席拉赫回忆说，"他往杯子里放了好多糖块，都快没有地方放茶了。然后，他出声地把那杯茶喝了下去，还吃了三四块奶油馅饼。"[13]

当然，糖并不是导致纳粹主义、把希特勒变成疯子的罪魁祸首。但随着希特勒越来越疯狂，他对甜食的胃口也越来越大。希特勒渴望的不仅仅是他珍爱的维也纳糕点。在任何一天，希特勒都可能吃掉一千克左右的巧克力或果仁糖。他甚至还在酒中加糖。希特勒的贴身男仆林格回忆说，在计划入侵挪威时，希特勒经常跑出房间去吃甜食。林格有一次问希特勒是不是饿了，希特勒回答说："甜食最能让我缓解压力。"[14]

希特勒意识到嗜甜的习惯正在导致他的体重增加，所以想要减少甜食的摄入。他让私人厨师康斯坦策·曼齐亚尔利（Constanze Manziarly）给他把苹果磨碎当甜点，结果并没有什么用。曼齐亚尔利回忆说，希特勒会"失控"地扫荡她烤的蛋糕。"我每天都要烤很多蛋糕，经常要烤好几个小时，"曼齐亚尔利在给姐姐的信中写道，"但到了晚上就全都没了。"

在柏林地堡的最后几天，希特勒虚弱得几乎无法走动。他的牙齿已经腐烂，所以必须帮他把蛋糕弄碎，他才能吞得下去。正如诺曼·奥勒（Norman Ohler）在《闪电战》（Blitzed）一书中所断言的，当希特勒的药物和兴奋剂供应被切断时，糖"成了最后的毒品"。[15]

希特勒总是很偏激，但他并非个例。他之所以脱颖而出，不是因为他是反犹太主义者，而是因为他是狂热的反犹太主义者。希特勒对糖的渴望和对癌症的恐惧也是如此。他在世时，开始喜欢上吃糖并对癌症产生恐惧的德国人即便不是绝大多数，也不在少数。希特勒不过是他那个时代德国人的怪诞缩影。糖瘾可能导致希特勒更容易患上最令他恐惧的疾病，而染上糖瘾只是他所犯的众多错误中的一个。

希特勒出生于 1889 年，那一年，癌症首次被定性为"种子和土壤"的问题。这个比喻可能也是理解纳粹德国的最好方式。希特勒是种子，但种子没有适当的营养就不能生长。如果不是德国这片土壤中已经充满了仇恨，希特勒这颗种子是不可能像癌症一样扩散的。

胜利需要不断累积，直到势不可挡

20 世纪 60 年代末，瓦尔堡选择让芝加哥大学的文内斯兰接替他在细胞生理研究所的工作。文内斯兰是这个职位的最佳人选。她虽然没有接受相关面试，但在这 10 年的早些时候已经展示出自己具有关键的任职资格——她已经成为瓦尔堡所提出的光合作用观点的直言不讳的拥护者。

文内斯兰看到了瓦尔堡很少有人能看到的一面。有一次，她去细胞生理研究所拜访，问他是否认为自己曾经犯过错误。这对瓦尔堡来说是个正确的问题，也证明了文内斯兰即便不是唯一一个也是少数几个提出这个问题的人之一。

瓦尔堡愣了片刻才做出回答。"我当然犯过错误，而且犯过很多错误。"他说，"只有什么都不做才不会犯错。我最大的错误……"瓦尔堡收住了话头，停顿了很长时间。"我最大的错误就是不该过多地卷入论战。永远不要卷入论战，那就是浪费时间。并不是说论战本身有什么问题。论战很好，甚至可以说很有意思。但是论战会占用太多的时间和精力，这就是它的问题所在。我本来应该把那些时间和精力花在做新的实验上，结果却浪费在论战上。"

瓦尔堡此言非同寻常。他的一生都在论战中度过。瓦尔堡很喜欢普朗克的一句名言——新的科学真理只有在"对手最终死去"时才算胜利。瓦尔堡甚至把这句话裱了起来，但坐等对手死去并不是他的风格。他曾在给伯克的信中写道："时间并不能帮助真理取得胜利。"**要想取得胜利，必须让事实证据不断累积，直到"势不可挡"。**[16]

文内斯兰还提出了其他质疑。在同一次谈话中，她问瓦尔堡为什么对伟大的物理学家弗兰克怀有如此大的敌意。虽然实际原因很可能是瓦尔堡嫉妒弗兰克，因为弗兰克是他父亲的得意门生，但瓦尔堡给出了另一种解释——弗兰克曾经说过瓦尔堡无法测量光。"他是一个理论家，"瓦尔堡对文内斯兰说，"明明是他自己什么都不会测量，竟然还说是我无法测量……"

"奇怪的事情发生了，"文内斯兰后来写道，"瓦尔堡变得有点儿语无伦次。他原本在跟我讲他生气的原因，结果说着说着又生起气来。瓦尔堡当时那么生气，就好像弗兰克正坐在那里说很遗憾，瓦尔堡的测量结果不可能是正确的。"

文内斯兰看到了瓦尔堡的真面目，但她没有意识到自己最终也要面对瓦尔堡的怒火。虽然细节尚不清楚，但在准备接管细胞生理研究所的过程中，文内斯兰似乎犯了一个不可原谅的错误。她对瓦尔堡的光合作用研究成果提出了质疑，结果被瓦尔堡关在研究所门外。[17]

1970 年的头几个月，瓦尔堡在写给多名同事的信中说文内斯兰患有"严重的精神障碍"，还说她精神崩溃了。瓦尔堡称文内斯兰曾经大喊大叫。"她说她必须立即接管研究所，因为我们所做的一切都是错的。"瓦尔堡接着写道，文内斯兰"暴力袭击了我的同事"，然后"尖叫着跑到街上"，最后被逮捕了。

即便文内斯兰或其他任何人确实曾被瓦尔堡逼得尖叫着跑上街头，也是可以理解的。不过，瓦尔堡所说的事情十有八九是他幻想的。1965 年，瓦尔堡告诉汉斯，他上次在英国见过汉斯后，在去机场的路上发现了一匹从马厩里跑出来的黑色种马。瓦尔堡说，他停下来去救那匹马，免得它被车撞到。然而，汉斯可以确定瓦尔堡说的那个马厩里根本没有黑色种马。汉斯想："这是不是他的一个梦？"[18]

只属于瓦尔堡的电影式结局

1968 年 11 月，瓦尔堡爬上书房的梯子，从高高的书架上取一本书。此前不久，他刚过完 85 岁生日，精神状态很好。那年早些时候，瓦尔堡在给一位朋友的信中写道，"在许多方面"，年老总比年轻好。"生存竞争已经结束。只要有运气和理智，就可以再活很多年。"他也曾用达尔文进化论中"生存竞争"一词来解释相互竞争的细胞如何癌变。

此时的瓦尔堡早已把他曾向文内斯兰吐露的悔意置之脑后。在前一年写给冯阿登纳的信中，瓦尔堡鼓励他这位朋友在面对批评的情况下继续进行癌症研究，因为他自己就是这样做的。信中这样写道："我遇到的阻力越大，发起的攻击就越多，武器也就越好。"

瓦尔堡唯一已知的疾病是心悸，该病在他还是医科学生的时候就被诊断出来。瓦尔堡有一位老师是科雷尔。这位著名的教授亲自为瓦尔堡做出了诊断并告诉他要专注于实验室工作。科雷尔指出："目前还没有人死于生物化学研究。"1956 年的最后几个月，瓦尔堡的心悸复发了，他担心这种疾病可能与血栓有关。医生建议瓦尔堡少喝咖啡，还安慰瓦尔堡说他无须担心。[19]

85 岁的瓦尔堡或许本可以多活几年。但是，他在那天踏上梯子的第三级时脚滑了一下，向后摔落在书房的地板上，髋部骨折了。在巴斯德冷冰冰的注视下，瓦尔堡只能无助地躺在那里。书房的门关着，这表示他不想被打扰，所以并没有人立即赶来救他。[20]

这一摔似乎是瓦尔堡的电影式结局。浮士德式的求知欲和注定的惩罚浓缩在这一幕中。在影片中，从上方俯拍他的摄像机慢慢拉远。

瓦尔堡一动不动地躺在他那座达勒姆宫殿的地板上，在镜头中变得越来越小，最终成了一个会呼吸的小点，成了一个分离出来的细胞。

这次摔倒之后他的身体大不如前。1970 年 7 月的最后一个星期，他感到腿疼，并被诊断出该部位有他一直担心的血栓问题。8 月 1 日深夜时分，血栓脱离了束缚，在他体内向上运动，最终停留在心脏和肺之间的狭窄通道中。

虽然瓦尔堡没能活着看到他的研究复兴，但他从未怀疑过自己的癌症观点最终会被证明是正确的，也从未怀疑过自己的其他观点最终都会被证明是正确的。

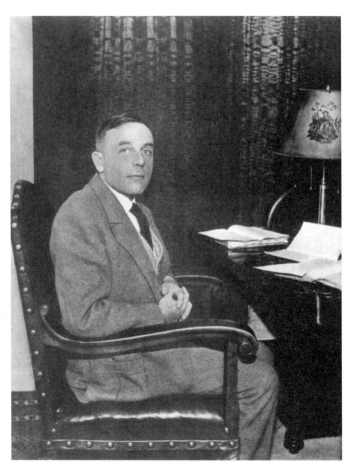

瓦尔堡在书桌前，日期不详

图片来源：弗雷德里克·伯克的私人收藏。

他们的王走了

有些年长的研究人员还记得瓦尔堡是其同代人中的杰出科学家之一。对他们来说，瓦尔堡的去世是一个沉重的打击。"世界各地的科学家都感觉像是王去世了，他们的王走了。"运动医学先驱、德裔美国人厄恩斯特·约克尔（Ernst Jokl）如此写道。[1]

瓦尔堡去世后，细胞生理研究所的工作立即陷入停顿。71岁的海斯自告奋勇，确保在找到合适的新所长之前不会有任何改变。

瓦尔堡的玻璃吹制工奥斯滕多夫回忆说："太可怕了。"奥斯滕多夫曾考虑转到附近的马克斯·普朗克分子遗传学研究所（Max Planck Institute for Molecular Genetics），但海斯拒绝让他离开。在接下来一年的大部分时间里，奥斯滕多夫都在瓦尔堡的研究所里玩飞镖。

　　有一次，两位建筑师来研究所与海斯商讨这栋大楼的未来。当其中一人建议最好把它拆掉时，海斯勃然大怒，把他们赶了出去。海斯在研究所的职员中以暴脾气出名，但奥斯滕多夫从未见过他如此生气。[2]

　　在瓦尔堡去世 18 个月后，马克斯·普朗克学会选择让牛津大学的生理学家亨利·哈里斯（Henry Harris）成为瓦尔堡的继任者，并邀请他来柏林，好当面向他提出聘任一事。哈里斯到达时，海斯和大丹犬诺曼正在研究所里等着迎接他。瓦尔堡去世后，这里几乎没有什么变化。那些还在工作的技术人员正在进行瓦尔堡生前安排的实验。"在当时的柏林，似乎很容易看到已逝之人留下来的印记，走在街上仿佛都会听到他们的呼唤。"哈里斯写道，"但是去拜访瓦尔堡的研究所时我发现那里到处都是他的印记，比其他任何逝者留下的都要深刻。"[3]

　　哈里斯拒绝了那份工作。细胞生理研究所最终于 1972 年 3 月关闭。它已被更名为奥托·瓦尔堡故居（Otto Warburg House），现在是马克斯·普朗克学会档案馆（Archives of the Max Planck Society）所在地。这栋大楼现在所起的作用肯定会得到瓦尔堡的赞许，因为它向新一代学者展示了一些证据，证明在纳粹的统治下，包括瓦尔堡的一些对手在内的德国科学家到底犯下了怎样的罪行。

尽管档案馆保存着瓦尔堡的许多信件和论文，他的科研笔记却不知所踪，人们一度以为它们被海斯烧掉了。那些笔记如今被收藏在位于前东柏林的柏林－勃兰登堡科学与人文科学院（Berlin-Brandenburg Academy of Sciences and Humanities）。

2008年，东德史塔西的文件浮出水面，披露了那些笔记在消失期间的去向。原来海斯一直在将瓦尔堡的物品偷运过柏林墙。这是对西方整个科学界的公然蔑视，倒也因此成了对瓦尔堡的恰当纪念。

海斯于1984年10月去世。他被葬在瓦尔堡的旁边，这也算是他死后最好的归宿。

致
谢
—
Ravenous

　　本书的创作始于我于 2016 年在《纽约时报杂志》上发表的一篇文章。在此，我要感谢《纽约时报杂志》的编辑克莱尔·古铁雷斯（Claire Gutierrez），是她看到了这个故事的潜在价值。利夫莱特出版社（Liveright）的鲍勃·韦尔（Bob Weil）在读过这个故事后看到了它拓展成书的出版价值。我将永远心存感激，感谢他对本书持有的远见和信念。我也将永远对丹尼尔·格斯特尔（Daniel Gerstle）心存感激，感谢他为本书进行非凡而彻底的编辑工作。如果没有他的指导，我都不敢想象这本书会变成什么样。我发表的所有作品都有我的优秀经纪人丹·拉扎尔（Dan Lazar）的一份功劳。

　　我在本书中讲述的故事是建立在前人卓越的研究基础上的。德国科学家和科学历史学家佩特拉·根茨－沃纳撰写了多本关于瓦尔堡的优秀德语著作，我在创作本书的过程中多次向她请教。德国历史学家和瓦尔堡研究专家卡琳·尼克尔森（Kärin Nickelsen）也在我带着各种问题去叨扰时非常友好且耐心地为我进行了解答。记者加里·陶布斯早在几年前就撰写过关于本书提及的许多科学主题的文章。他的作品以及我和他之间的友谊对我来说非常重要。而每当我遇到困难的时候，慷慨大方的化学家威廉·H.科佩诺（Willem H. Koppenol）就会适时地为我提供帮助。此外，虽然我与斯坦福大学历史学家罗伯特·普罗克特并无私交，但他对纳粹德国及其抗癌方针的研究对本书产生了重大影响。

如果没有两位出色的研究和翻译助理的帮助，我就无法完成本书的创作。贾费特·约翰斯通（Japhet Johnstone）帮助我起步，狄龙·伯金（Dillon Bergin）帮助我完结。我和他们的友谊也是整个创作过程中最美好的事情之一。我还要感谢利夫莱特出版社的黑利·布拉肯（Haley Bracken）对制作过程的出色管理以及珍妮特·格林布拉特（Janet Greenblatt）绝佳的文字编辑。感谢萨拉·曼宁·佩斯金（Sara Manning Peskin）、阿迪娜·辛格（Adina Singer）、莎伦·克里斯特纳（Sharon Christner）、葆拉·内德维德（Paula Nedved）和伊莱恩·利斯纳（Elaine Lissner）帮我审阅几版书稿并提出宝贵意见。我的档案研究得到了马克斯·普朗克学会档案馆的托马斯·诺特霍夫（Thomas Notthoff）等人以及洛克菲勒档案中心（Rockefeller Archive Center）的卡妮莎·格里夫斯（Kanisha Greaves）的鼎力相助。感谢弗雷德里克·伯克允许我到其家中翻看以前的文件和照片。柏林－勃兰登堡科学与人文科学院的薇拉·恩克（Vera Enke）和整个团队也非常慷慨地拨冗相助。

我请教并访问了许多世界级的科学家。幸运的是，他们碰巧也具有世界级的人品。邓文志、马修·范德·海登、纳夫迪普·钱德尔、卡罗尔·普里韦斯（Carol Prives）和杰弗里·拉斯梅尔都为我提供了非常大的帮助。传奇光合作用研究员高温奇（Govindjee）为我提供了很多资料和启发。

本书创作历时五年，得到了数百人的支持，其中有各个档案馆帮我复印文件的助理，也有当面接受采访的科学家和学者。虽然我与其中大多数人素不相识，但他们愿意不辞辛苦地帮助我，这对我意义重大。很遗憾，由于篇幅有限，我无法在此一一列举。不过，我想特别提及下列诸位：彼得·阿蒂亚（Peter Attia）、斯蒂芬妮·奥泰里（Stephanie Auteri）、莫妮卡·巴克（Monika Baark）、保罗·贝雷特（Paul Barrett）、尼尔·巴尔齐莱（Nir Barzilai）、弗兰西·贝克尔（Franzi Becker）、伊丽莎白·博伊格（Elizabeth Beugg）、布鲁克·贝维斯、基万奇·比尔索伊（Kivanç Birsoy）、埃瓦尔德·布洛克（Ewald Blocher）、戴维·博特斯坦（David Botstein）、马伊克·博扎（Maik Bozza）、戴尔·布罗内（Dale Brauner）、卡琳·布克（Karin Buch）、科迪莉娅·卡尔弗特（Cordelia Calvert）、刘易斯·坎特利、科林·钱普、特拉维斯·克里斯托弗森（Travis Christofferson）、杰弗里·川（Jeffrey Chuang）、莎米拉·科恩（Sharmila Cohen）、多米尼克·达戈斯蒂诺（Dominic D'Agostino）、保罗·戴维斯（Paul

Davies）、乌特·戴希曼（Ute Deichmann）、维多利亚·多尔蒂 - 芒罗（Victoria Doherty-Munro）、艾丽斯·德拉贡（Alice Dragoon）、蒂姆·费里斯（Tim Ferriss）、尤金·法恩（Eugene Fine）、芭芭拉·弗里德（Barbara Fried）、贾森·冯（Jason Fung）、布鲁斯·格拉登（Bruce Gladden）、希拉·格拉泽（Sheila Glaser）、南希·格罗斯曼（Nancy Grossman）、苏珊·海姆（Susanne Heim）、德博拉·赫兹（Deborah Hertz）、贝蒂娜·希策（Bettina Hitzer）、迪特尔·霍夫曼（Dieter Hoffmann）、托马斯·胡策尔曼（Thomas Hutzelman）、詹姆斯·约翰逊、理查德·约翰逊、马克·约翰斯顿（Mark Johnston）、塔尼娅·约翰斯顿（Tanja Johnston）、鲁道夫·卡克斯、伯纳德·卡普兰（Bernard Kaplan）、马丁·克林根伯格、高永（Young Ko）、罗伯特·E.科勒（Robert E. Kohler）、希瑟·克里斯托夫克、尼克·莱恩、安雅·劳科特（Anja Laukötter）、沃尔夫冈·勒菲弗、德里克·勒罗伊斯、瓦尔特·隆哥、戴维·S.路德维希、罗伯特·勒斯蒂格（Robert Lustig）、克丽丝蒂·马克拉奇斯（Kristie Macrakis）、麦德华（Tak Wah Mak）、贝亚特·迈耶、利娅·米勒（Lia Miller）、朱迪·莫斯科维茨（Judy Moscovitz）、彼得·奥斯滕多夫、安娜·帕梅拉（Anna Pamela）、彼得·佩德森、达娜·佩尔（Dana Pe'er）、迈克尔·波拉克、塞巴斯蒂安·拉斯穆森（Sebastian Rasmussen）、约翰·里斯（John Rees）、曼弗雷德·鲁德尔（Manfred Rudel）、戴维·萨巴蒂尼、卡特琳·萨克斯（Katrin Sachs）、苏珊·桑弗雷（Susan Sanfrey）、蕾切尔·谢克特（Rachael Schechter）、理查德·施奈德（Richard Schneider）、托马斯·塞弗里德、杰拉德·舒尔曼（Gerald Shulman）、丽贝卡·西格尔、赫尔穆特·西斯（Helmut

Sies）、乌尔里克·西格尔（Ulrich Siggel）、西莉斯特·西蒙、乌克·斯坦博利奇、贝丝·斯泰德尔（Beth Steidle）、凯文·斯特鲁尔（Kevin Struhl）、丽贝卡·斯图尔（Rebecca Stuhr）、彼得·塔尔（Peter Tarr）、克雷格·汤普森、苏珊·于贝勒（Susanne Uebele）、安妮特·沃格特（Annette Vogt）、道格拉斯·华莱士（Douglas Wallace）、罗伯特·温伯格、凯瑟琳·韦伦、温雨馨（Vivian Yuxin Wen）、玛克辛·温纳（Maxine Winer）、加里·耶伦（Gary Yellen）。

理查德·维奇（Richard Veech）、乔治·克莱因和哈里·鲁宾（Harry Rubin）也曾于百忙之中拨冗接受我的访问。这三位杰出的科学家在本书创作期间不幸离世，他们将永远活在我们心中。

如果没有我妻子珍妮弗与全家人的爱和支持，我也无法完成本书的创作。

考虑到环保的因素，也为了节省纸张、降低图书定价，本书编辑制作了电子版的参考资料。请扫描下方二维码，直达图书详情页，点击"阅读资料包"获取。

未来，属于终身学习者

我们正在亲历前所未有的变革——互联网改变了信息传递的方式，指数级技术快速发展并颠覆商业世界，人工智能正在侵占越来越多的人类领地。

面对这些变化，我们需要问自己：未来需要什么样的人才？

答案是，成为终身学习者。终身学习意味着永不停歇地追求全面的知识结构、强大的逻辑思考能力和敏锐的感知力。这是一种能够在不断变化中随时重建、更新认知体系的能力。阅读，无疑是帮助我们提高这种能力的最佳途径。

在充满不确定性的时代，答案并不总是简单地出现在书本之中。"读万卷书"不仅要亲自阅读、广泛阅读，也需要我们深入探索好书的内部世界，让知识不再局限于书本之中。

湛庐阅读 App: 与最聪明的人共同进化

我们现在推出全新的湛庐阅读 App，它将成为您在书本之外，践行终身学习的场所。

- 不用考虑"读什么"。这里汇集了湛庐所有纸质书、电子书、有声书和各种阅读服务。

- 可以学习"怎么读"。我们提供包括课程、精读班和讲书在内的全方位阅读解决方案。

- 谁来领读？您能最先了解到作者、译者、专家等大咖的前沿洞见，他们是高质量思想的源泉。

- 与谁共读？您将加入优秀的读者和终身学习者的行列，他们对阅读和学习具有持久的热情和源源不断的动力。

在湛庐阅读 App 首页，编辑为您精选了经典书目和优质音视频内容，每天早、中、晚更新，满足您不间断的阅读需求。

【特别专题】【主题书单】【人物特写】等原创专栏，提供专业、深度的解读和选书参考，回应社会议题，是您了解湛庐近千位重要作者思想的独家渠道。

在每本图书的详情页，您将通过深度导读栏目【专家视点】【深度访谈】和【书评】读懂、读透一本好书。

通过这个不设限的学习平台，您在任何时间、任何地点都能获得有价值的思想，并通过阅读实现终身学习。我们邀您共建一个与最聪明的人共同进化的社区，使其成为先进思想交汇的聚集地，这正是我们的使命和价值所在。

CHEERS

湛庐阅读 App
使用指南

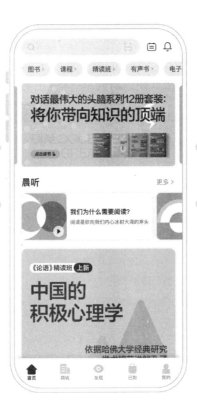

读什么
- 纸质书
- 电子书
- 有声书

怎么读
- 课程
- 精读班
- 讲书
- 测一测
- 参考文献
- 图片资料

与谁共读
- 主题书单
- 特别专题
- 人物特写
- 日更专栏
- 编辑推荐

谁来领读
- 专家视点
- 深度访谈
- 书评
- 精彩视频

HERE COMES EVERYBODY

下载湛庐阅读 App
一站获取阅读服务

Ravenous: Otto Warburg, the Nazis, and the Search for the Cancer-Diet Connection
by Sam Apple
Copyright © 2021 by Sam Apple
All rights reserved.

浙江省版权局图字：11-2024-219

图书在版编目（CIP）数据

贪婪的代谢 /（美）萨姆·艾普尔著；孙亚南译.
杭州：浙江科学技术出版社，2024.12. — ISBN 978-7-5739-1578-8

Ⅰ.R73-49
中国国家版本馆 CIP 数据核字第 20242HW750 号

书　　名	贪婪的代谢	
著　　者	[美] 萨姆·艾普尔	
译　　者	孙亚南	

出版发行　浙江科学技术出版社
　　　　　地址：杭州市环城北路 177 号　　邮政编码：310006
　　　　　办公室电话：0571－85176593
　　　　　销售部电话：0571－85062597
　　　　　E-mail:zkpress@zkpress.com
印　　刷　唐山富达印务有限公司

开　　本	880mm×1230mm　1/32	印　　张	14
字　　数	368 千字		
版　　次	2024 年 12 月第 1 版	印　　次	2024 年 12 月第 1 次印刷
书　　号	ISBN 978-7-5739-1578-8	定　　价	119.90 元

责任编辑　余春亚	责任美编　金　晖
责任校对　张　宁	责任印务　吕　琰